Spiel dich schlau mit kahoot!

Lust auf eine Quiz-Runde? Hinten im Buch findest du drei QR-Codes, die dich direkt zu drei verschiedenen Quizzen führen. Du kannst sie allein oder als Challenge mit deinen Freunden spielen.
Mit dem Handy oder Tablet Code scannen, Nickname eingeben und losspielen.

- **Im Training** Wenn du das Buch gelesen hast, sollte dir das erste Quiz nicht schwer fallen.
- **Profi-Runde** Du meinst, du kennst dich schon richtig gut aus im Thema? Dann probier doch das zweite Quiz!
- **Pics Challenge** Du willst dein Wissen in Bildern testen? Dann ist das dritte Quiz das richtige für dich.

Dabei gibt es verschiedene Fragetypen: Von Wahr-Falsch-, Schätz-, Eingabe- und Multiple-Choice-Fragen ist alles dabei.

Was ist das größte Gelenk im menschlichen Körper?

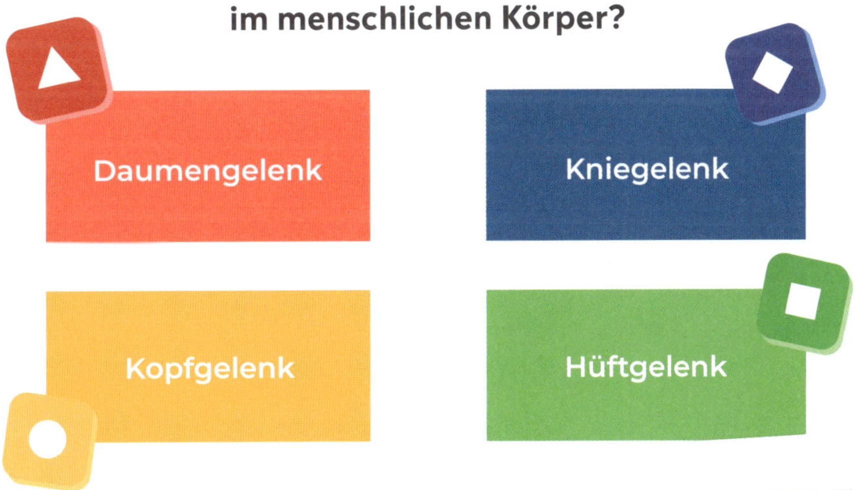

**Für jede richtige Antwort gibt es Punkte.
Wer am Ende die meisten gesammelt hat, gewinnt.**

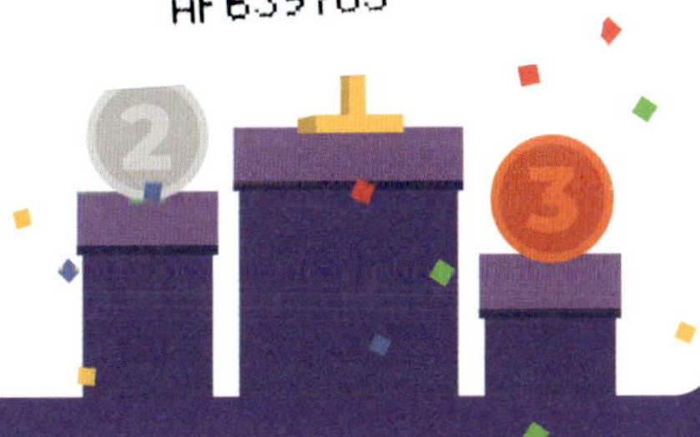

MEMO WISSEN

KÖRPER

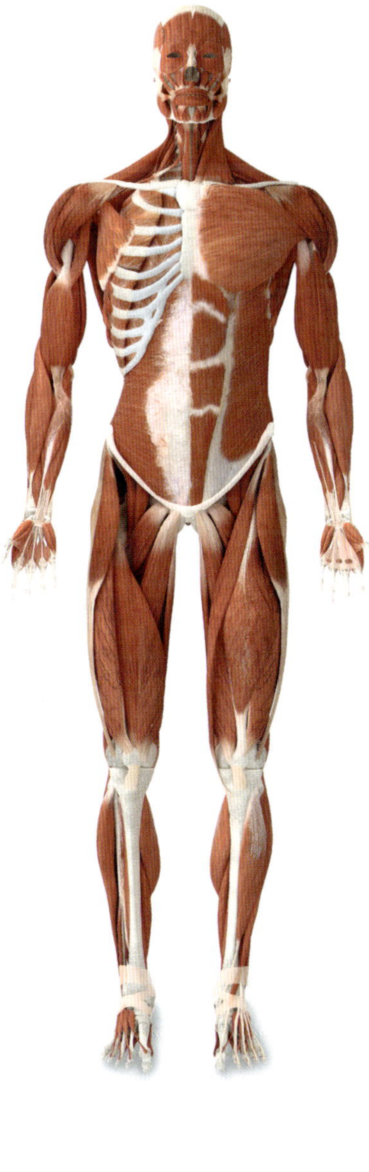

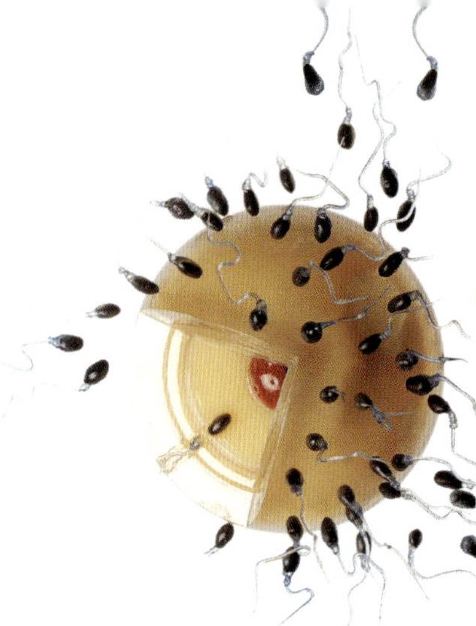

Befruchtung einer menschlichen Eizelle

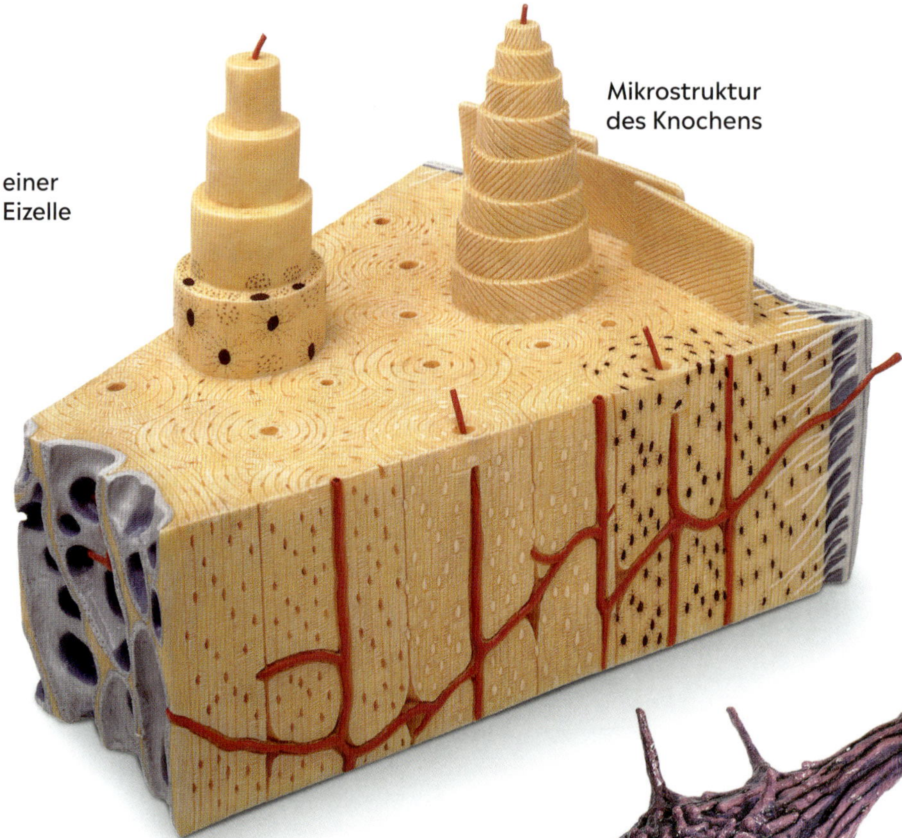

Mikrostruktur des Knochens

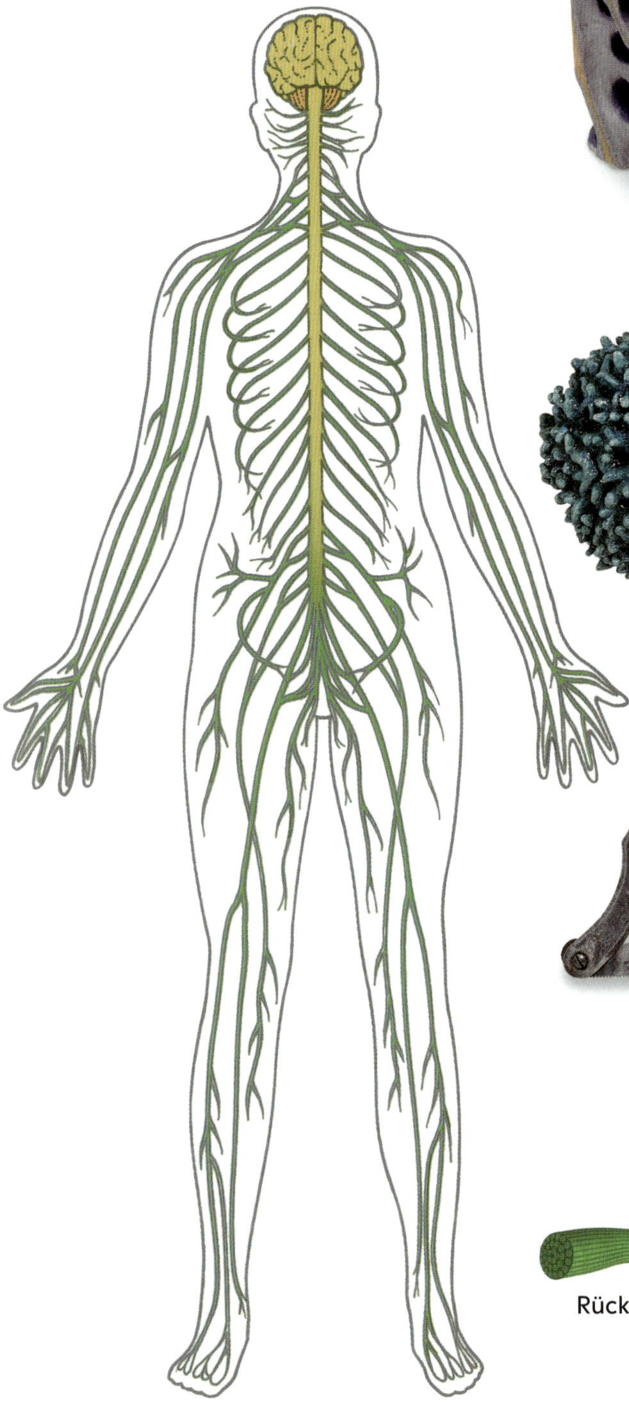

Nervennetzwerk

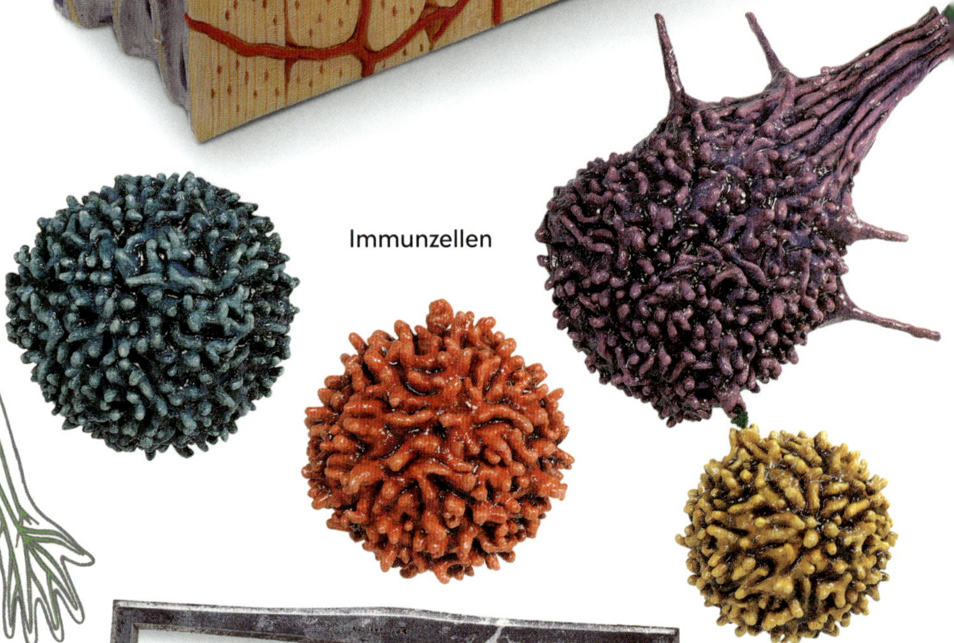

Immunzellen

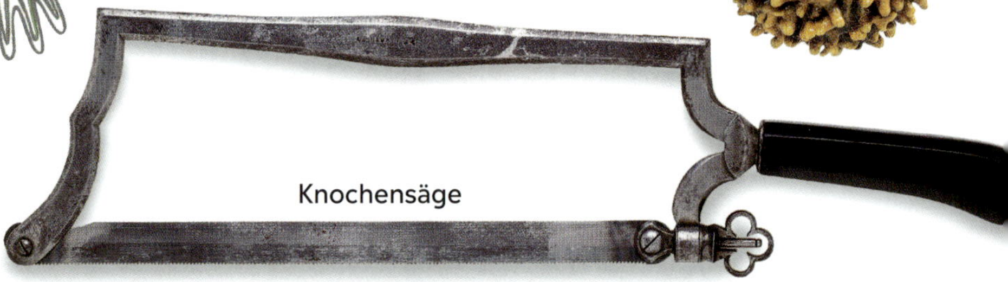

Knochensäge

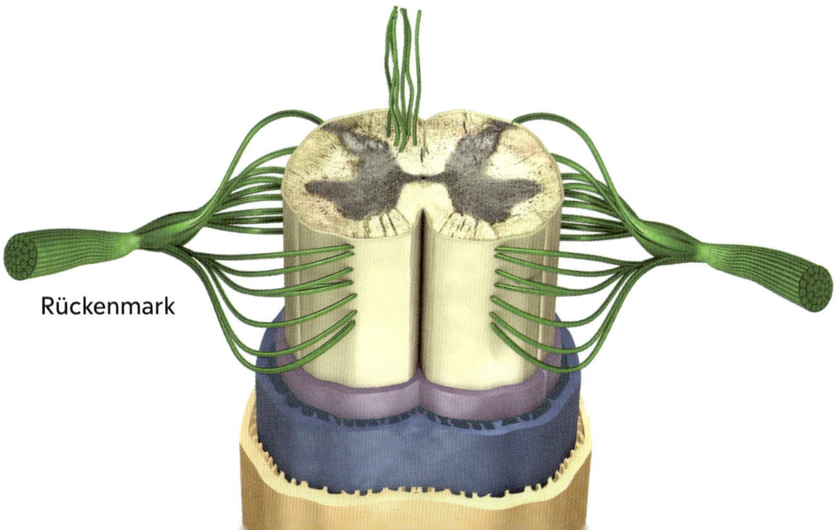

Rückenmark

MEMO WISSEN
KÖRPER

von **Richard Walker**

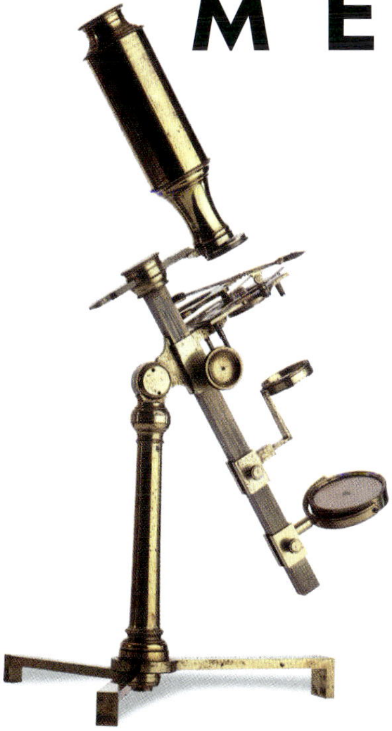
Mikroskop

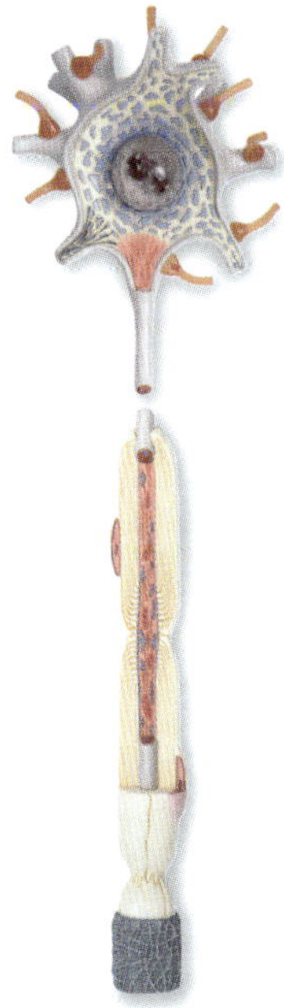
Nervenzelle

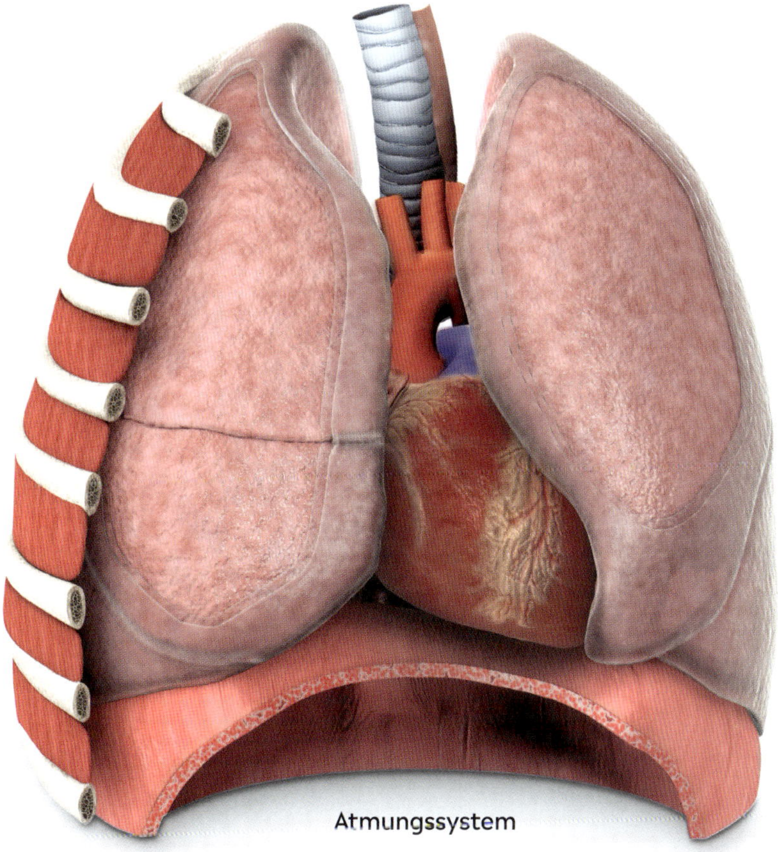
Atmungssystem

DK

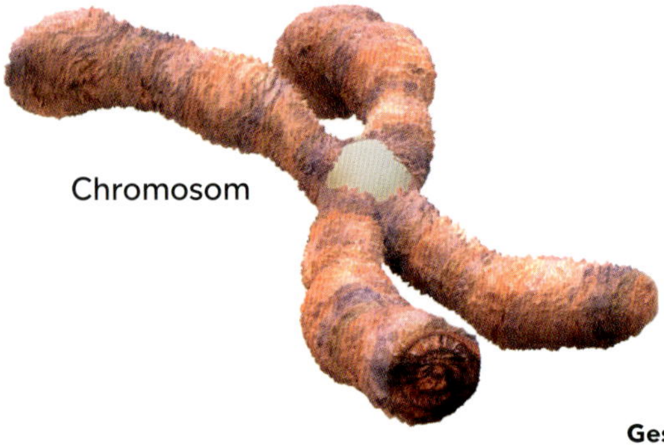
Chromosom

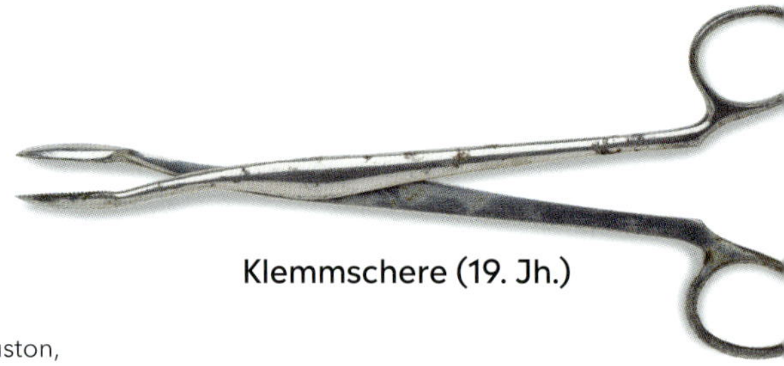
Klemmschere (19. Jh.)

Lektorat Lisa Stock, Jane Yorke, Rob Houston, Camilla Hallinan, Sreshtha Bhattacharya, Bipasha Roy, Kingshuk Ghoshal, Carron Brown, Kelsie Besaw, Francesca Baines, Andrew Macintyre, Liz Wheeler, Jonathan Metcalf
Gestaltung und Bildredaktion David Ball, Alison Gardner, Owen Peyton Jones, Martin Wilson, Louise Thomas, Vikas Chauhan, Heena Sharma, Vishal Ghavri, Govind Mittal, Ashok Kumar, Pawan Kumar, Rakesh Kumar, Chrissy Checketts, Philip Letsu, Karen Self
Umschlaggestaltung Deepak Mittal, Priyanka Sharma-Saddi, Surabhi Wadhwa-Gandhi, Sophia MTT
Herstellung Andy Hilliard, Poppy David

Fachliche Beratung Dr. Kristina Routh

Für die deutsche Ausgabe:
Redaktionsleitung Martina Glöde
Herstellungskoordination Bianca Isack
Herstellung Stefanie Staat

Titel der englischen Originalausgabe:
Eyewitness Human Body

Umfassend aktualisierte Neuausgabe © 2024

Übersetzung Susanne Schmidt-Wussow
Producing booklab GmbH, München

ISBN 978-3-8310-4932-5
5902-335447-23475-02

Druck und Bindung Golden Prosperity Printing & Packaging (Heyuan) Co., Ltd.

MIX
Papier | Fördert gute Waldnutzung
FSC® C018179

www.dk-verlag.de

www.kahoot.com

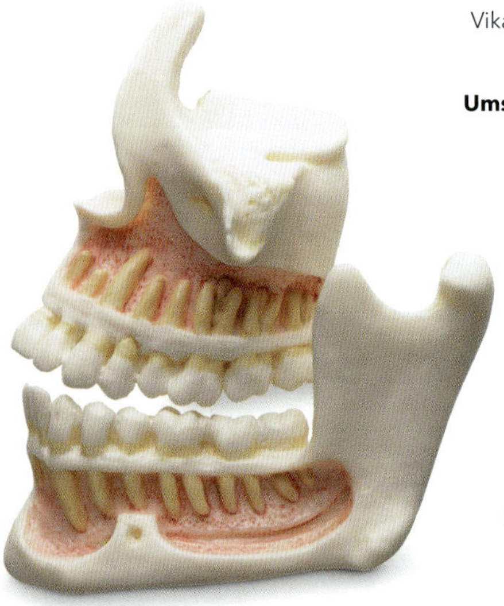
Gebiss eines Erwachsenen

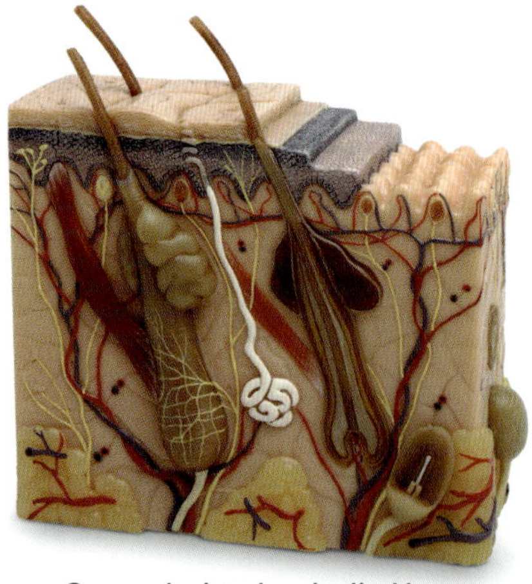
Querschnitt durch die Haut

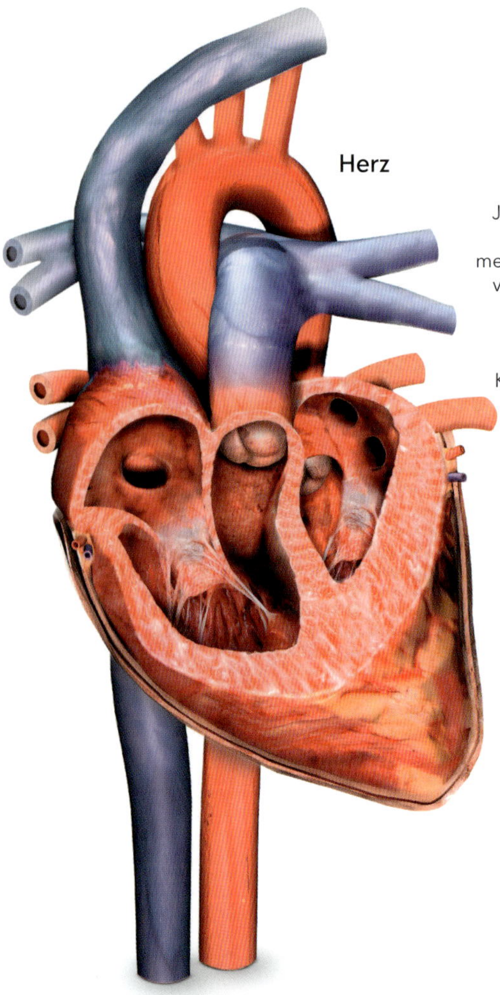
Herz

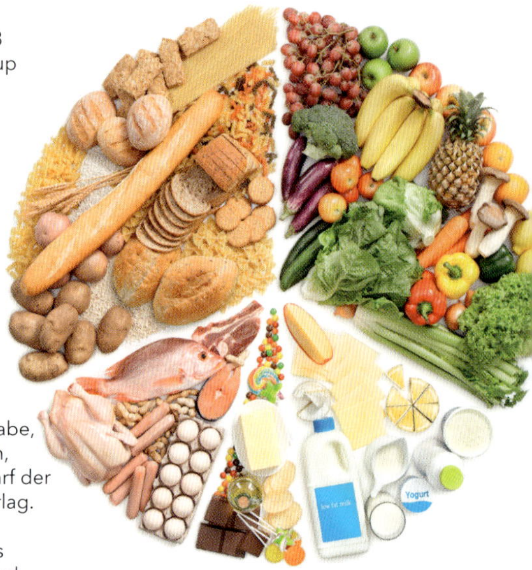
Ausgewogene Ernährung

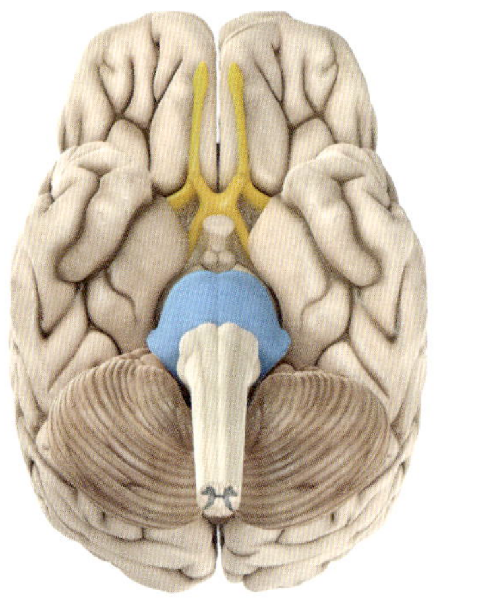
Gehirn von unten

Inhalt

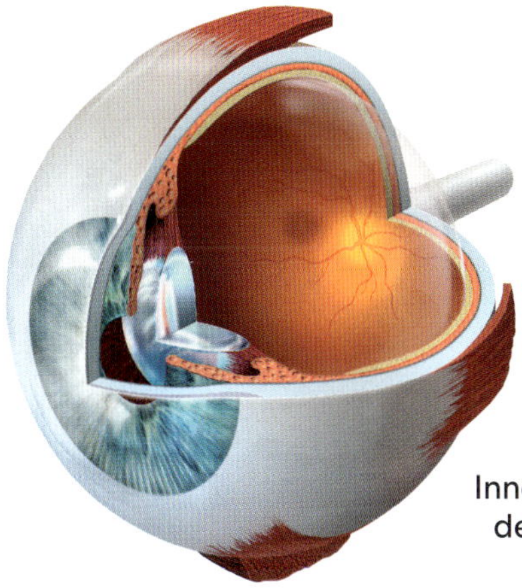

Innenansicht des Auges

Der Aufbau **des Körpers**

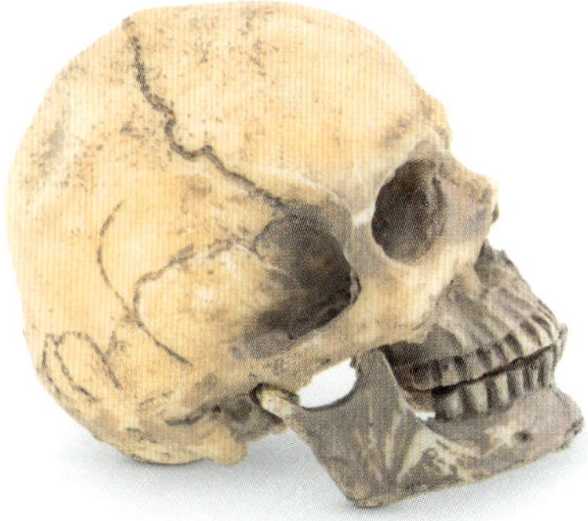

Der Ursprung des Menschen

Alle Menschen gehören zur Art *Homo sapiens* und sind die Nachkommen der ersten modernen Menschen. Sie lebten vor 300 000 Jahren in Afrika und verbreiteten sich von dort aus über die ganze Erde.

Von außen sehen wir unterschiedlich aus, aber unsere Körper haben alle den gleichen Aufbau. Die Anatomie (der Aufbau des Körpers) zeigt, dass wir innen alle praktisch identisch sind, abgesehen von Unterschieden in den Fortpflanzungsorganen. Die Physiologie (die Lehre von den Abläufen im Körper) verrät, wie die Körpersysteme zusammenwirken, um unsere Zellen – und uns! – am Leben zu erhalten.

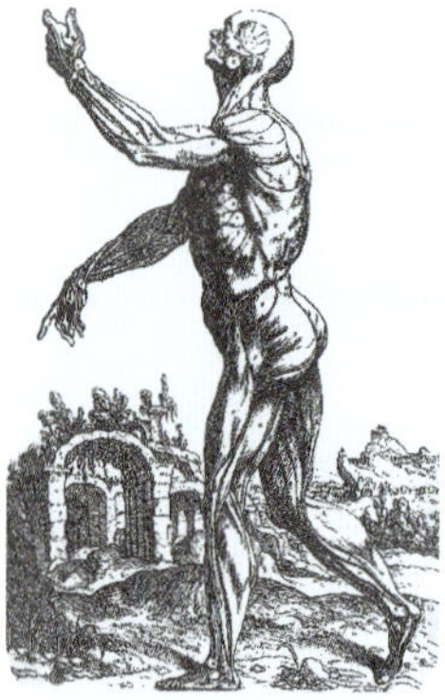

Muskulatur

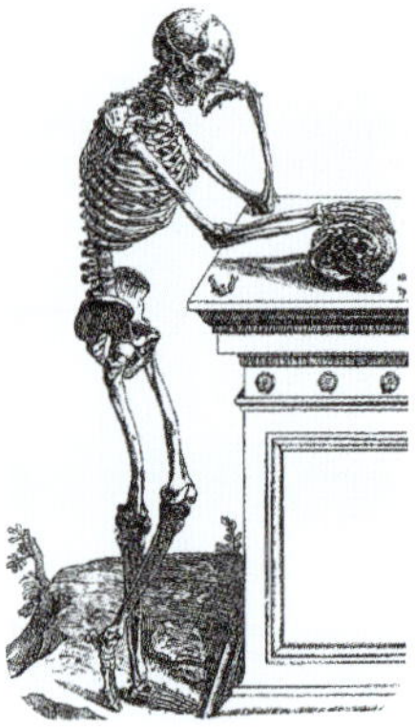

Skelett

Anatomie

Das moderne Studium der Anatomie reicht bis in die Renaissance im 15. und 16. Jahrhundert zurück. Damals war es erstmals erlaubt, eine Leiche aufzuschneiden (zu sezieren), um die einzelnen Teile des Körpers zu untersuchen und abzuzeichnen.

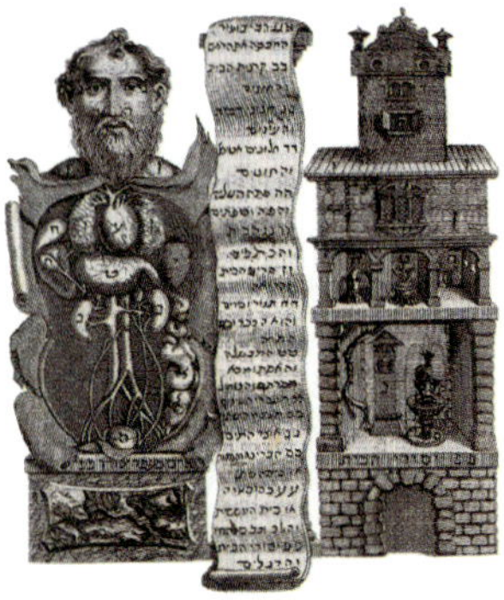

Körperhaushalt

Im Jahr 1708 verglichen Ärzte den Körper mit einem Haushalt: Er muss Vorräte auffüllen (Verdauung), wichtige Güter verteilen (Blutkreislauf), Wärme erzeugen (chemische Vorgänge im Körper) und alle Teile organisieren (Gehirn).

Zusammenarbeit

Unsere inneren Organe und Systeme arbeiten im Team, um uns am Leben zu halten. Knochen, Muskeln und Knorpel stützen den Körper und machen Bewegung möglich. Die Nerven übertragen Steuersignale. Herz und Blutgefäße transportieren Nahrung und Sauerstoff in jede Körperzelle. Das Ergebnis ist eine Umgebung mit einer konstanten Körpertemperatur von rund 37 °C. So funktionieren die Zellen am besten.

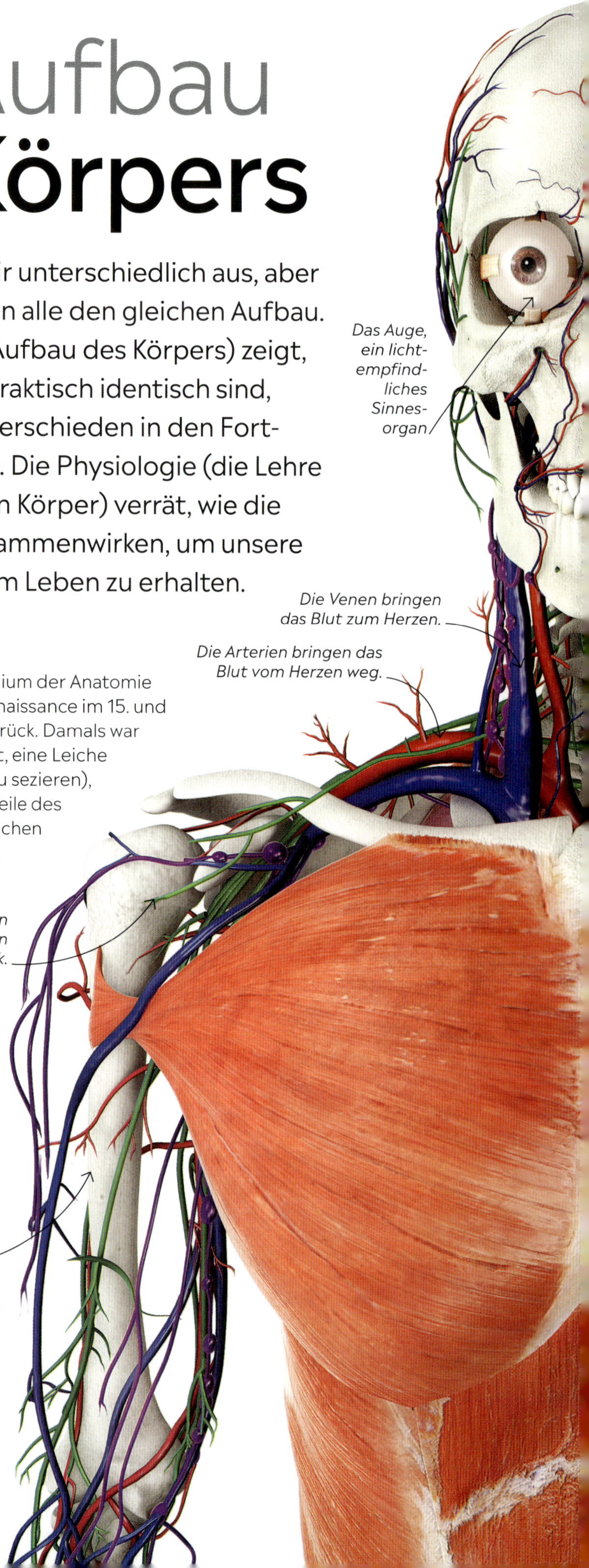

Zelle, Gewebe, Organ

Der menschliche Körper besteht aus rund 100 Billionen Zellen. Es gibt 200 verschiedene Arten dieser mikroskopisch kleinen lebenden Einheiten. Jede Einheit ist hochkomplex. Ähnliche Zellen bilden zusammen ein Gewebe, zwei oder mehr Gewebe ein Organ und miteinander verbundene Organe sind ein System. Im Körper gibt es zwölf Systeme.

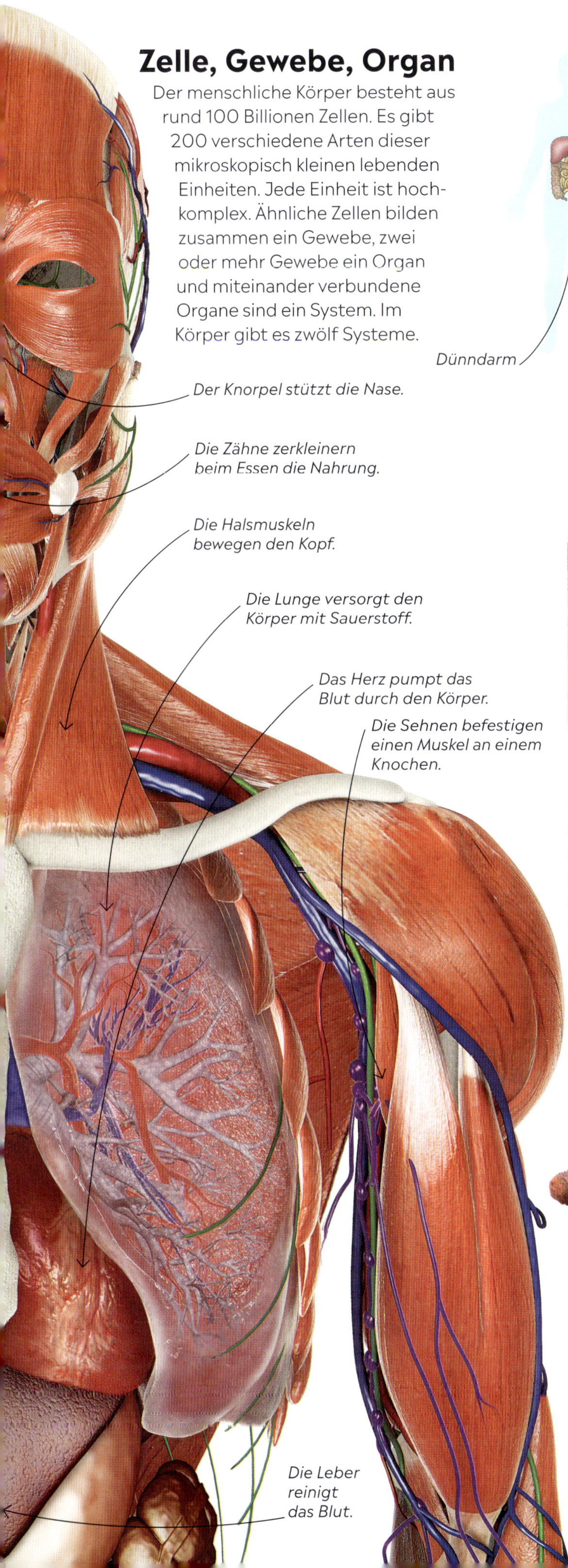

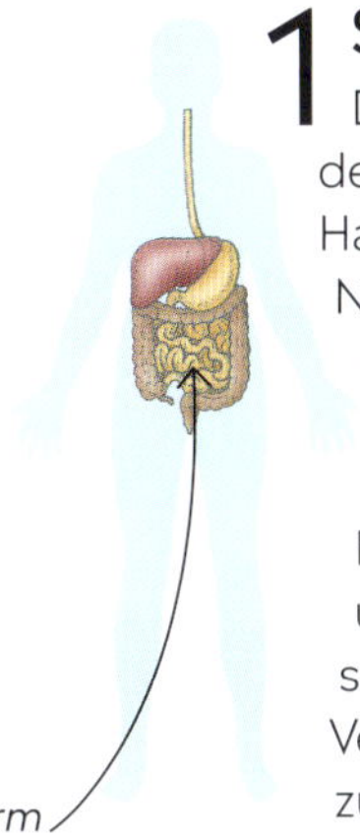

1 System

Die zwölf Systeme des Körpers sind: Haut, Skelett, Muskulatur, Nerven, Hormone, Kreislauf, Lymphsystem, Immunsystem, Atmung, Harnwege, Verdauung und Fortpflanzungssystem. Das System der Verdauung zerlegt zum Beispiel die Nahrung in Bestandteile, die von den Körperzellen genutzt werden können.

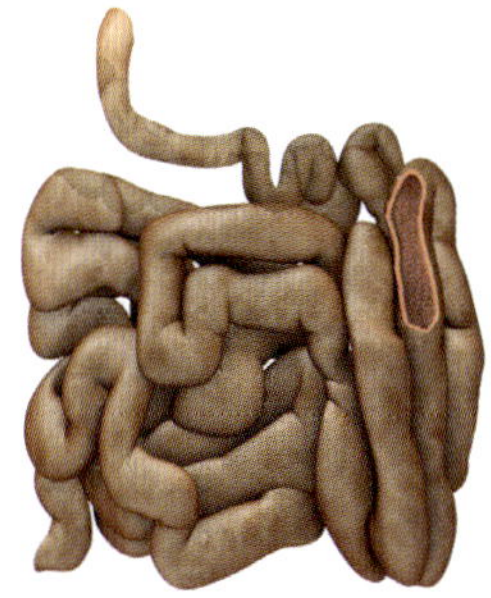

2 Organ

Der Dünndarm ist eine lange Verdauungsröhre. In ihm wird die Nahrung in einfache Stoffe zerlegt, die dann ins Blut übergehen. Muskeln in der Darmwand schieben den Nahrungsbrei durch den Darm.

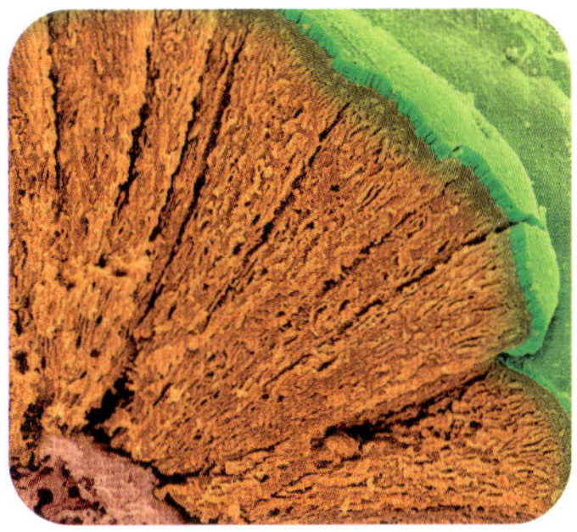

3 Gewebe

An den Darmwänden sitzen die Darmzotten, Millionen mikroskopisch kleiner Ausstülpungen. Dieses Gewebe bildet eine riesige Oberfläche, über die Nahrungsbestandteile aufgenommen werden.

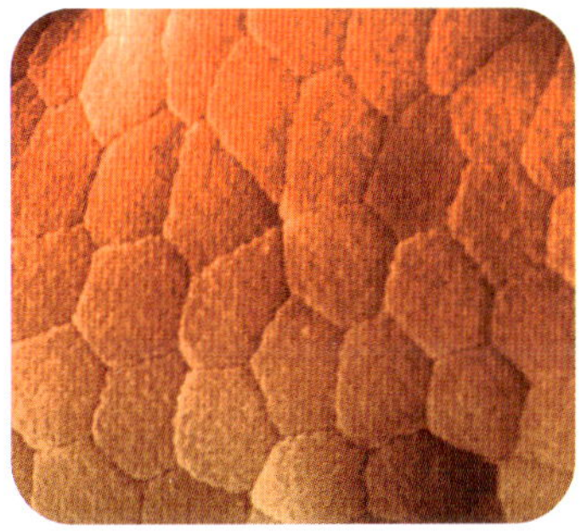

4 Zellen

Die Epithelzellen auf einer Darmzotte liegen sehr eng nebeneinander, damit Nahrung und Verdauungssäfte nicht in das Gewebe darunter eindringen können.

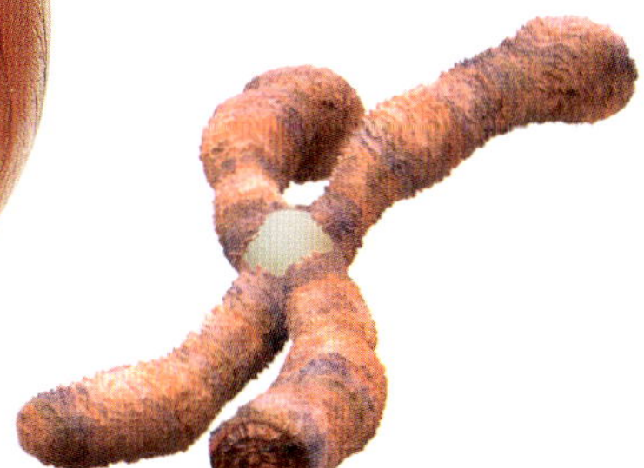

5 Chromosom

Im Kontrollzentrum jeder Zelle, dem Zellkern, liegen 46 Chromosomen. Auf diesen langen Fäden (hier x-förmig aufgerollt) sitzen die Gene. Diese sind verschlüsselte Informationen, die den Bauplan für unsere Zellen, Gewebe, Organe und Systeme enthalten.

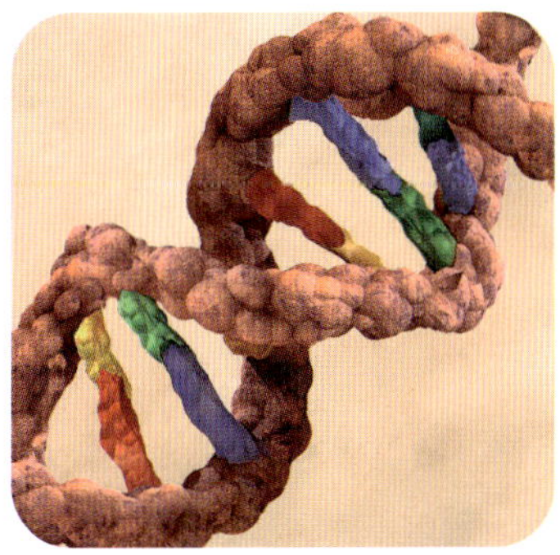

6 DNA

Jedes Chromosom besteht aus dem Molekül Desoxyribonukleinsäure (DNA). Die Stränge der DNA sind durch sogenannte Basen verknüpft (hier gelb, grün, blau und rot). Aus ihrer Reihenfolge ergeben sich die verschlüsselten Anweisungen des Gens.

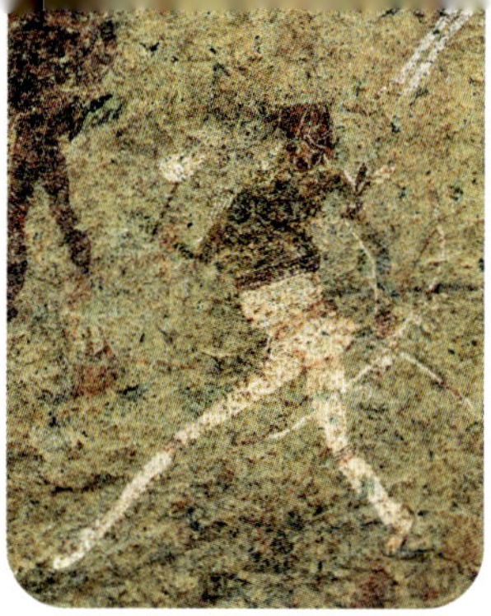

Legende, Magie und **Medizin**

Frühe Heiler

Diese Höhlenmalerei ist über 2000 Jahre alt und zeigt vermutlich einen Medizinmann. Sie befindet sich im Brandberg im südwestafrikanischen Land Namibia.

Schon in der Steinzeit bildeten Menschen in Höhlenmalereien und Skulpturen menschliche Figuren ab. Später begannen sie, den Körper genauer zu untersuchen. Doch um die Pflege von Kranken und Verletzten rankten sich Legenden, Aberglaube und die Überzeugung, dass Gottheiten oder Dämonen die Krankheiten schickten. Dass man Krankheiten erkennen und behandeln kann, lehrte erst der altgriechische Arzt Hippokrates (um 460–um 375 v. Chr.). Bei den Römern entwickelte Galen (129–um 216) anatomische und physiologische Lehren, die über Jahrhunderte Bestand hatten. In Persien brachten Ärzte wie Ibn Sina (980–1037) das medizinische Wissen voran.

Löcher im Kopf

In diesen 4000 Jahre alten Schädel aus Jericho (Westjordanland) wurden Löcher hineingebohrt. Die moderne Chirurgie kennt eine ähnliche Technik, die Kraniotomie, mit der bei einer Hirnblutung der Druck im Schädel entlastet wird.

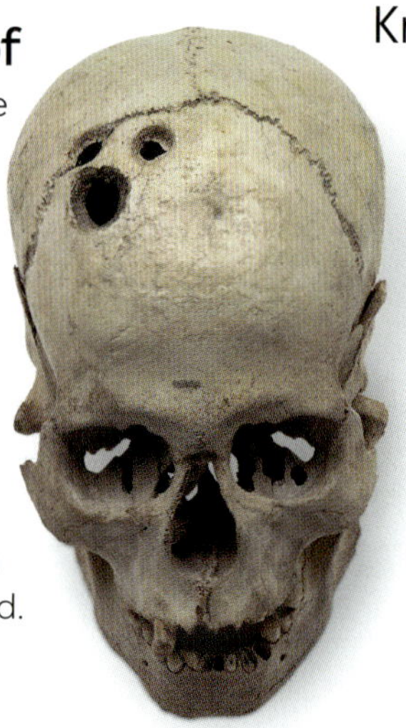

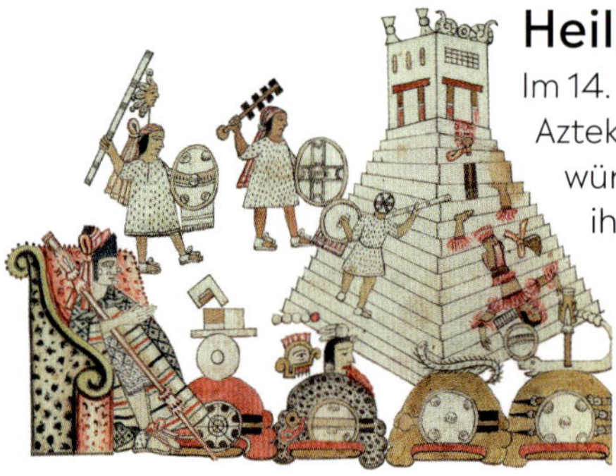

Heiliges Opfer

Im 14. und 15. Jahrhundert glaubten die Azteken in Mexiko, der Gott Huitzilopochtli würde die Sonne aufgehen lassen und ihnen den Sieg bringen, wenn sie ihm Menschen und Tiere opferten. Aus diesen Ritualen könnten die Azteken viel über die inneren Organe des Körpers gelernt haben.

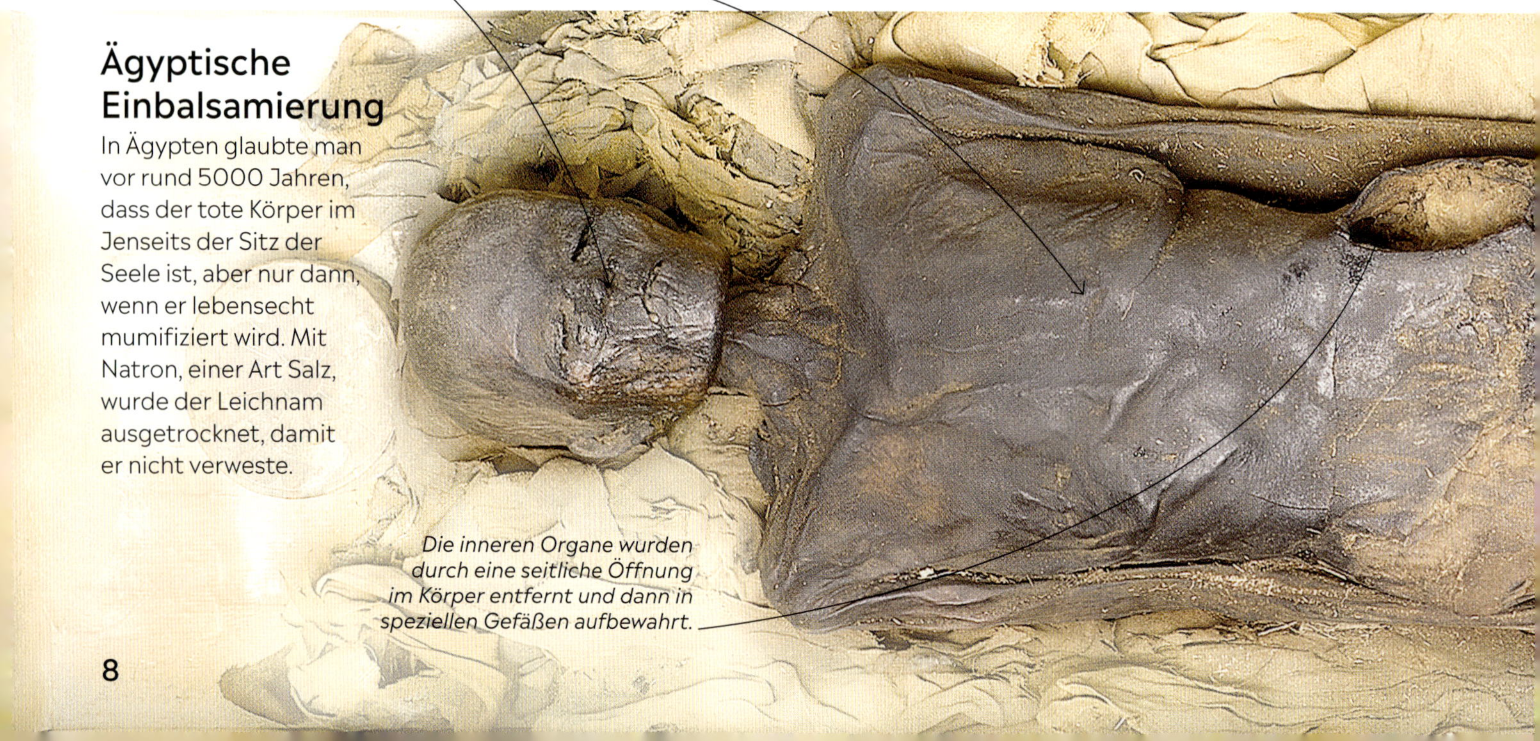

Das Gehirn galt als nutzlos und wurde mit einem Haken durch die Nase herausgezogen und entsorgt.

Das Herz war für die Ägypter das Zentrum des Lebens. Man ließ es daher in der Brust der Mumie.

Ägyptische Einbalsamierung

In Ägypten glaubte man vor rund 5000 Jahren, dass der tote Körper im Jenseits der Sitz der Seele ist, aber nur dann, wenn er lebensecht mumifiziert wird. Mit Natron, einer Art Salz, wurde der Leichnam ausgetrocknet, damit er nicht verweste.

Die inneren Organe wurden durch eine seitliche Öffnung im Körper entfernt und dann in speziellen Gefäßen aufbewahrt.

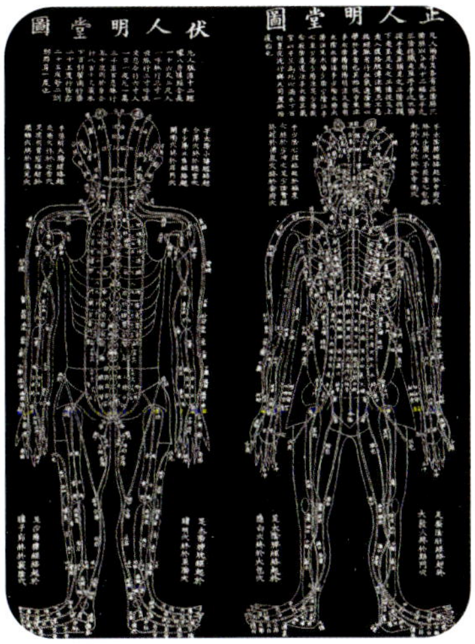

„Leitbahnen“ im Körper

Das über 2300 Jahre alte chinesische Buch *Die Medizin des Gelben Kaisers* erklärt die Behandlung durch Akupunktur. Diese konzentriert sich auf den Fluss des *chi* (Lebensenergie) durch zwölf „Leitbahnen“ oder Meridiane im Körper. Entlang der Meridiane werden Nadeln in die Haut gestochen, um die Körperkräfte Yin (weiblich) und Yang (männlich) wieder ins Gleichgewicht zu bringen.

RÜCKBLICK

Claudius Galen

Der Grieche Claudius Galen wurde in Rom wegen seiner Arbeiten auf den Gebieten der Anatomie, Physiologie und Medizin bekannt. Als junger Arzt behandelte er dort Gladiatoren und beschrieb ihre Wunden als „Fenster zum Körper“. Weil das Sezieren von Leichen verboten war, studierte er stattdessen die Anatomie von Tieren. Seine fehlerhaften Vorstellungen galten 1500 Jahre lang in ganz Europa als Wahrheit.

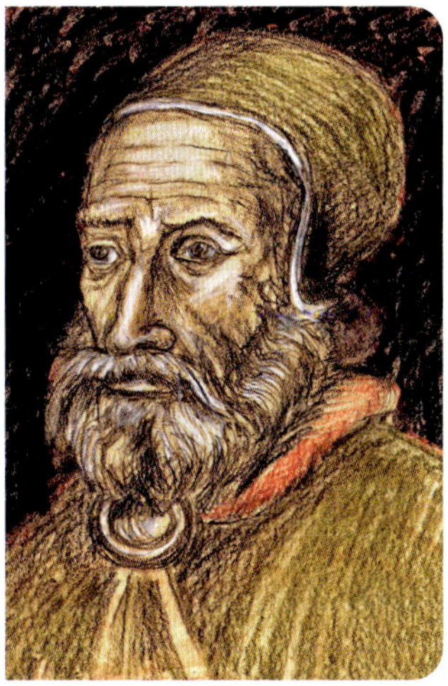

Der *Kanon der Medizin* von Ibn Sina wurde im 12. Jahrhundert ins Lateinische übersetzt und blieb

500 Jahre

das wichtigste Lehrbuch.

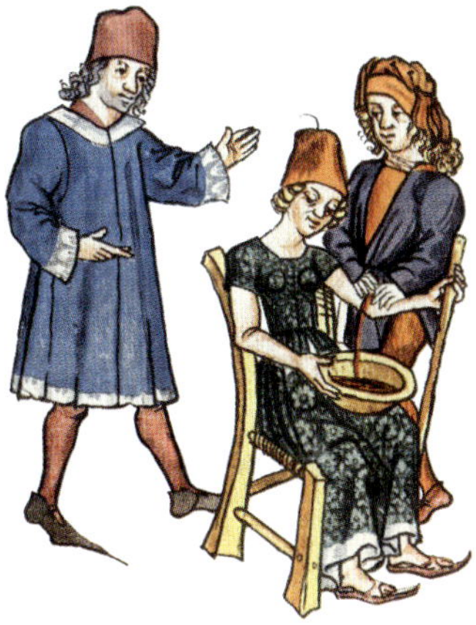

Mittelalterliche Behandlungen

Der Aderlass mithilfe eines Messers oder eines Blutegels (ein blutsaugender Wurm) war im Mittelalter eine übliche Behandlung für alle möglichen Leiden. Kaum ein Arzt überprüfte, ob sie einem Kranken wirklich nützte.

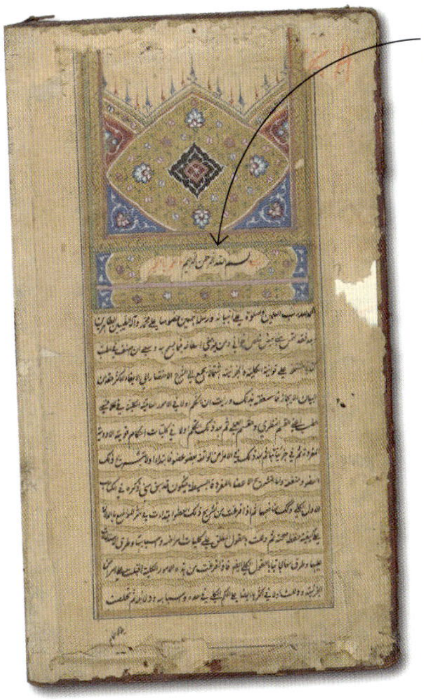

Der Gebetstext auf dieser mit Ornamenten kunstvoll geschmückten Tafel bittet Gott um das Gelingen der ärztlichen Arbeit.

Medizin-Lehrbuch

Hier siehst du eine Seite aus dem *Al-Qanun fi al-Tibb* (*Kanon der Medizin*) in einer Ausgabe aus dem 18. Jahrhundert, geschrieben um 1025 von dem persischen Arzt Ibn Sina. Seine Grundlage war das Wissen antiker Ärzte wie Galen und Hippokrates. Das Werk von Ibn Sina bestand aus fünf dicken Bänden über Gesundheit und Krankheit sowie die Anatomie und Funktionen des menschlichen Körpers.

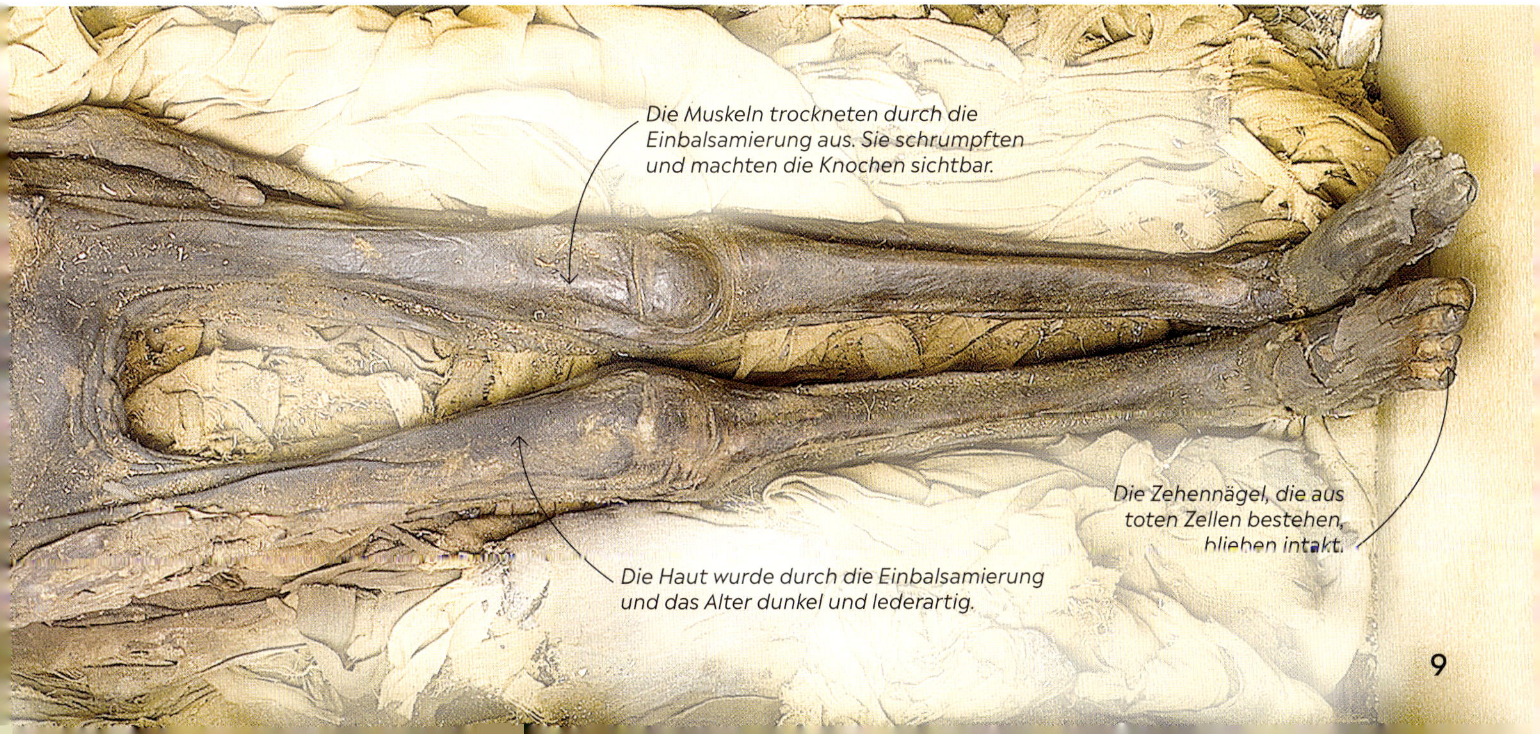

Die Muskeln trockneten durch die Einbalsamierung aus. Sie schrumpften und machten die Knochen sichtbar.

Die Zehennägel, die aus toten Zellen bestehen, blieben intakt.

Die Haut wurde durch die Einbalsamierung und das Alter dunkel und lederartig.

Studieren und **Sezieren**

Körper und Seele

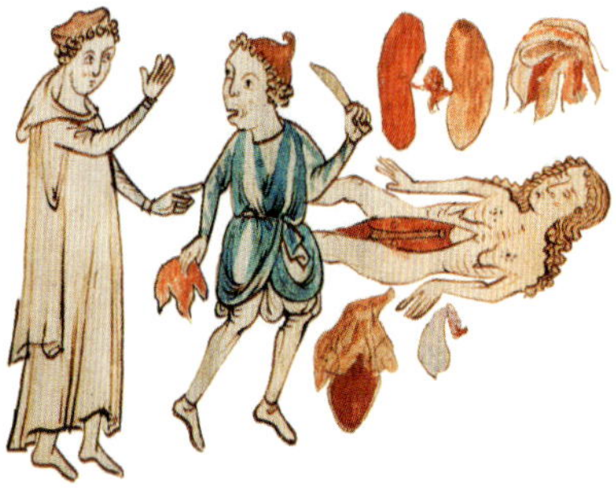

Im Mittelalter galt das Leben für viele weniger als der Tod und die Auffahrt in den Himmel. Der Körper war der Sitz der Seele und durfte nach dem Tod nicht verletzt werden. Daher wusste man nicht genau, wie es im Körperinneren aussah.

In Europa erlebten Kunst und Wissenschaft zwischen dem 14. und 17. Jahrhundert einen Aufschwung. In dieser Zeit wurde das Verbot der Sektion (Aufschneiden eines toten Körpers zur Untersuchung seines Aufbaus) gelockert. In Italien sezierte Andreas Vesalius (1514–1564) Leichen und hielt seine Beobachtungen und Schlussfolgerungen in einem Lehrbuch fest. Er korrigierte jahrhundertealte Vorstellungen und veränderte die Wissenschaft der Anatomie. Damit begann ein neues Zeitalter in der Medizin.

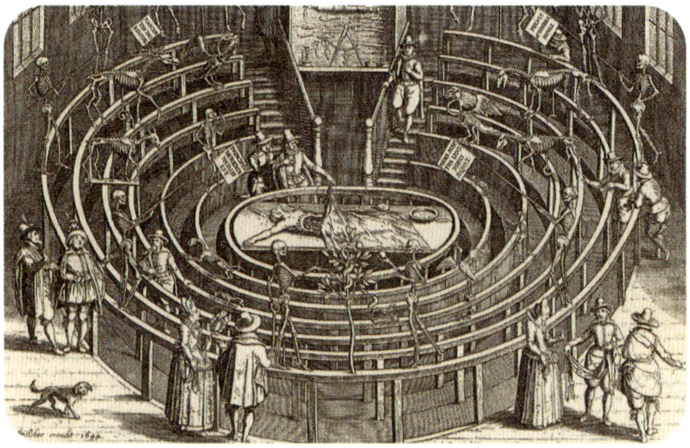

Anatomietheater

Mondino dei Liucci (um 1270–1326), ein Professor in Bologna (Italien), führte die öffentliche Sektion von Leichen ein und gilt als „Wiederentdecker der Anatomie". Ende des 16. Jahrhunderts gab es an vielen Universitäten solche Anatomietheater wie es in diesem Kupferstich von 1610 abgebildet ist. Die Studierenden konnten hier von oben dabei zusehen, wie eine Leiche seziert wird.

Handwerkszeug der Chirurgen

Jedes dieser chirurgischen Instrumente aus dem 19. Jahrhundert hat eine bestimmte Aufgabe zu erfüllen – vom Durchtrennen der Knochen bis zur Untersuchung winziger Nerven und Blutgefäße. Bei Operationen werden heute noch ähnliche Instrumente verwendet, aber erweitert um moderne Technologien wie Elektrosäge und Laserskalpell.

Stabiler Metallrahmen

Schraube zum Entfernen des Sägeblatts

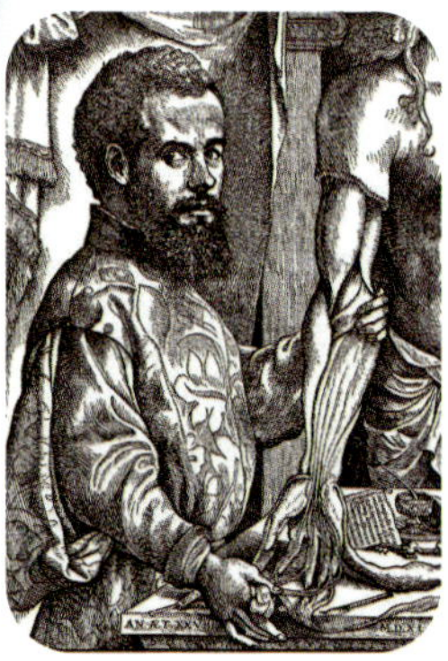

Traditionsbruch

Andreas Vesalius kam 1536 nach Padua in Italien und wurde dort Professor für Anatomie. Schon bald überzeugten ihn die alten Lehren nicht mehr. Er glaubte lieber das, was er mit eigenen Augen sah, und schrieb selbst ein Buch über die Anatomie des Menschen.

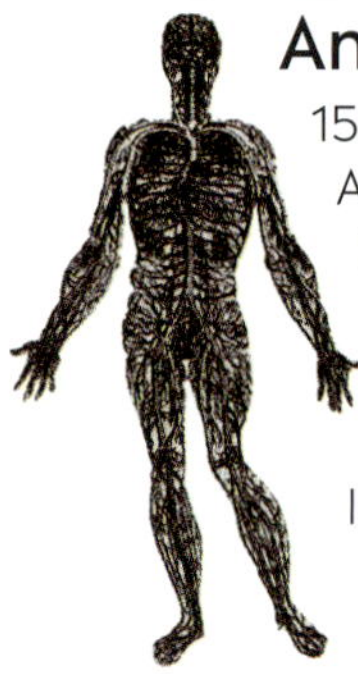

Anatomiebuch

1543 veröffentlichte Andreas Vesalius sein Buch *Über den Aufbau des menschlichen Körpers*. Die genauen Beschreibungen und lebensechten Abbildungen darin lösten damals einen Skandal aus.

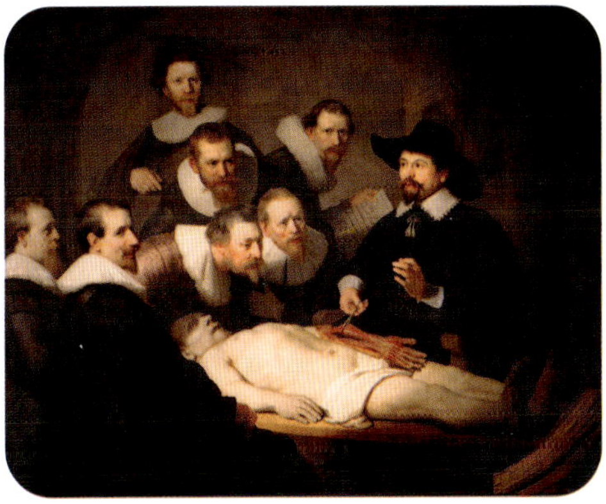

Studienobjekte

Oft wurden Sektionen an hingerichteten Kriminellen vorgenommen. Auf dem berühmten Gemälde *Die Anatomie des Dr. Tulp* (1632) des niederländischen Malers Rembrandt wurde die Leiche des Räubers Aris Kindt seziert. Die Anatomiestunden waren Übungen für Ärzte und Chirurgen.

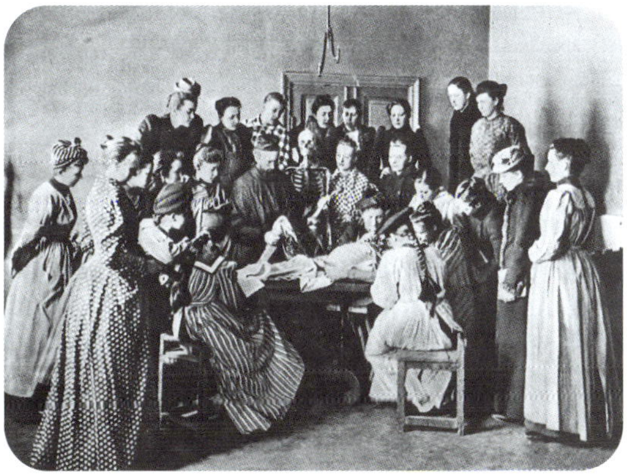

Frauen und Anatomie

Bis ins 19. Jahrhundert hinein spielten Frauen in der europäischen Medizin kaum eine Rolle, außer als Hebammen. Diese schwedischen Frauen beim Anatomieunterricht auf einem Foto um 1880 sind wahrscheinlich Hebammenschülerinnen.

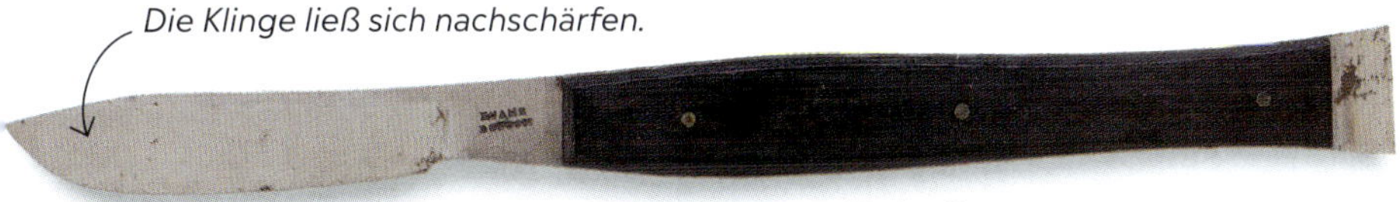

Skalpell

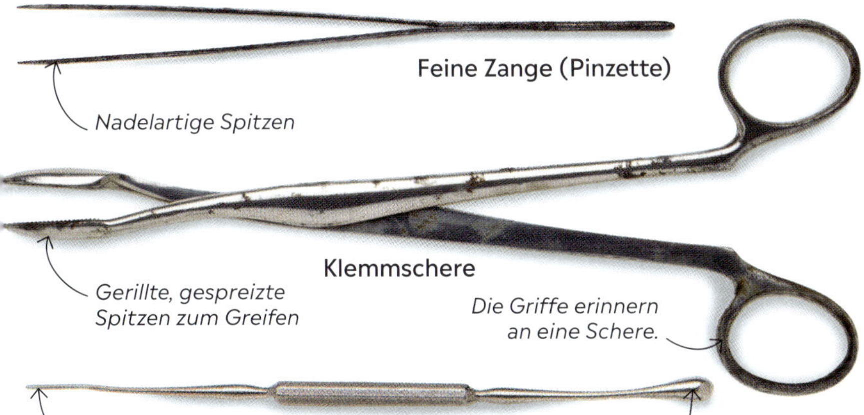

Feine Zange (Pinzette)

Klemmschere

Zweiseitige kleine Sonde

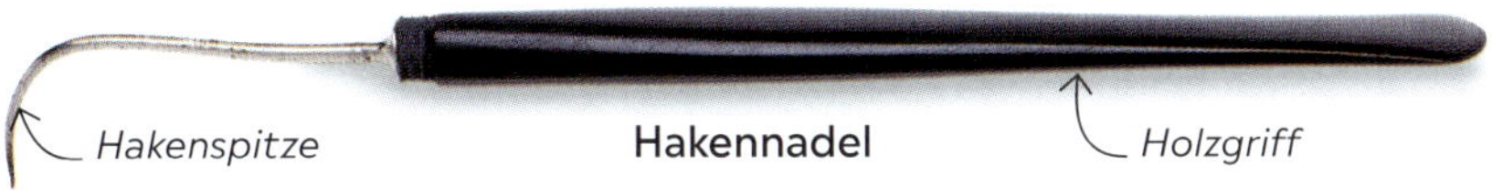

Hakennadel

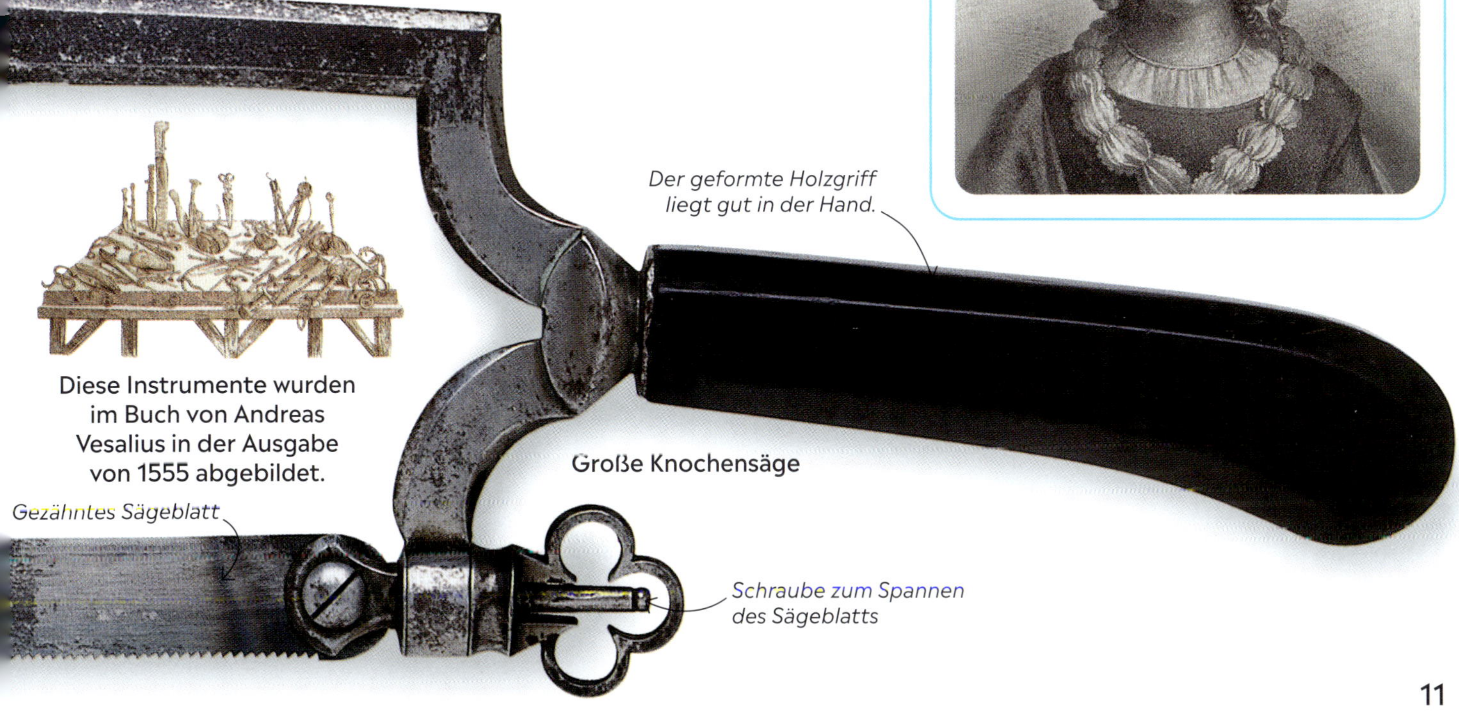

Große Knochensäge

Diese Instrumente wurden im Buch von Andreas Vesalius in der Ausgabe von 1555 abgebildet.

RÜCKBLICK

Anna Morandi Manzolini

Die italienische Anatomin und Wachskünstlerin Anna Morandi Manzolini (1714–1774) lehrte in Bologna Anatomie. Zusammen mit ihrem Mann sezierte sie Hunderte von Leichen, um lebensechte Wachsmodelle für den Anatomieunterricht herzustellen. Ihre Arbeiten halfen dabei, den menschlichen Körper besser zu verstehen.

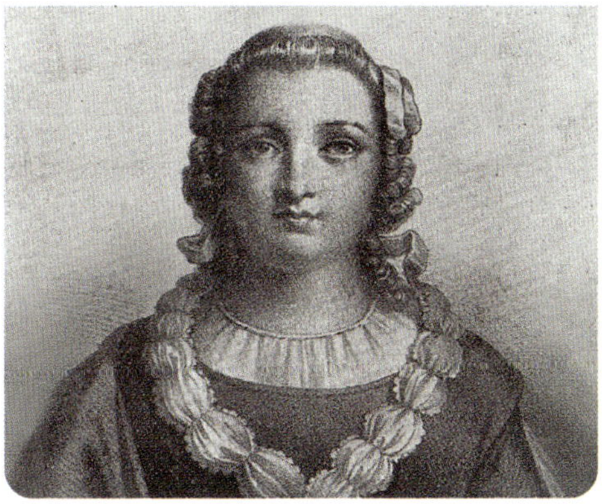

Unter dem **Mikroskop**

Anfang des 17. Jahrhunderts wurde in den Niederlanden das Mikroskop erfunden. Zum ersten Mal gab es in der Wissenschaft hochwertige Glaslinsen zum Betrachten von erleuchteten Objekten, die viel zu klein waren, um sie mit bloßem Auge zu erkennen. Die ersten Mikroskopierer zeigten, dass Lebewesen aus viel kleineren Einheiten bestehen. Robert Hooke (1635–1703) verglich sie mit den Zellen der Mönche in einem Kloster – und so heißen sie noch heute „Zellen".

Der erste Histologe

Der Italiener Marcello Malpighi (1628–1694) begründete die mikroskopische Anatomie und die Gewebelehre (Histologie). Er entdeckte die Kapillaren, die winzigen Blutgefäße zwischen Arterien und Venen.

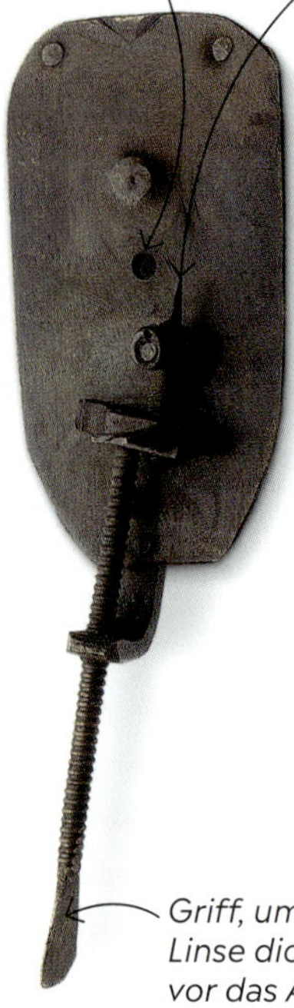

Linse zwischen zwei Platten
Eine Nadel hält das Objekt fest.
Griff, um die Linse dicht vor das Auge zu halten

Selbst gemachte Linsen

Die Mikroskope im 15. Jahrhundert hatten meist zwei Linsen. Das Mikroskop (links) des niederländischen Naturforschers Antoni van Leeuwenhoek hatte nur eine kleine Linse, doch damit ließen sich Zellen, Gewebe und winzige Lebewesen in bis zu 275-facher Vergrößerung betrachten.

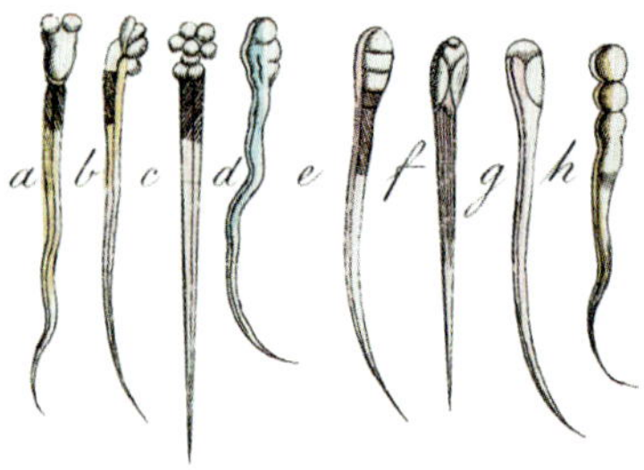

Mikroskopische Zeichnungen

Die ersten Mikroskopierer hielten in Zeichnungen und Texten fest, was sie sahen. Diese Zeichnung von Antoni van Leeuwenhoek belegen, dass er die Samenzellen entdeckte.

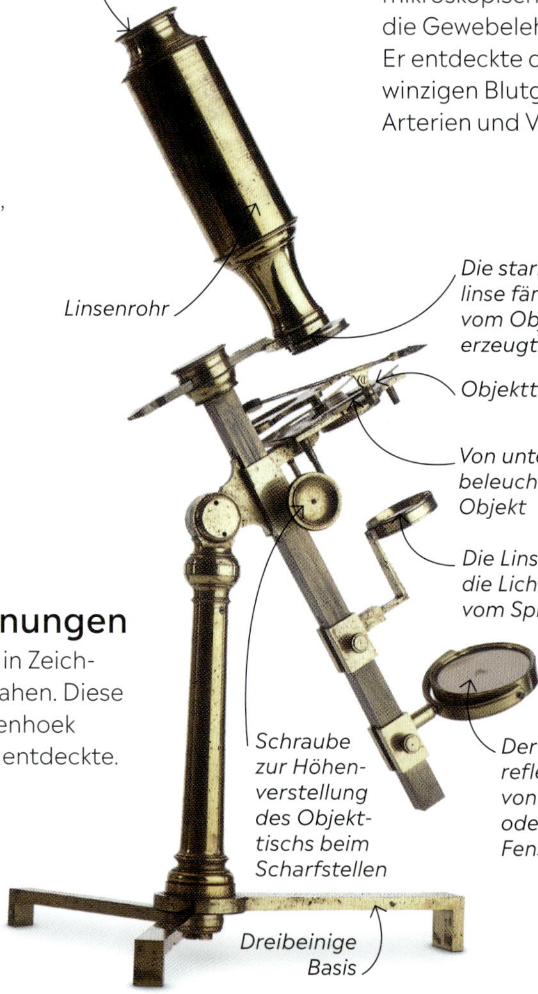

Zusammengesetztes Mikroskop

Die meisten Lichtmikroskope, die Licht auf die Gewebeprobe lenken, sind aus zwei oder mehr Linsen zusammengesetzt wie dieses Beispiel aus dem 19. Jahrhundert. Die Grundelemente finden sich auch in heutigen Verbundmikroskopen.

RÜCKBLICK

Antoni van Leeuwenhoek

Der Naturforscher Antoni van Leeuwenhoek (1632–1723) aus den Niederlanden brachte sich selbst die Herstellung von Mikroskopen bei. Er baute rund 400 Mikroskope und half mit, die Mikroskopie als Wissenschaft einzuführen. Er entdeckte als Erster Blutkörperchen, Samenzellen und Bakterien.

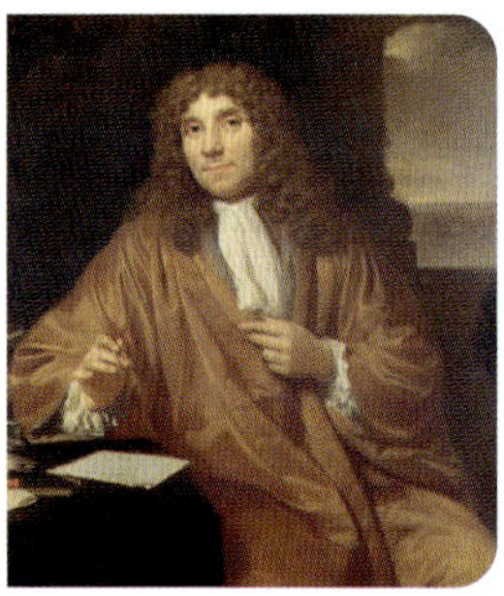

Das Zellinnere

Dieses Schnittmodell einer typischen menschlichen Zelle zeigt die Zellteile, die man mit einem Elektronenmikroskop sieht. Eine dünne Zellmembran umgibt die Zelle. Im geleeartigen Zytoplasma liegen Organellen (kleine Organe) mit bestimmten Funktionen. Der Zellkern, die größte Struktur im Zellinneren, enthält die Anweisungen für den Betrieb der Zelle.

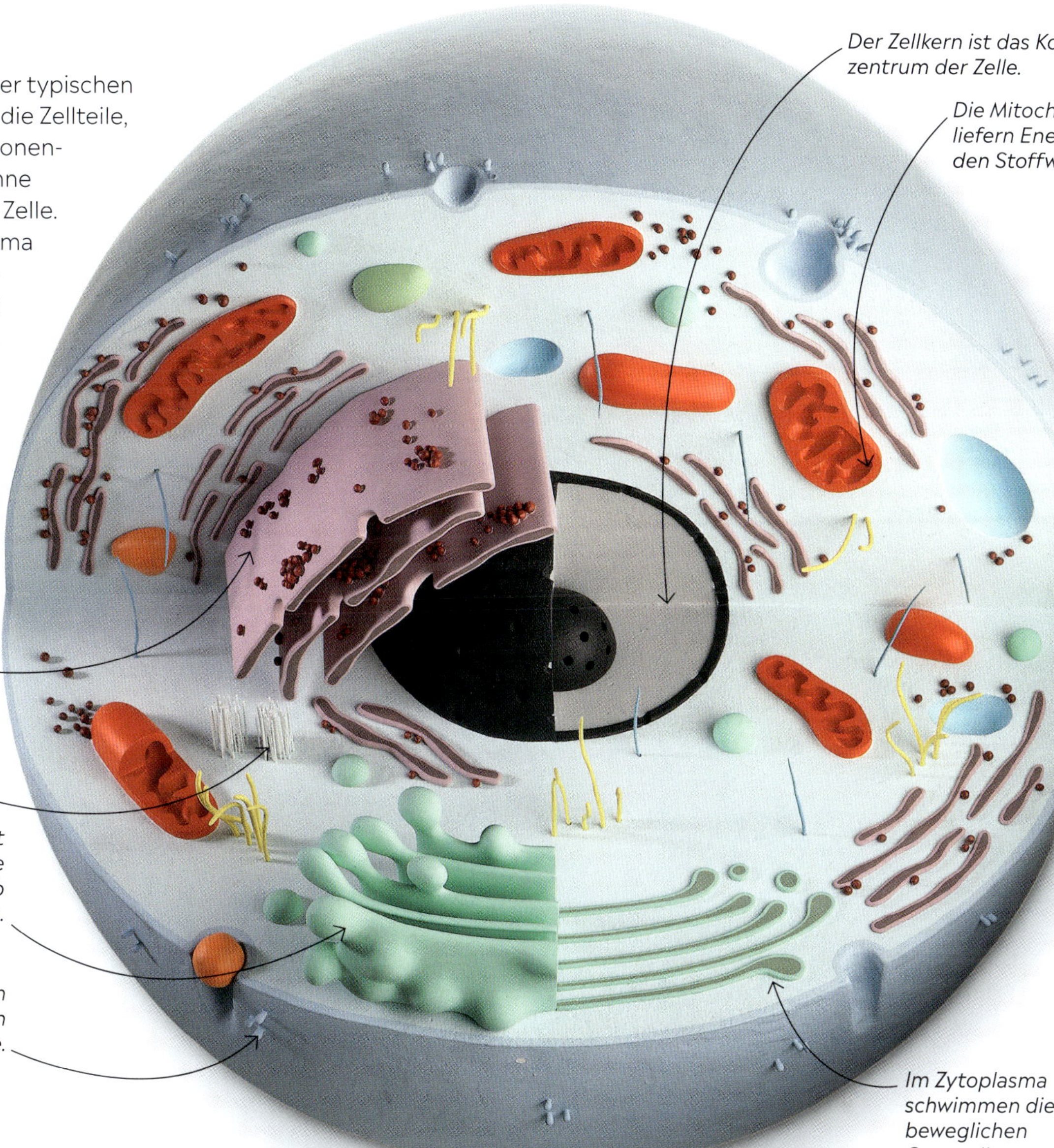

Elektronenmikroskop

Mithilfe winziger Atomteile, der Elektronen, kann ein Elektronenmikroskop tausend- oder sogar millionenfache Vergrößerungen darstellen. Ein Elektronenstrahl wird auf ein Objekt gerichtet. Das Mikroskop erkennt die Elektronen, die hindurchgehen oder abprallen, und erzeugt daraus ein Bild auf einem Monitor.

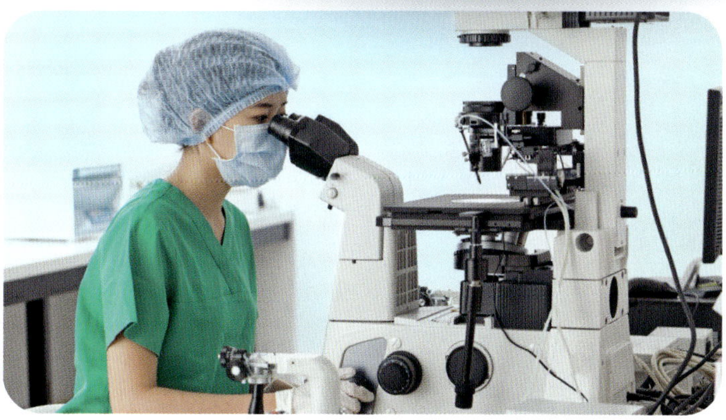

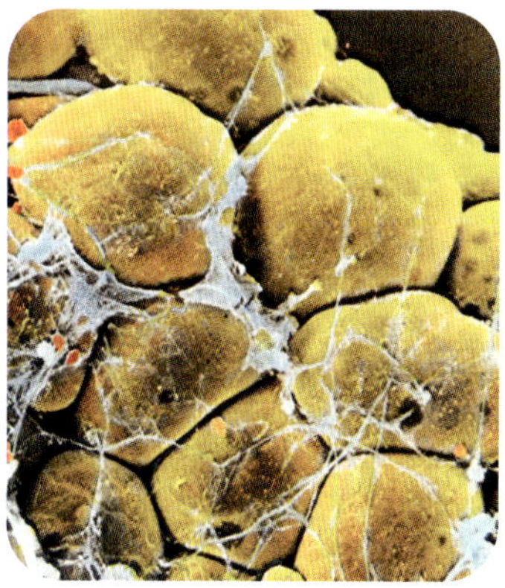

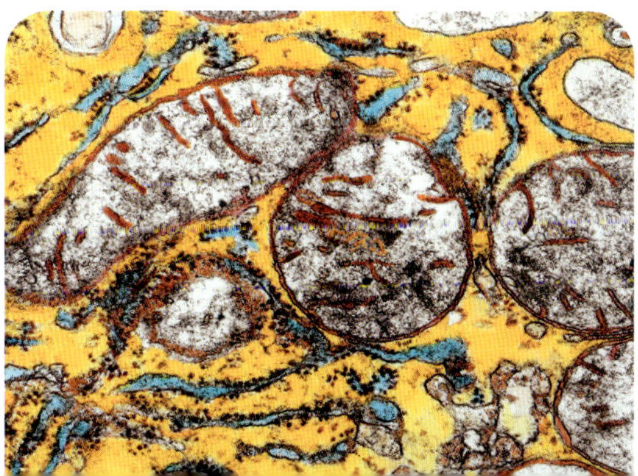

Zellschnitt

Ein Transmissionselektronenmikroskop (TEM) leitet einen Elektronenstrahl durch eine dünne Scheibe Körpergewebe auf einen Monitor. Diese TEM-Aufnahme zeigt das endoplasmatische Retikulum (blau) und die Mitochondrien (weiß) einer Leberzelle.

Oberflächenansicht

Ein Elektronenstrahl tastet in einem Rasterelektronenmikroskop (REM) die Oberfläche eines Objekts ab. Die abprallenden Elektronen werden gebündelt und erzeugen ein 3-D-Bild. Diese REM-Aufnahme zeigt Fettzellen.

Blick in den Körper

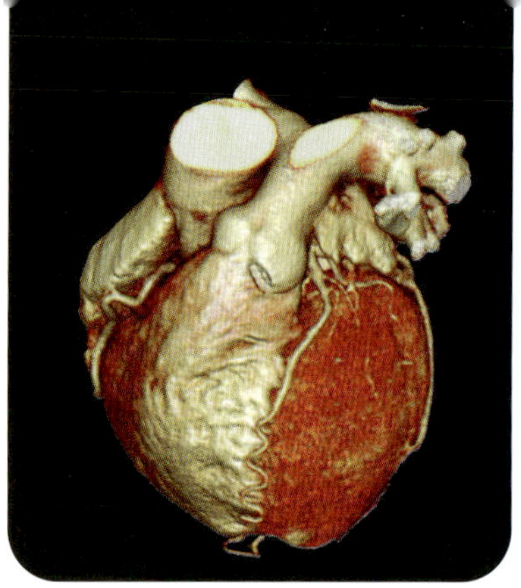

Computertomografie

Bei einer Computertomografie (CT) rotiert ein Scanner um den Körper und schickt einen schmalen Röntgenstrahl hindurch, der auf der anderen Seite von einem Detektor aufgefangen wird. So entstehen zweidimensionale Schichtaufnahmen mit den Hart- und Weichgeweben des Körpers. Ein Computer macht dann aus den Schichten ein dreidimensionales Bild eines Körperteils.

Früher konnte man nur in den Körper hineinsehen, wenn man ihn aufschnitt oder Wunden untersuchte. Als 1851 das Ophthalmoskop erfunden wurde, konnte man zum ersten Mal das Innere des Auges sehen. 1895 entdeckte man die Röntgenstrahlung. Damit ließen sich Bilder von Knochen aufnehmen, ohne den Körper aufzuschneiden. Mit modernen bildgebenden Verfahren können wir heute Gewebe untersuchen, Krankheiten erkennen und herausfinden, wie der Körper funktioniert.

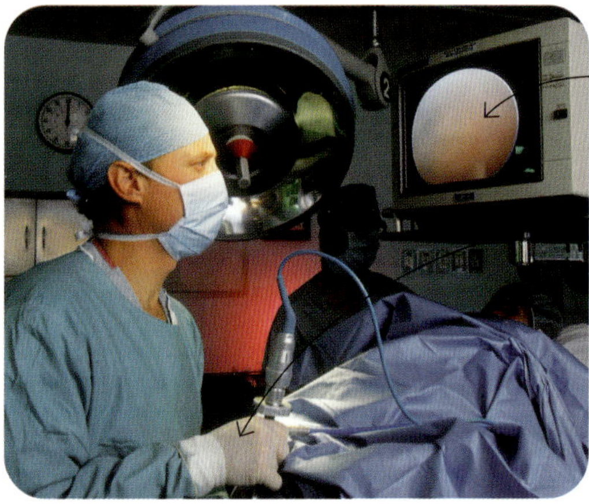

Das Körperinnere ist auf dem Monitor zu sehen.

Der Chirurg bewegt das Endoskop in eine neue Position.

Endoskop

Mit einem schlauchförmigen Endoskop werden bei Operationen Gewebe und Gelenke untersucht. Es wird durch eine Körperöffnung eingeführt, etwa durch den Mund, oder durch einen kleinen Einschnitt in die Haut (wie hier). Optische Fasern beleuchten das Körperinnere und schicken Bilder an einen Monitor.

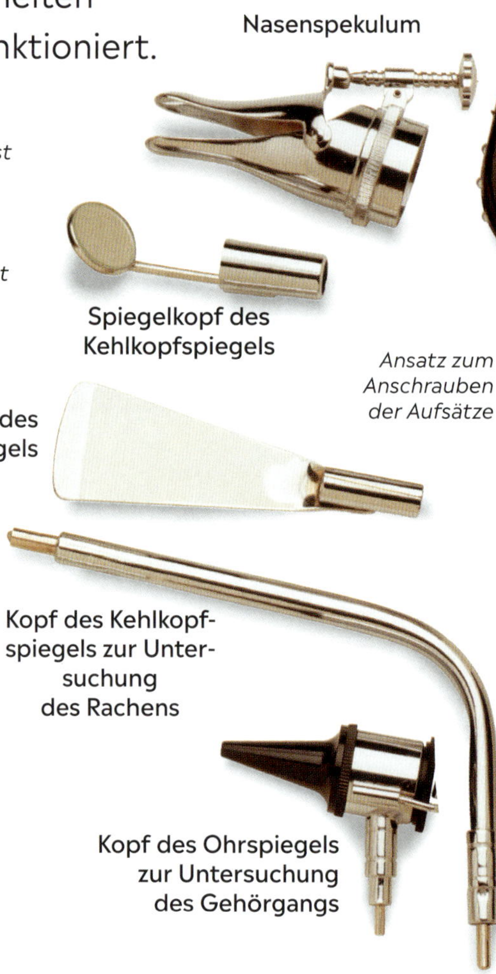

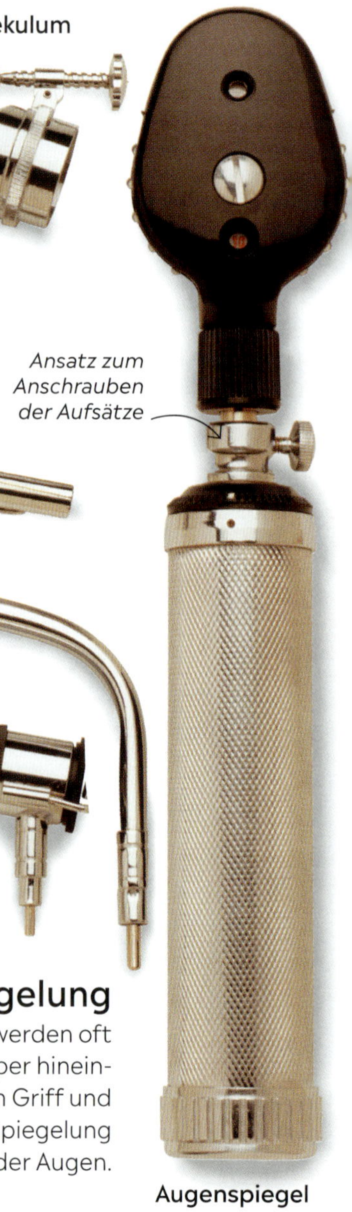

Geräte zur Spiegelung

Solche Mehrzweckgeräte werden oft eingesetzt, um in den Körper hineinzusehen. Es besteht aus einem Griff und verschiedenen Aufsätzen zur Spiegelung von Ohren, Hals, Nase oder Augen.

Videokapsel

Mit einem solchen Kapselendoskop lassen sich im Verdauungssystem Schäden oder Erkrankungen aufspüren. Die Kapsel enthält eine winzige Kamera, eine Lichtquelle und einen Sender. Sie wird heruntergeschluckt und sendet auf ihrer Reise durch den Verdauungstrakt Bilder an einen Empfänger.

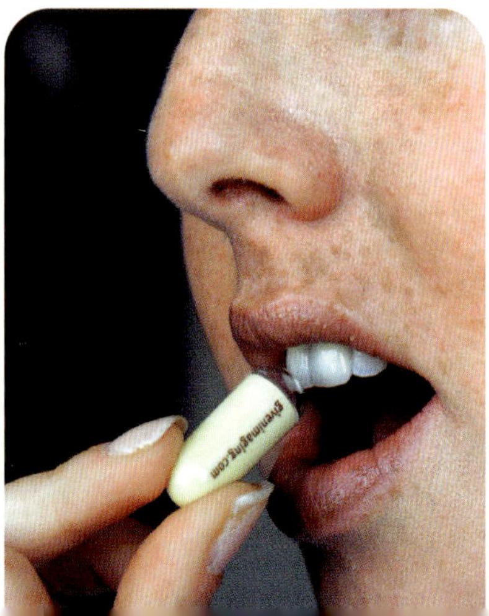

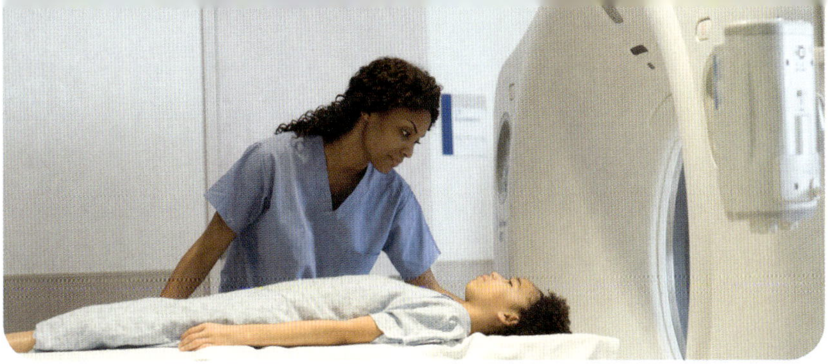

Magnete und Radiowellen

In einem Magnetresonanztomografen (MRT) richtet ein Magnetfeld die Wasserstoffatome im Körper neu aus. Radiowellen stoßen sie zurück in die Ausgangsposition. Wenn das Magnetfeld die Atome wieder ausrichtet, geben sie Radiosignale ab. Verschiedene Körperteile senden unterschiedliche Signale aus, die ein Computer in Bilder umwandelt.

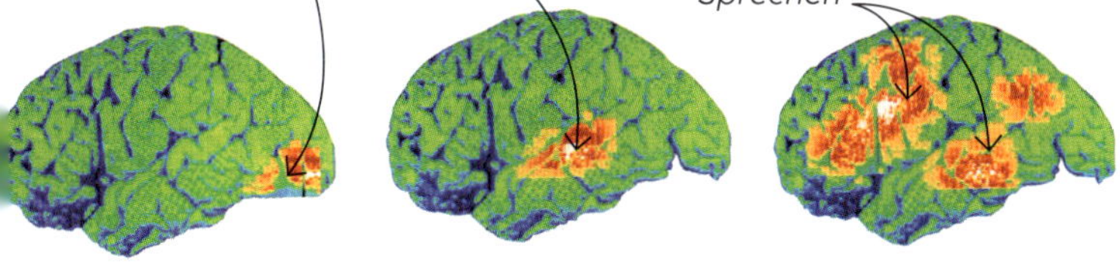

Das Gehirn bei der Arbeit

Die Positronen-Emissionstomografie (PET) zeigt die Aktivität bestimmter Gewebe. Zunächst wird eine Form von Glukose (Zucker) ins Blut gespritzt. Besonders aktive Gewebe verbrauchen viel Glukose und setzen bei seinem Abbau Partikel frei. Diese erkennt ein Detektor und wandelt sie in Bilder um.

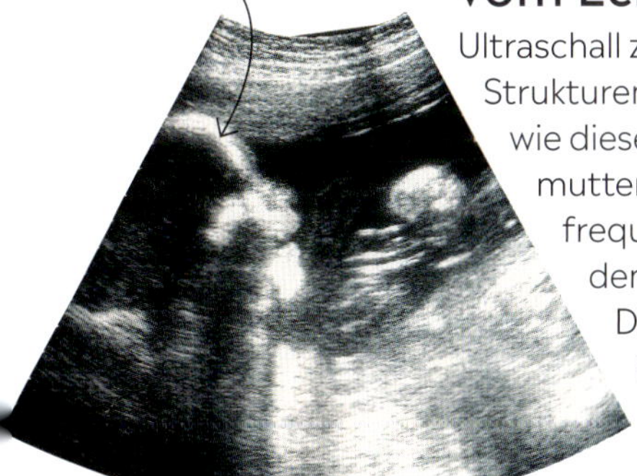

Vom Echo zum Bild

Ultraschall zeigt bewegliche Strukturen im Körperinneren, wie diesen Fötus in der Gebärmutter. Dabei werden hochfrequente Schallwellen in den Körper geschickt. Diese prallen von den Geweben ab und ein Computer wandelt sie in Bilder um.

EINBLICK

Muyinatu Lediju Bell

Die US-Professorin Muyinatu Bell ist bekannt für ihre Arbeit an bahnbrechenden medizinischen Bildgebungsverfahren zur Verbesserung der Gesundheitsversorgung. Sie arbeitet an zahlreichen Forschungszentren in den USA und hat mehrere Stipendien und Preise gewonnen. Außerdem gründete sie das Photoacoustic and Ultrasonic Systems Engineering (PULSE) Lab an der Johns Hopkins University, das sie auch leitet.

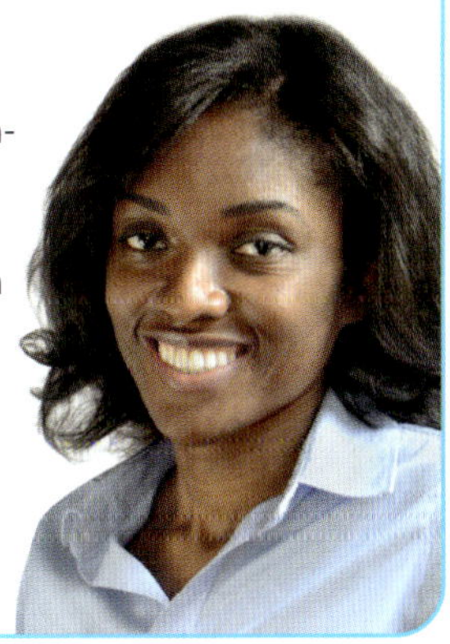

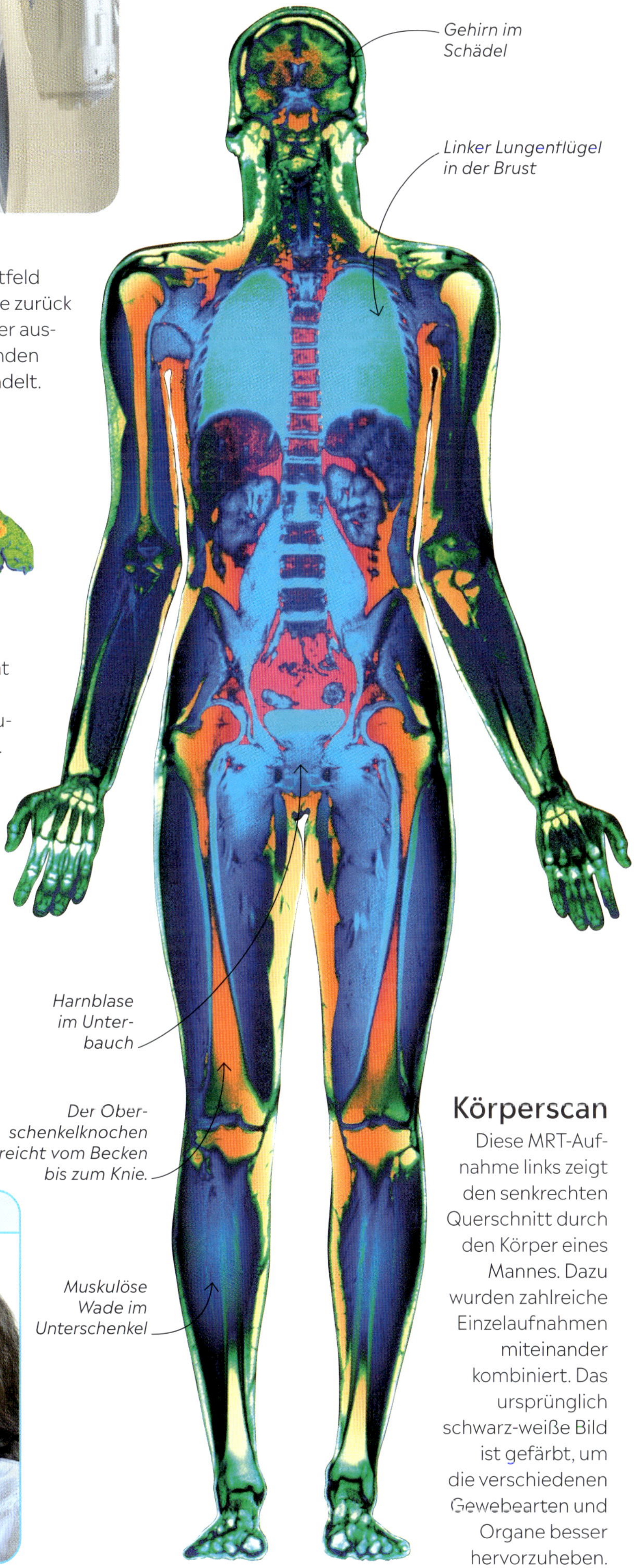

Körperscan

Diese MRT-Aufnahme links zeigt den senkrechten Querschnitt durch den Körper eines Mannes. Dazu wurden zahlreiche Einzelaufnahmen miteinander kombiniert. Das ursprünglich schwarz-weiße Bild ist gefärbt, um die verschiedenen Gewebearten und Organe besser hervorzuheben.

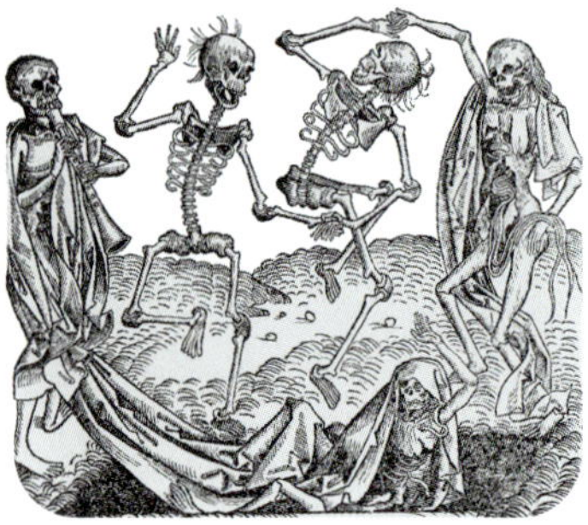

Todessymbol

Schon lange stehen Skelette für Gefahr, Krankheit, Tod und Zerstörung, wie auf dieser Zeichnung *Totentanz* aus dem 15. Jahrhundert.

Das **Körpergerüst**

Die 206 Knochen unseres Skeletts bilden ein stabiles und doch bewegliches Gerüst, das den Körper stützt und formt. Es umgibt und schützt unsere Organe wie Gehirn und Herz vor Stößen und Druck. An den Knochen setzen die Muskeln an, die das Skelett und damit den ganzen Körper bewegen. Im Gegensatz zu den frühen Anatomen können wir heute die Knochen im lebenden Körper untersuchen.

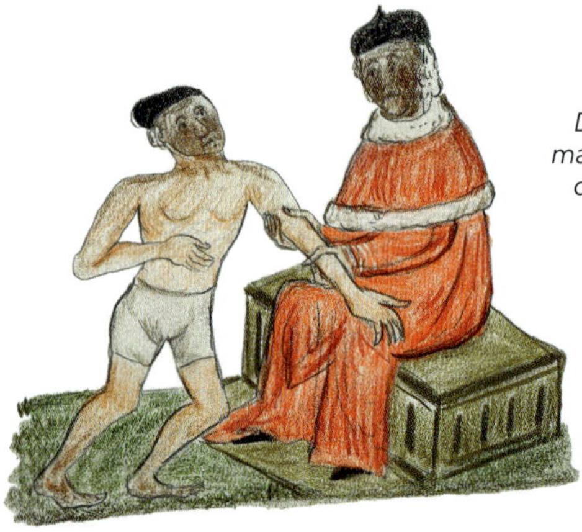

Kenntnis der Knochen

Jahrhundertelang galten Knochen als leblose Stützen für das Gewebe. Nach und nach erkannte man, dass Knochen leben und eigene Blutgefäße und Nerven haben. Auf dieser mittelalterlichen Darstellung untersucht der französische Chirurg Guy de Chauliac einen gebrochenen Knochen.

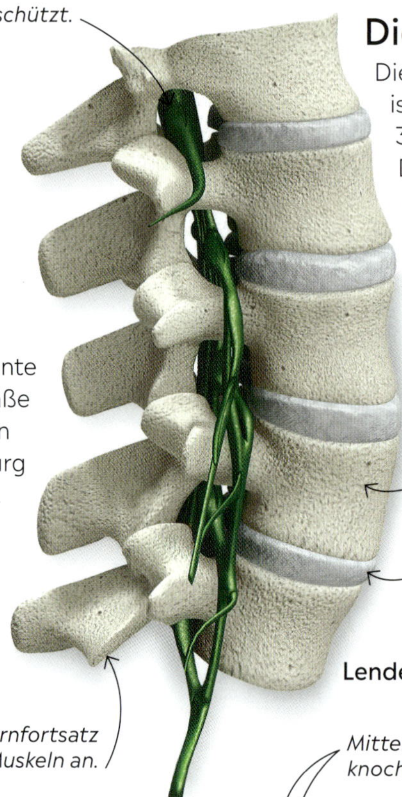

Lendenwirbelsäule

Die Wirbelsäule

Die Wirbelsäule, auch Rückgrat genannt, ist eine kräftige, biegsame Säule aus 33 Wirbeln, die den Körper aufrecht hält. Die Wirbelkörper tragen das Körpergewicht, die Bandscheiben zwischen ihnen dienen als Puffer. Zwei Wirbelkörper können sich nur wenig gegeneinander bewegen, aber über die gesamte Länge der Wirbelsäule sorgen diese winzigen Bewegungen dafür, dass wir unseren Körper beugen und drehen können.

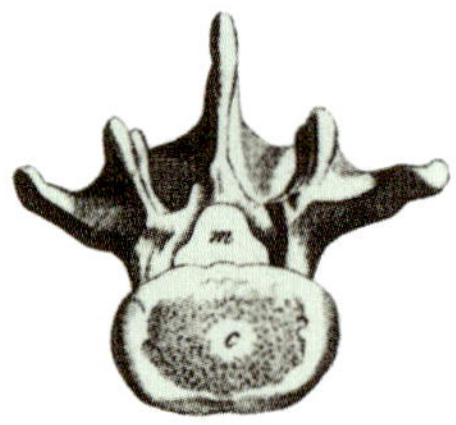

Zeichnung eines Lendenwirbels, von oben gesehen (19. Jh.)

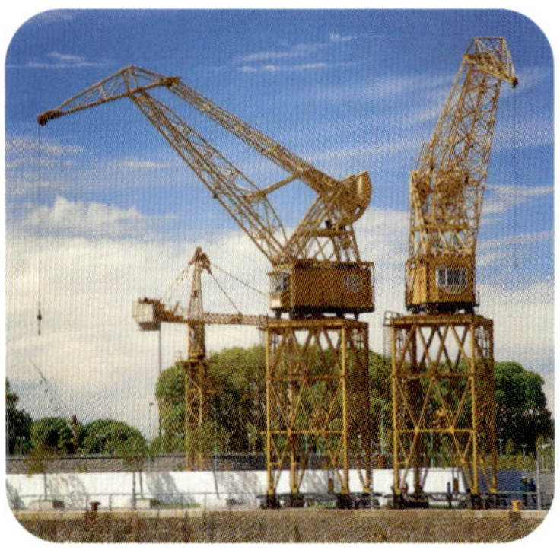

Körpermechanik

Viele Maschinen ahmen die mechanischen Prinzipien des Skeletts nach. So hat jeder Arm zwei lange Knochen, die die Reichweite der Hand erhöhen oder verringern können – genau wie bei diesen Kränen.

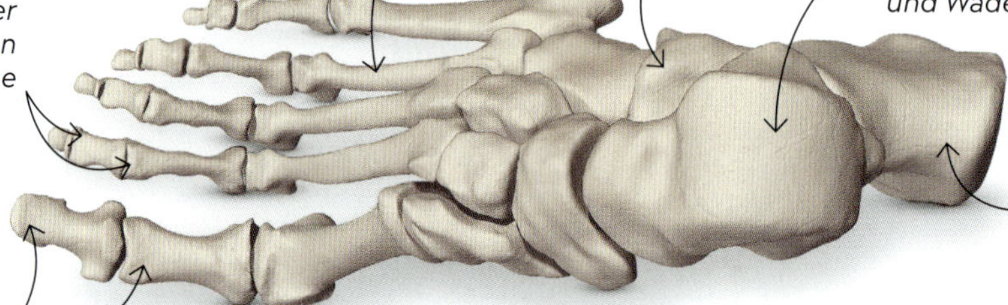

Fußknochen

Die Füße tragen das gesamte Körpergewicht. Sie bestehen aus 26 Knochen: sieben im Knöchel, fünf in der Sohle und drei in jedem Zeh – nur der große Zeh besteht aus zwei Knochen.

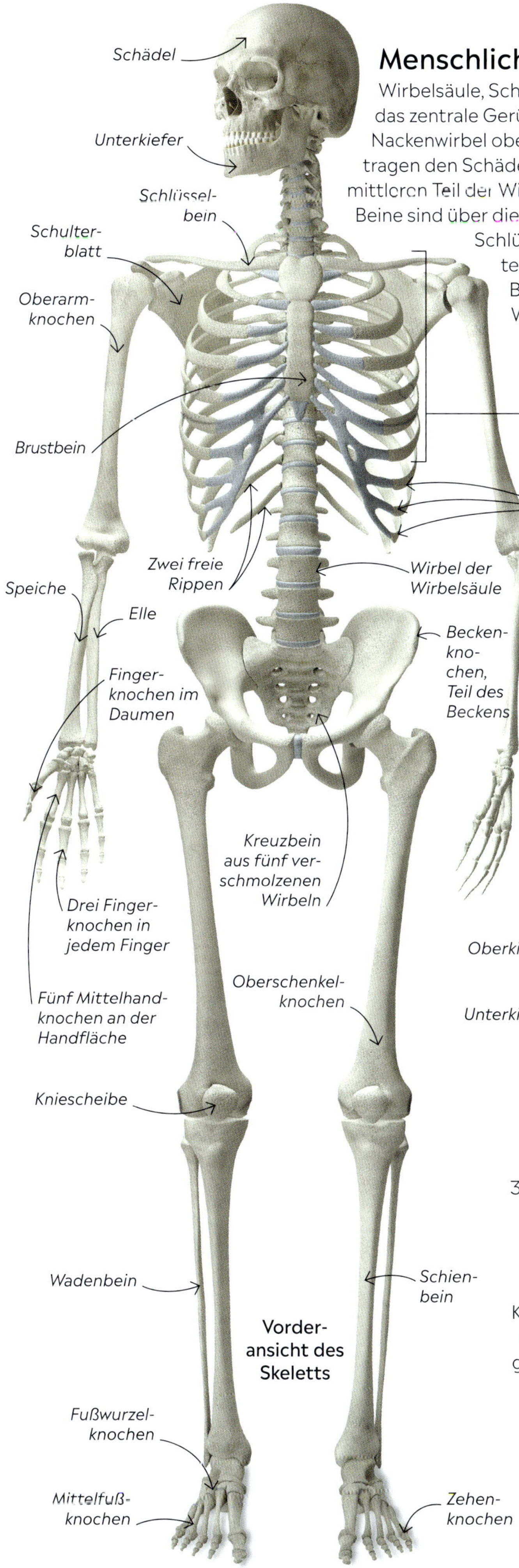

Vorderansicht des Skeletts

Menschliches Skelett

Wirbelsäule, Schädel und Rippen bilden das zentrale Gerüst des Skeletts. Die Nackenwirbel oben an der Wirbelsäule tragen den Schädel. Die Rippen sitzen am mittleren Teil der Wirbelsaule. Arme und Beine sind über die Schulterblätter und Schlüsselbeine im Schultergürtel und über den Beckengürtel an der Wirbelsäule befestigt.

EINBLICK

Hugh Herr
Der Ingenieur und Biophysiker Hugh Herr aus den USA verlor 1982 mit 17 Jahren durch Erfrierungen beim Klettern beide Unterschenkel. Heute entwirft Hugh fortschrittliche „bionische“ Prothesen, die sich wie echte Gliedmaßen anfühlen und bewegen. Sie empfangen elektrische Signale aus dem Körper und wandeln sie in bestimmte Bewegungen um.

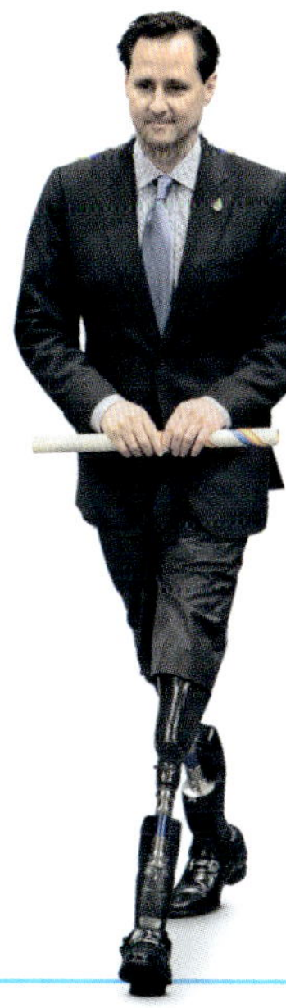

Schädelknochen

Der Schädel ist der komplizierteste Teil des Skeletts. Er besteht aus über 20 Knochen (hier vereinfacht). Acht bilden den Hirnschädel, der Gesichtsschädel setzt sich aus 14 Knochen zusammen. Beim Erwachsenen ist nur der Unterkiefer beweglich, alle anderen Schädelknochen sind miteinander verschmolzen.

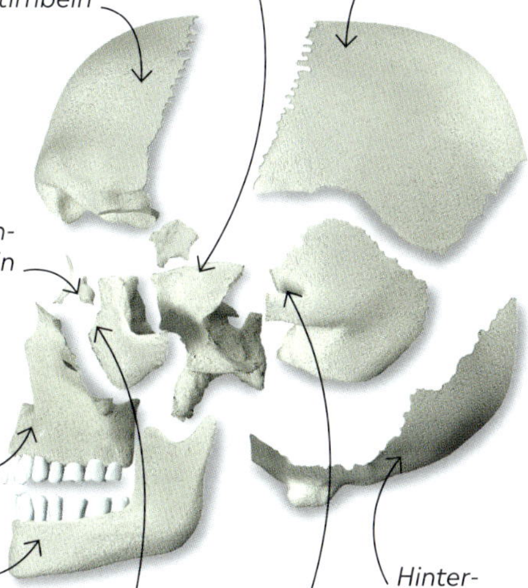

Im Schädelinneren

Dieses CT-Bild zeigt eine 3-D-Ansicht des Schädels eines lebenden Menschen. Mithilfe dieser Technologie lassen sich Schädeldach und Gehirn ausblenden. So erkennt man die Knochen, auf denen das Gehirn liegt. Am Schädelboden ist die große Öffnung für das Rückenmark zu sehen. Ebenfalls zu erkennen sind Augenhöhlen, Nasenbein, Jochbeine und Oberkiefer.

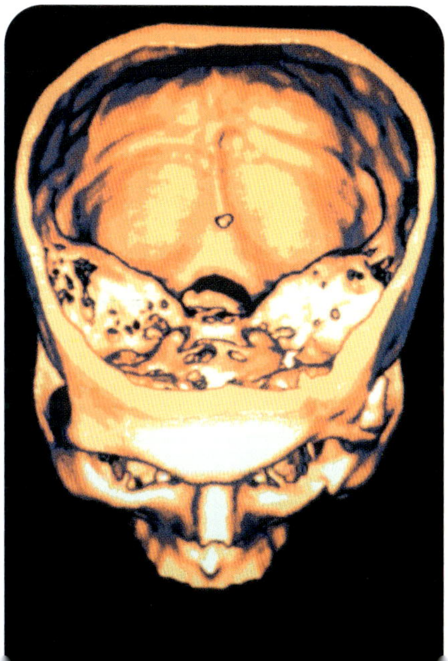

In den **Knochen**

Unsere Knochen sind lebende Organe aus hartem Knochengewebe, Blutgefäßen und Nerven. Knochen sind so stark wie Stahl, wiegen aber nur ein Sechstel so viel. Sie sind etwas elastisch, um Stößen und Schlägen widerstehen zu können. Jeder Knochen besteht außen aus hartem, dichtem Gewebe (Kompakta oder Kortikalis) und innen aus leichtem, aber kräftigem schwammartigem Gewebe (Spongiosa) – sonst wäre das Skelett zu schwer zum Bewegen.

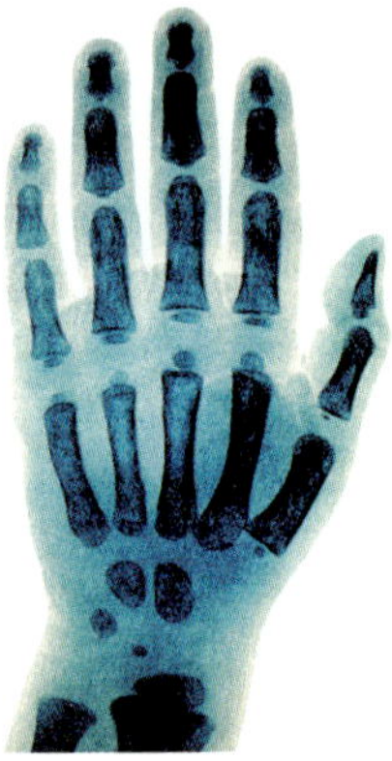

Knochenwachstum

Im Embryo bildet sich das Skelett aus beweglichem Knorpel, der allmählich zu Knochen wird. Dieses Röntgenbild einer Kleinkindhand zeigt Knochen im Wachstum (dunkelblau) und die Lücken, in denen der Knorpel noch ersetzt wird.

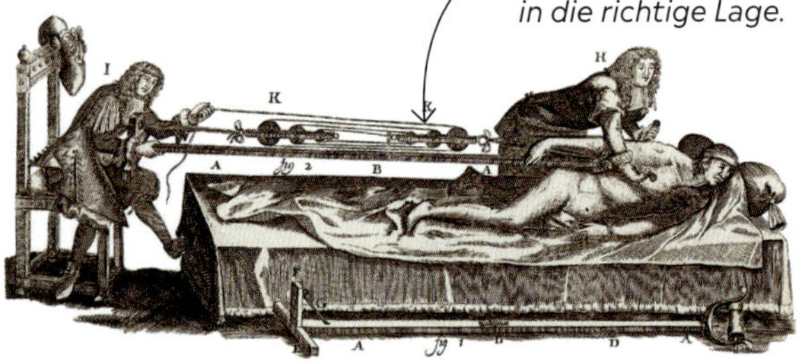

Ausrichten von Knochen

Schon 100 000 Jahre alte Skelette zeigen, dass man gebrochene Knochen gerichtet hat, um die Heilung zu unterstützen. Hier richten Chirurgen aus dem 17. Jahrhundert einen gebrochenen Arm.

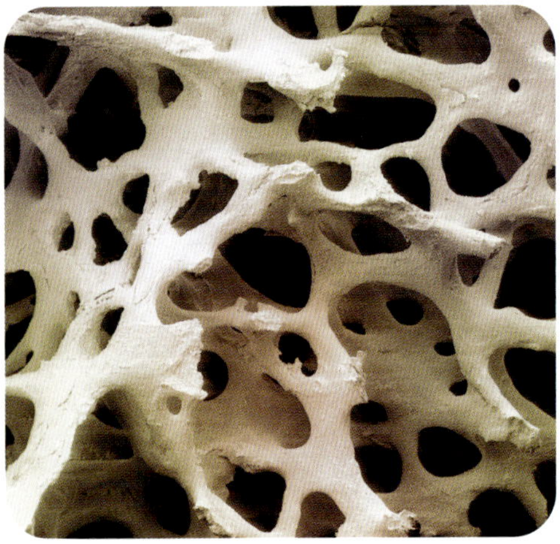

Spongiosa-Knochengewebe

Dieses REM-Bild zeigt die Spongiosa, ein offenes Gerüst aus Knochenbälkchen, den Trabekeln, die eine strapazierfähige Struktur bilden. Die Zwischenräume sind im lebenden Knochen mit Knochenmark gefüllt. Die Spongiosa wiegt weniger als die Kompakta und macht so den ganzen Knochen leichter.

Druckbeständigkeit

Wenn Gewicht auf einem Knochen lastet, verhindert seine Struktur, dass er sich biegt. Im Hüftgelenk (rechts) tragen Kopf und Hals des Oberschenkelknochens das ganze Körpergewicht. Sie bestehen überwiegend aus der Spongiosa, in der die Knochenbälkchen (Trabekel) so angeordnet sind, dass sie der nach unten gerichteten Kraft widerstehen. Die dünne Schicht der Kompakta verhindert auf der einen Seite des Knochens, dass er eingedrückt wird, und auf der anderen Seite, dass er gedehnt wird.

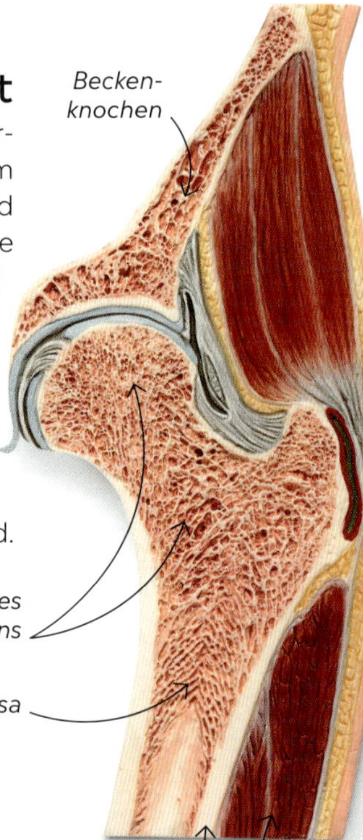

Im Röhrenknochen

Die Kompakta bildet in einem Röhrenknochen die harte Außenschicht. Sie besteht aus parallel angeordneten Osteonen-Bündeln, die längs verlaufen und das Gewicht wie Säulen tragen. Im Inneren des Röhrenknochens befinden sich die Spongiosa und die Knochenmarkhöhle.

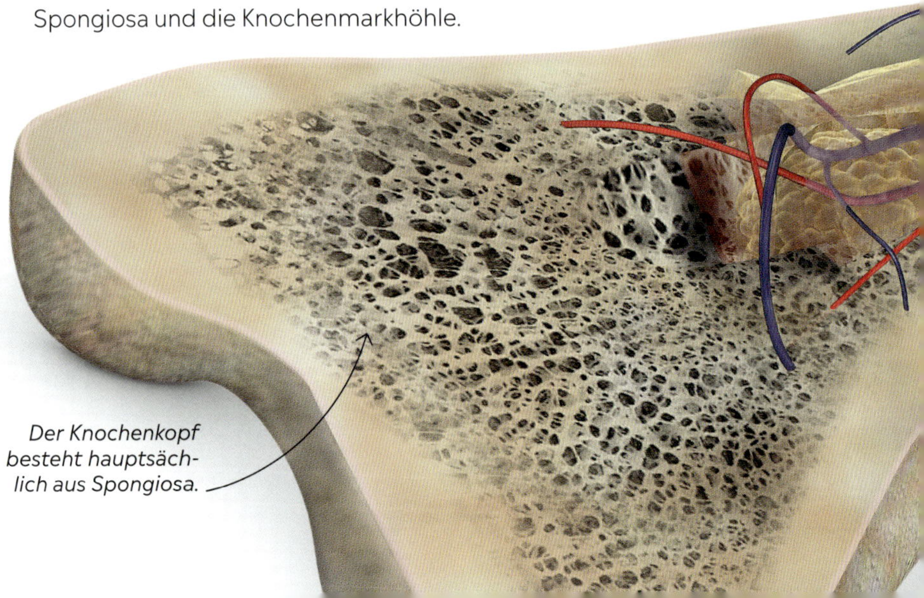

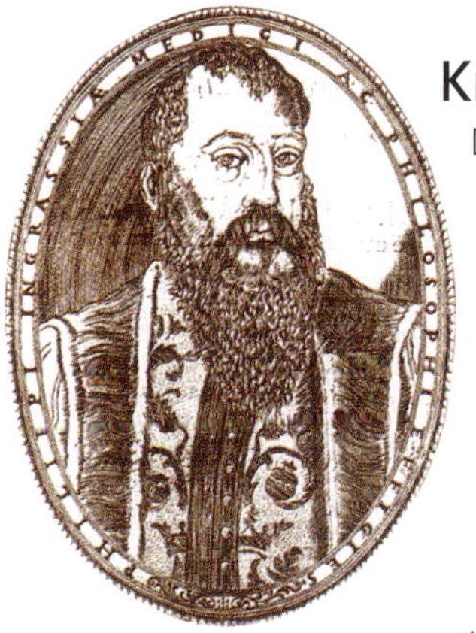

Knochenexperte

Der Italiener Giovanni Ingrassia (1510–1580) begründete die Osteologie (Knochenkunde) und korrigierte viele falsche Vorstellungen über Knochen. Ingrassia entdeckte auch den kleinsten Knochen im Körper, den Steigbügel im Mittelohr, und beschrieb die Anordnung der Schädelknochen, die einen Teil der Augenhöhle bilden.

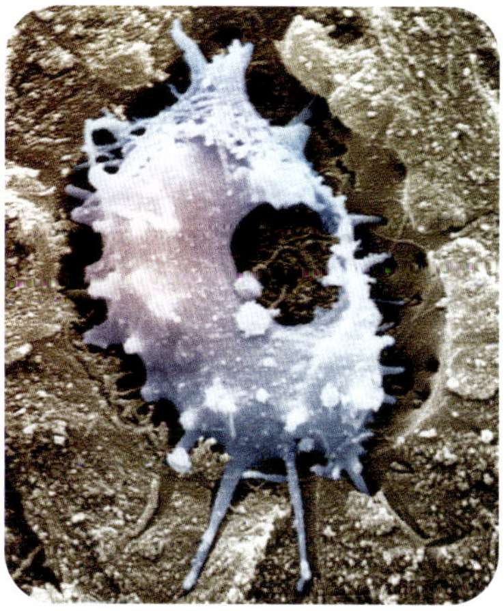

Knochenzellen

Hier ist ein Osteozyt, eine Knochenzelle, in der Lakune zu sehen, einem winzigen Hohlraum in der Kompakta des Knochens. Osteozyten sind über strangartige Verlängerungen ihrer Zellkörper, die durch die schmalen Kanäle im Knochen verlaufen, untereinander verbunden.

Mikrostruktur

Die Kompakta besteht aus Osteonen von 0,25 mm Breite, die sich aus mehreren Lagen zusammensetzen. Durch einen Kanal in der Mitte verlaufen Blutgefäße, die die Knochenzellen mit Nährstoffen und Sauerstoff versorgen. Das Gerüst des Knochens besteht aus biegsamen Kollagenfasern, einem Eiweiß, und harten Mineralsalzen, hauptsächlich Kalziumphosphat.

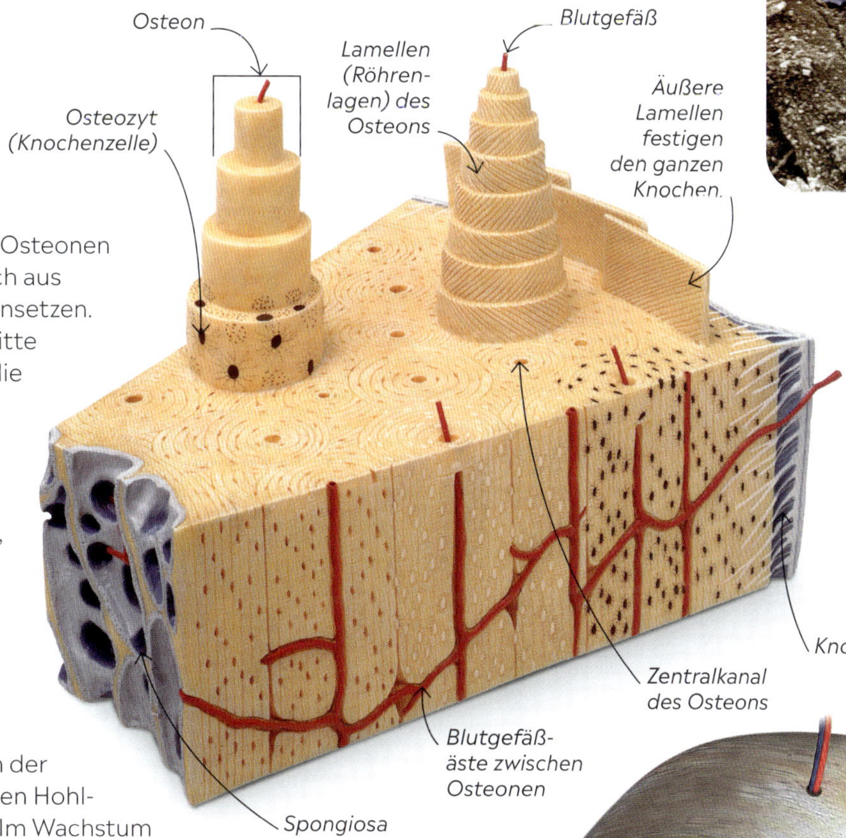

Knochenmark

Das geleeartige Knochenmark füllt die Hohlräume in der Spongiosa und den zentralen Hohlraum von Röhrenknochen. Im Wachstum wird das rote Knochenmark, das die Knochenzellen produziert, allmählich durch gelbes Mark ersetzt, das Fett speichert. Erwachsene haben nur noch in einigen Knochen rotes Mark, etwa in Schädel, Wirbelsäule und Brustbein.

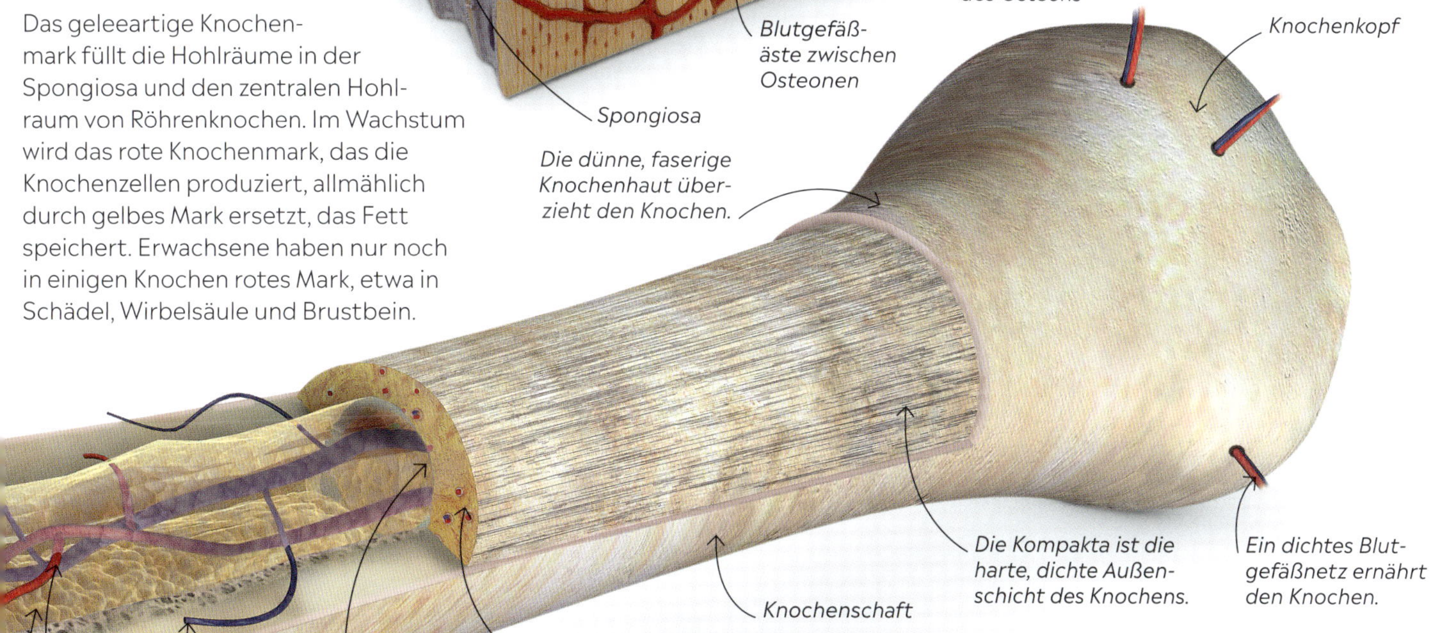

Bildung neuer Blutkörperchen

Im roten Knochenmark entstehen Blutkörperchen aus unspezialisierten Stammzellen. In kurzer Zeit reifen Milliarden roter (rot) und weißer Blutkörperchen (blau) heran.

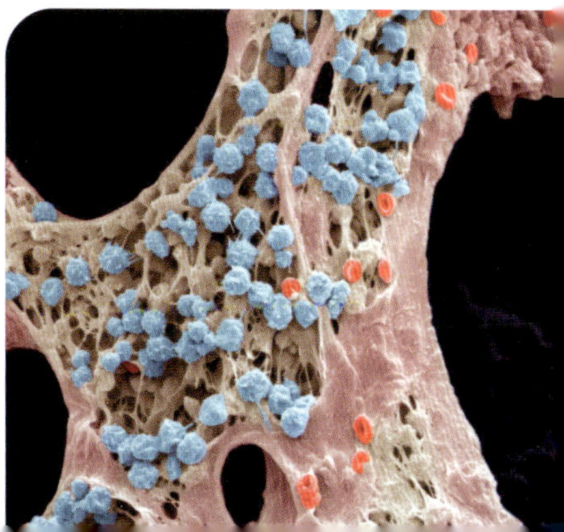

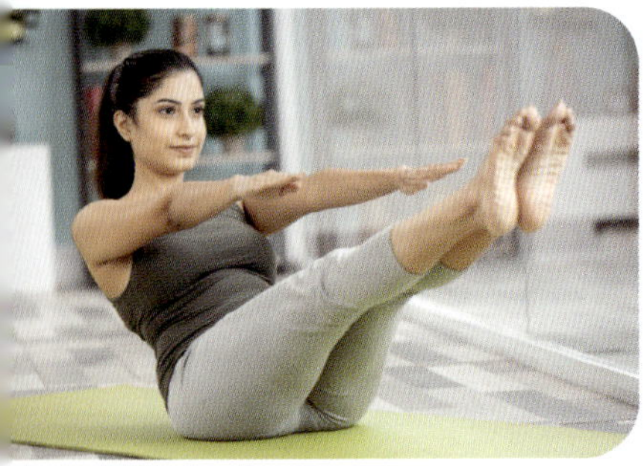

Die Gelenke

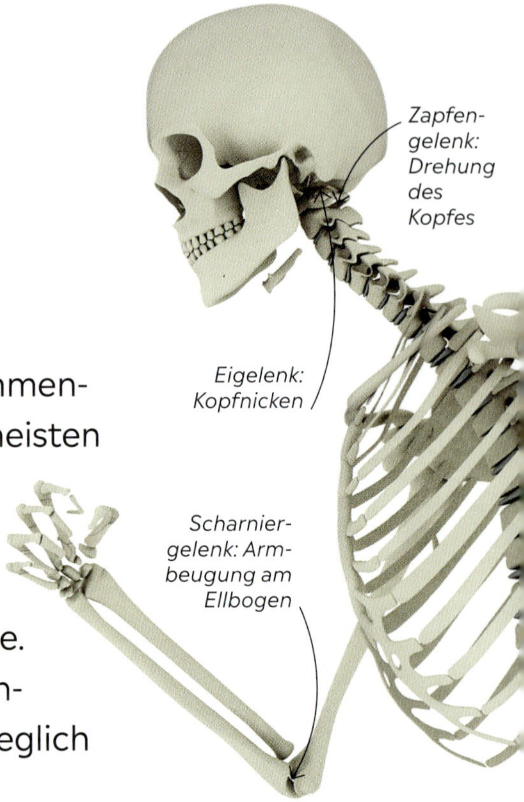

Beweglichkeit

Gelenke werden steif, wenn man sie nicht benutzt. Aktivitäten wie Yoga fördern die Beweglichkeit und halten die Gelenke gesund.

Gelenkig

In der menschlichen Hand sorgen 27 Knochen und 19 Gelenke für Beweglichkeit und das richtige Fingerspitzengefühl. Die Fingergrundgelenke sind Eigelenke – sie und die Scharniergelenke in den Fingern ermöglichen das Greifen. Das Sattelgelenk am Daumenansatz sorgt dafür, dass wir den Daumen über die Handfläche schwenken und mit ihm die anderen Fingerspitzen berühren können. Auch das ist beim Greifen sehr wichtig.

Wo zwei oder mehr Knochen zusammentreffen, bilden sie ein Gelenk. Die meisten unserer über 400 Gelenke, wie die in unseren Fingern und Zehen, sind frei beweglich. Es gibt mehrere Arten beweglicher Gelenke. Sie werden von Bändern zusammengehalten, was das Skelett sehr beweglich macht. Ohne Bänder wäre es steif.

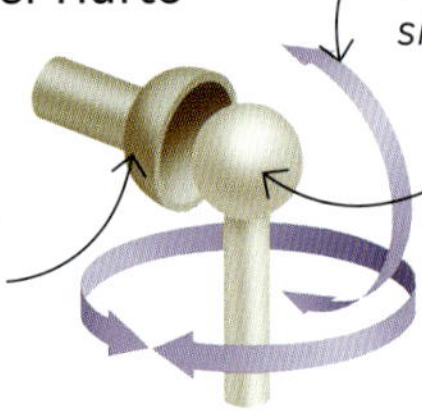

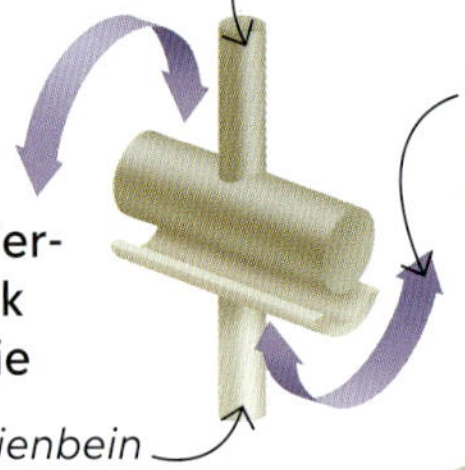

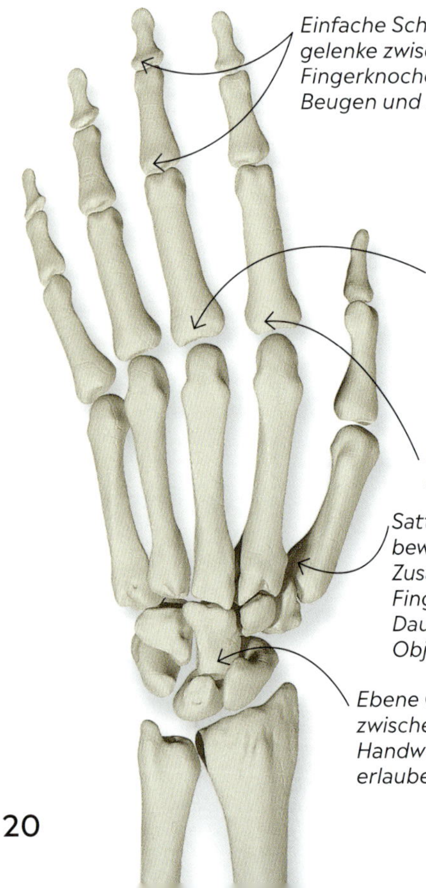

Kugel- und Scharniergelenke

Das Hüftgelenk ist ein Kugelgelenk. Das kugelförmige Ende des Oberschenkelknochens dreht sich in der Pfanne des Beckenknochens und erlaubt so Bewegungen in alle Richtungen. Das Knie ist ein Scharniergelenk und bewegt sich hauptsächlich nach vorn und nach hinten.

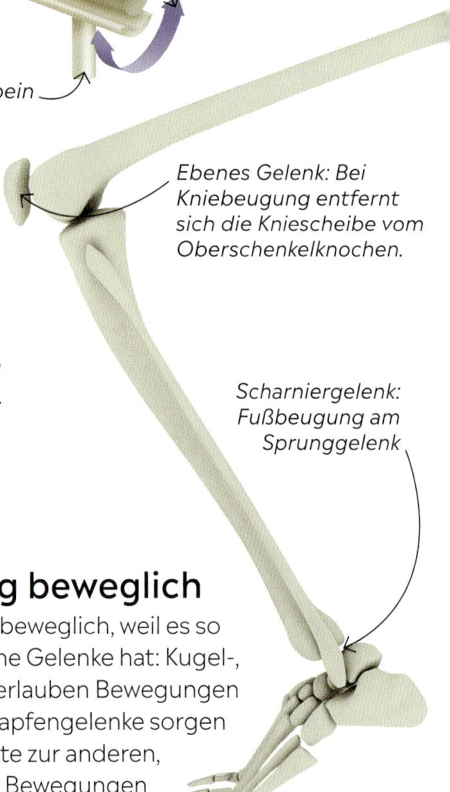

Vielseitig beweglich

Das Skelett ist äußerst beweglich, weil es so viele unterschiedliche Gelenke hat: Kugel-, Ei- und Sattelgelenke erlauben Bewegungen in viele Richtungen. Zapfengelenke sorgen für Bewegungen von einer Seite zur anderen, Scharniergelenke für Bewegungen nach vorn und hinten und ebene Gelenke lassen begrenzte Gleitbewegungen zwischen zwei Knochen zu.

Verbindungen

Die Knochenenden in einem Gelenk sind von kräftigen, elastischen Gewebestreifen umgeben, den Bändern. Sie sorgen für eine feste Verbindung, damit sich die Knochen nicht zu sehr gegeneinander bewegen.

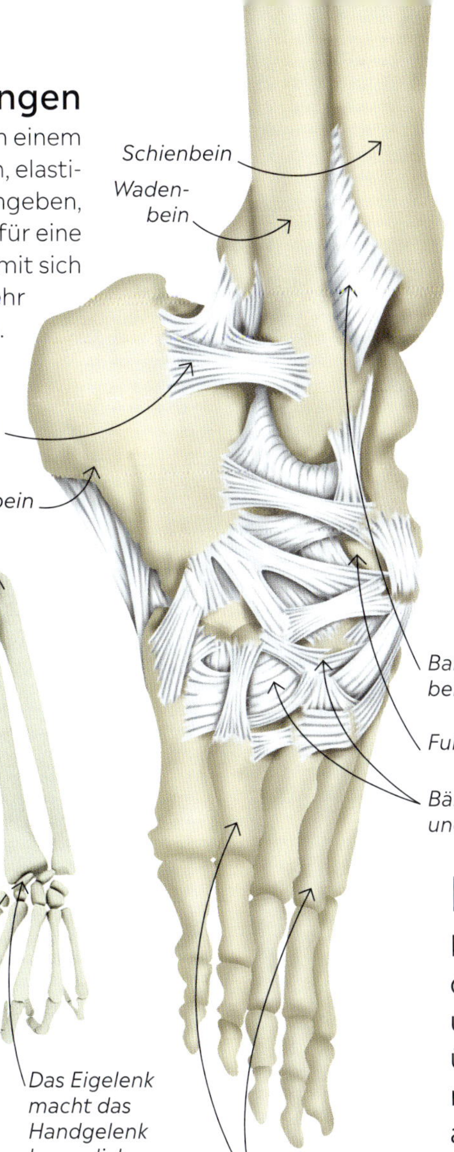

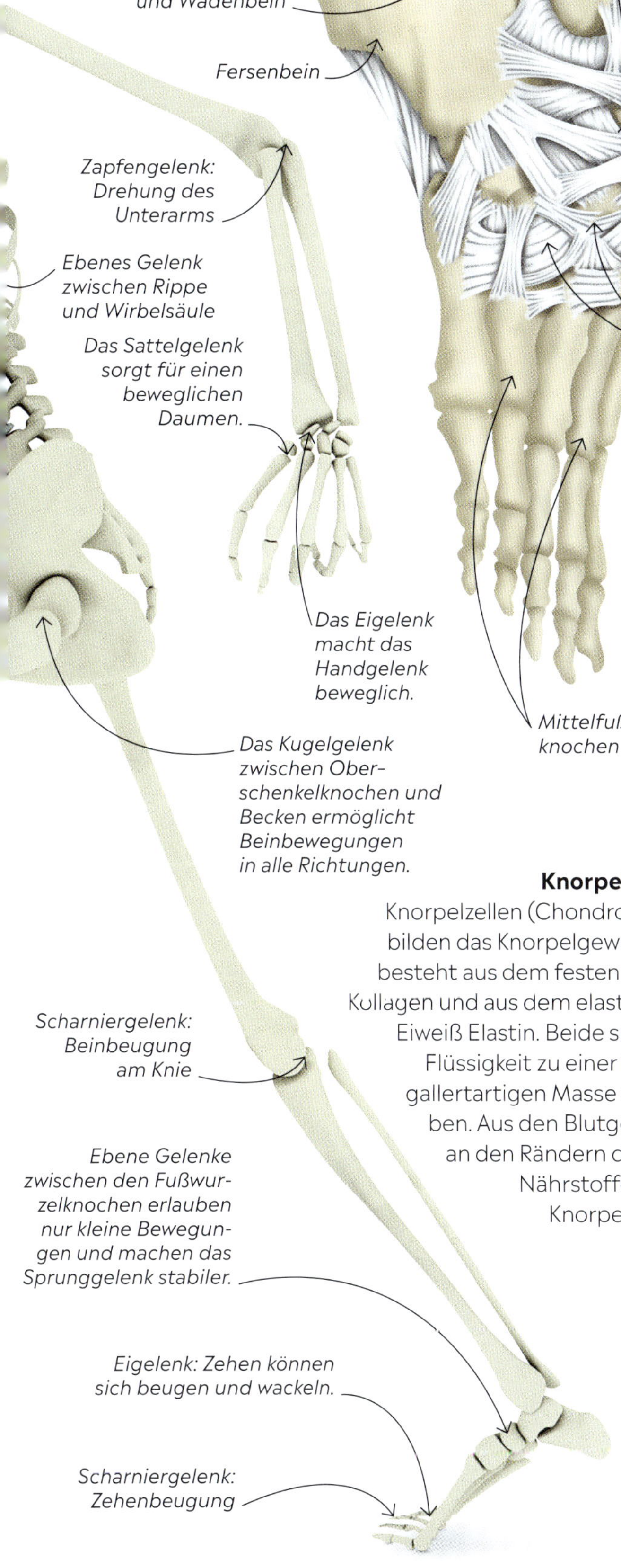

Echte Gelenke

Rechts siehst du die Hauptbestandteile eines beweglichen Gelenks. Unter Bändern und Gelenkkapsel liegt die Gelenkmembran. Sie produziert Gelenkschmiere, die zusammen mit dem glänzenden Hyalinknorpel an den Knochenenden für reibungslose Bewegungen sorgt.

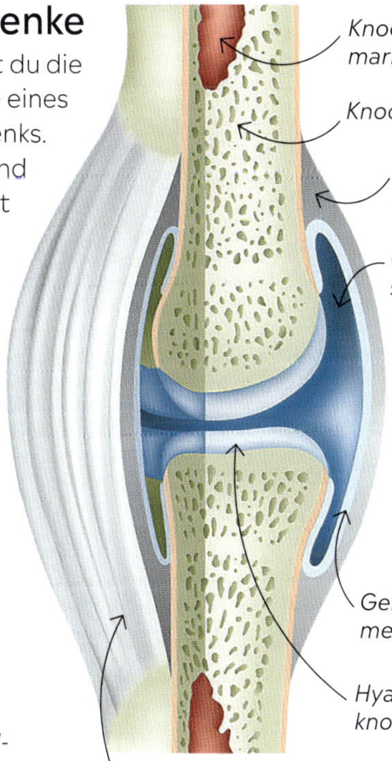

Knorpel

Der zähe, bewegliche Knorpel ist ein Stützgewebe, das Druck- und Zugkräften widersteht. Es gibt drei unterschiedliche Knorpelarten: Der Hyalinknorpel überzieht die Knochenenden und sorgt für eine reibungslose Bewegung im Gelenk. Er verbindet auch die Rippen mit dem Brustbein. Der robuste elastische Knorpel bildet beispielsweise die Ohrmuschel. Der Faserknorpel hält starken Druck aus und bildet die Bandscheiben zwischen den Wirbeln und die Menisken in den Kniegelenken.

Knorpelzellen

Knorpelzellen (Chondrozyten) bilden das Knorpelgewebe. Es besteht aus dem festen Eiweiß Kollagen und aus dem elastischen Eiweiß Elastin. Beide sind mit Flüssigkeit zu einer festen, gallertartigen Masse verwoben. Aus den Blutgefäßen an den Rändern dringen Nährstoffe in die Knorpelzellen.

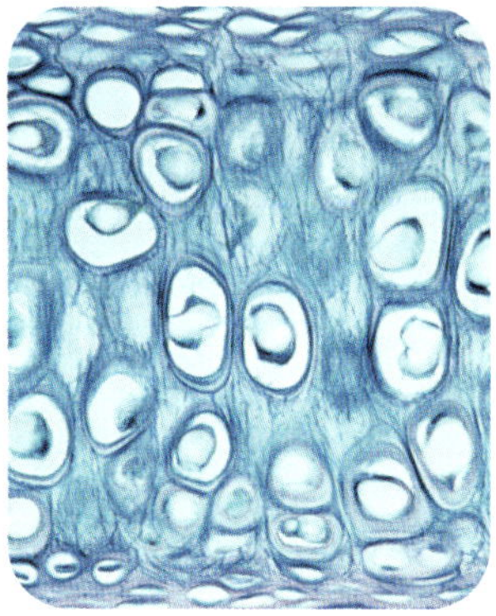

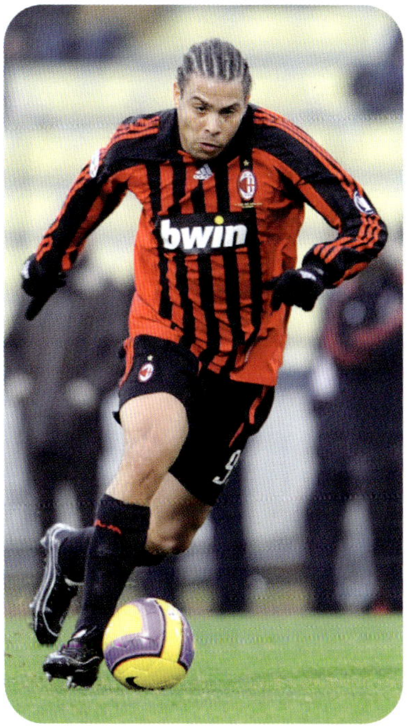

Knieprobleme

Das Knie ist das größte Gelenk des Körpers. Es wird von Bändern im Gelenk gestützt und durch Knorpelscheiben, die Menisken, gegen Stöße geschützt. Bei Sportarten mit schnellen Drehungen und hohen Tritten, etwa beim Fußball, kommt es oft zu Knieverletzungen.

Die Muskeln

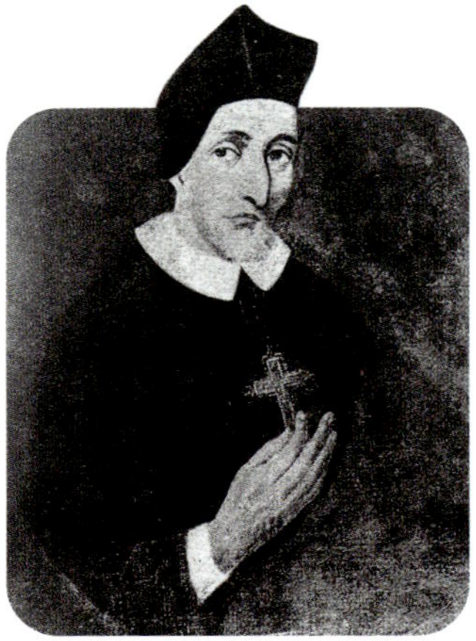

Unter dem Mikroskop

Der dänische Bischof Niels Stensen (1638–1686) untersuchte die Muskeln unter dem Mikroskop und erkannte, dass sich beim Zusammenziehen Tausende winziger Muskelfasern gleichzeitig verkürzen.

Das Muskelgewebe übt Zug aus, indem es sich zusammenzieht. So bewegen unsere Muskeln die Knochen. Die Skelettmuskeln wiegen fast halb so viel wie unser gesamter Körper. Sie geben dem Körper seine Form, halten ihn aufrecht und ermöglichen eine Vielzahl von Bewegungen – vom Blinzeln bis zum Laufen. Außer der Skelettmuskulatur gibt es noch die glatte Muskulatur und den Herzmuskel. Die meisten Muskeln haben lateinische Namen, die ihre Lage, Größe, Form oder Funktion beschreiben.

BLICK IN DEN SKELETTMUSKEL

Die Skelettmuskeln bestehen aus langen, zylindrischen Zellen, den Muskelfasern. Diese enthalten stabförmige Muskelfibrillen, die sich zusammenziehen können. Die Muskelfaserbündel sind von einer zähen Hülle, dem Epimysium, umgeben und bilden zusammen den Muskel. Die Motoneuronen (Nervenzellen) leiten Signale vom Gehirn in die Muskelfasern, die sich daraufhin zusammenziehen.

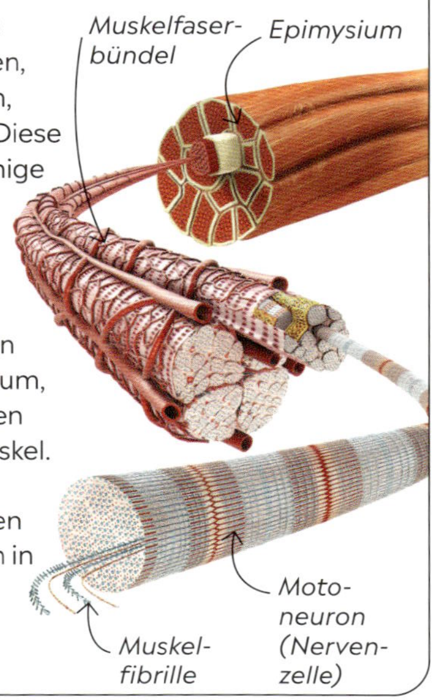

Muskeln machen 40 % unseres Körpergewichts aus.

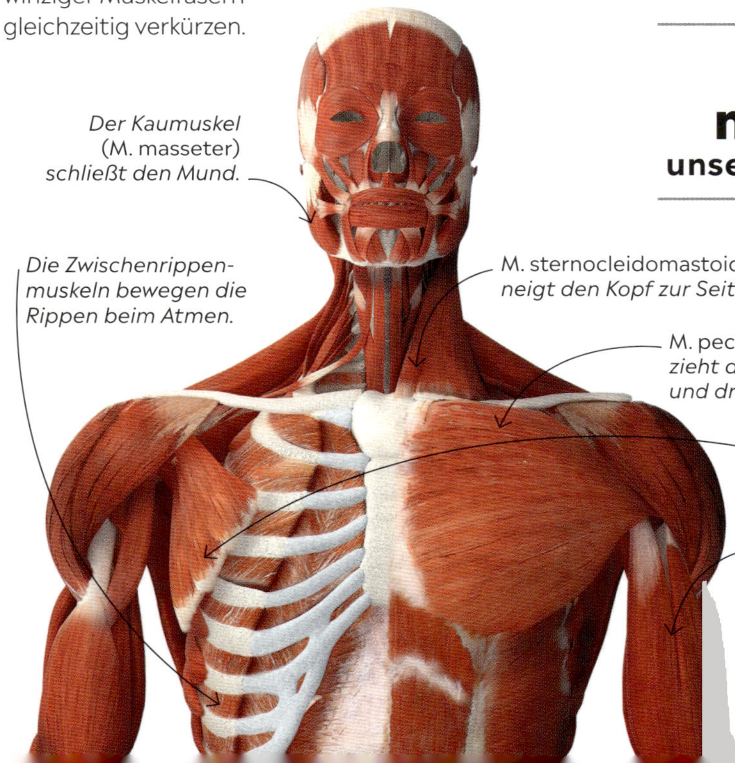

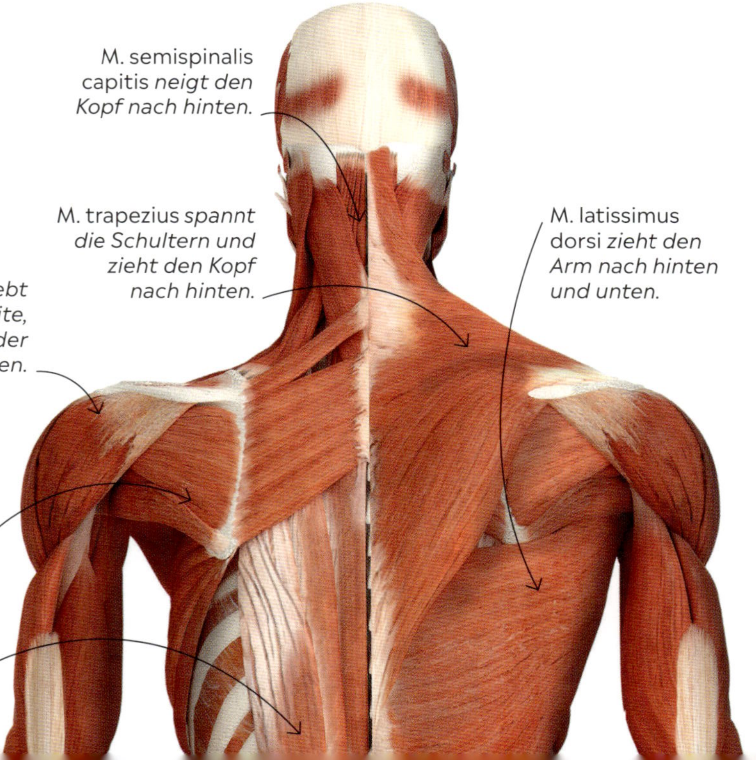

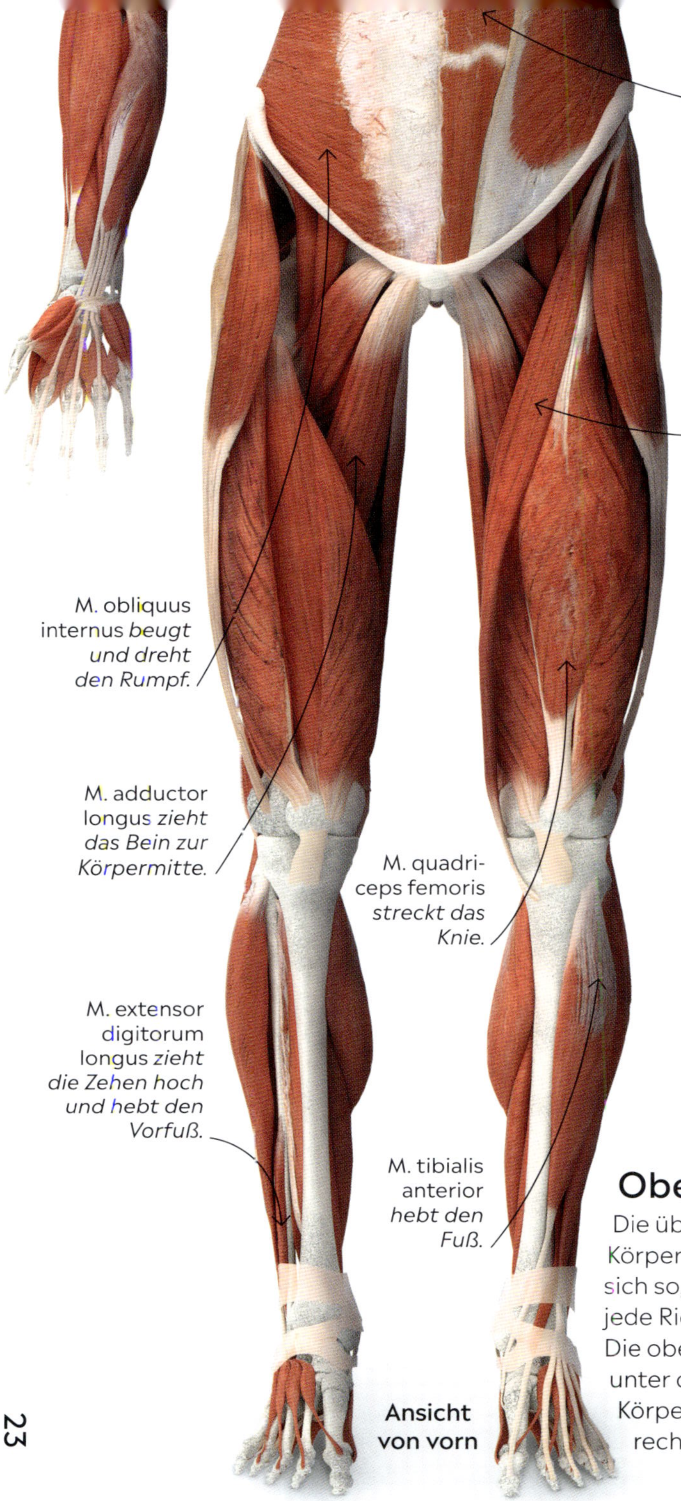

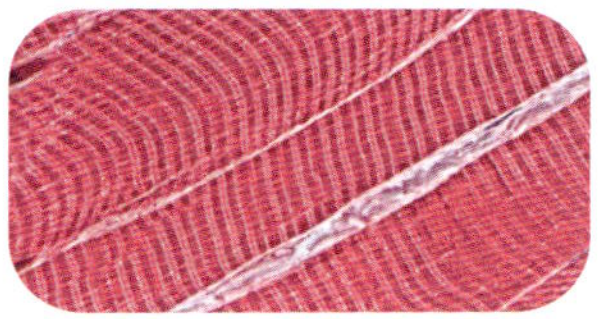

Quer gestreifter Muskel

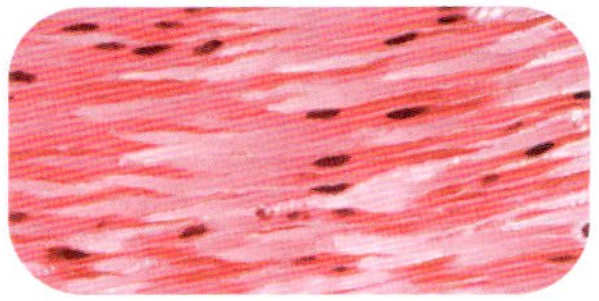

Glatter (unwillkürlicher) Muskel

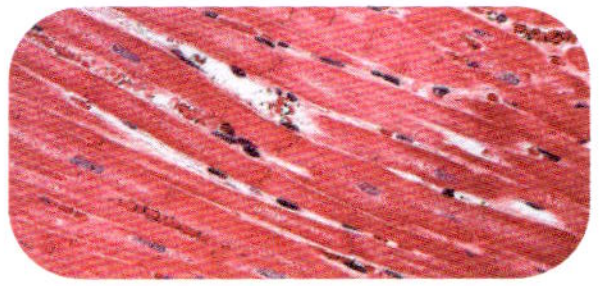

Herzmuskel

Muskelarten

Die Skelettmuskeln bewegen die Knochen. Unter dem Mikroskop sehen ihre Fasern gestreift aus. Es sind willkürliche Muskeln: Sie ziehen sich zusammen, wenn das Gehirn es ihnen befiehlt. Glatte Muskeln bestehen aus Lagen kegelförmiger Fasern und liegen in den Wänden von Hohlorganen wie Darm und Lunge. Sie arbeiten unwillkürlich, also ohne bewusste Einwirkung des Gehirns. Der Herzmuskel zieht sich ein Leben lang automatisch und unermüdlich immer wieder zusammen.

Oberflächliche Muskeln

Die über 640 Skelettmuskeln des Körpers überkreuzen und überlappen sich so, dass jeder Knochen in fast jede Richtung gezogen werden kann. Die oberflächlichen Muskeln liegen unter der Haut. Sie sind in den beiden Körperabbildungen jeweils auf der rechten Körperhälfte abgebildet.

Tiefe Muskeln

Unter den oberflächlichen Muskeln liegt die tiefe Muskulatur. Sie ist in den beiden Körperabbildungen jeweils auf der linken Körperhälfte zu sehen. Viele dieser Muskeln liegen direkt an dem Knochen, den sie bewegen, und man erkennt teilweise auch, wo sie am Knochen ansetzen.

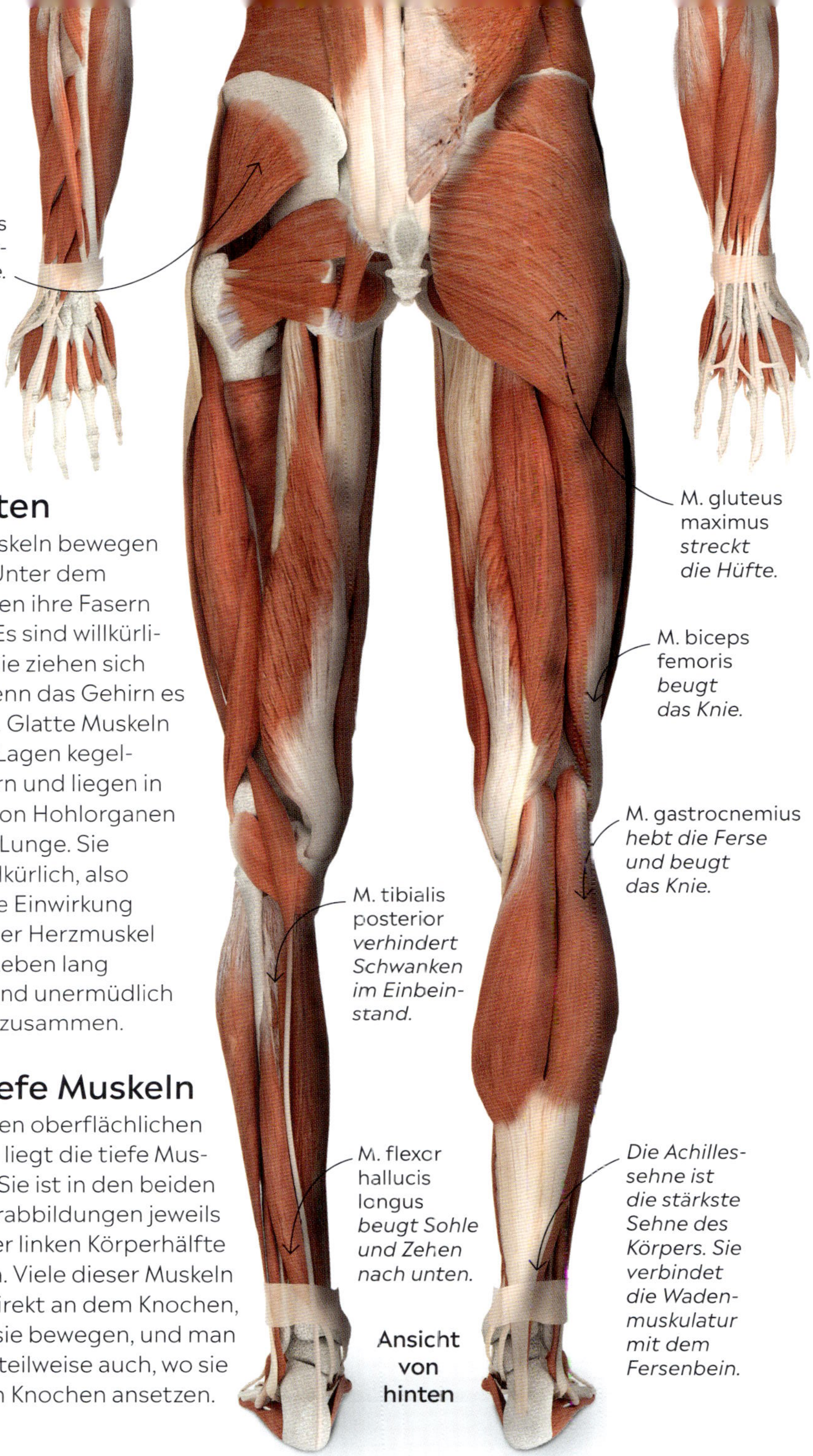

Der Körper in **Bewegung**

Über feste Faserbänder (Sehnen) sind unsere Muskeln an den Knochen befestigt. Wenn der Muskel sich verkürzt, zieht er am Knochen. Der Knochen, der sich dabei bewegt, wird Muskelansatz genannt, der andere, unbewegliche Teil Muskelursprung. Da Muskeln nur ziehen und nicht schieben können, braucht es immer ein Muskelpaar als Gegenspieler, um ein Körperteil in verschiedene Richtungen bewegen zu können.

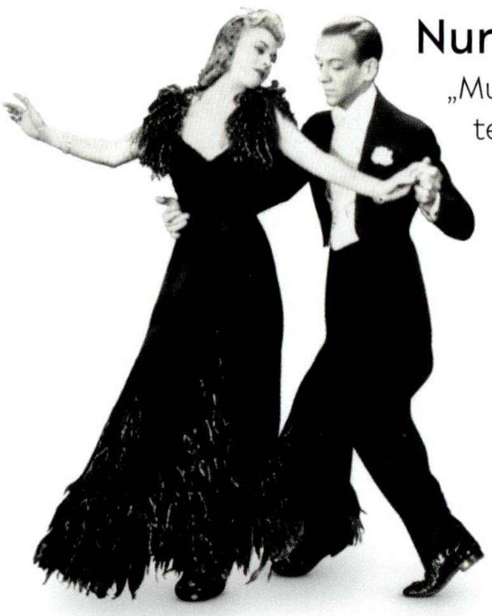

Nur drei Wörter

„Muskelfitness“ bedeutet: Kraft, Ausdauer und Geschmeidigkeit. Schwimmen und Tanzen fördern alle drei Faktoren.

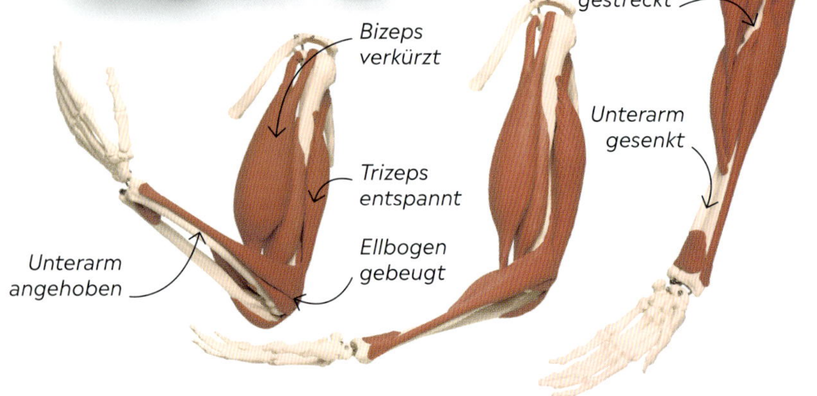

Muskelpaare

Muskeln können sich nur verkürzen und ziehen. Um einen Körperteil in entgegengesetzte Richtungen zu bewegen, sind daher zwei verschiedene Muskeln nötig. Viele Muskeln sind paarweise angeordnet: Im Arm zieht der Bizeps den Unterarm nach oben und beugt den Ellbogen, sein Gegenspieler Trizeps zieht den Unterarm nach unten und streckt den Ellbogen.

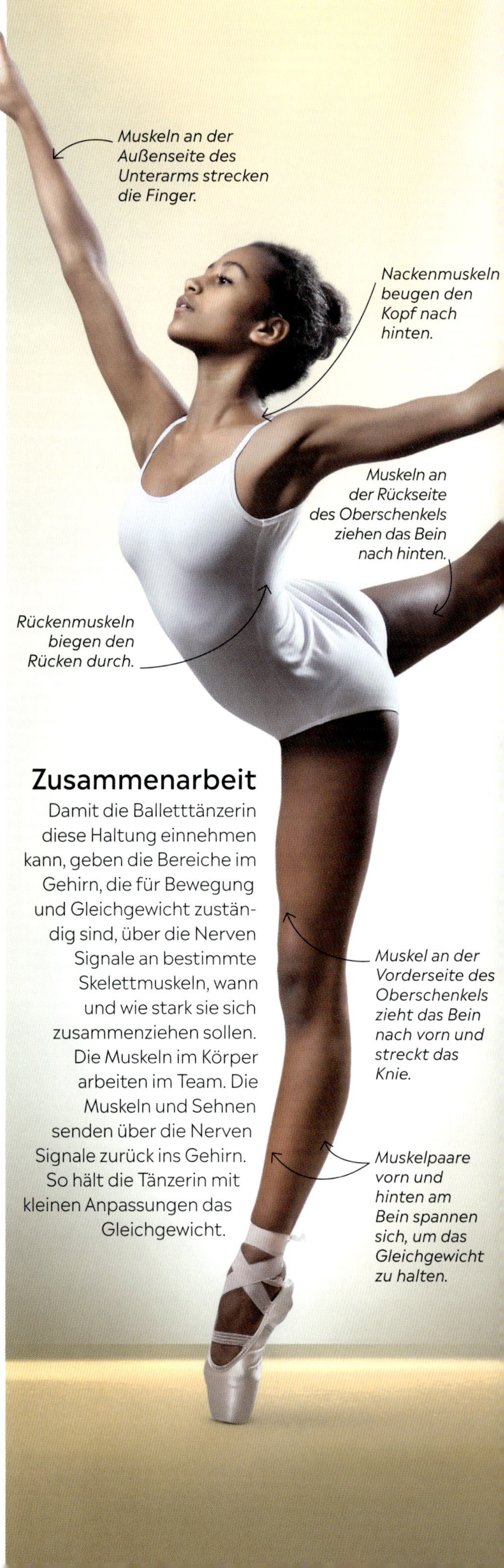

Muskeln an der Außenseite des Unterarms strecken die Finger.
Nackenmuskeln beugen den Kopf nach hinten.
Muskeln an der Rückseite des Oberschenkels ziehen das Bein nach hinten.
Rückenmuskeln biegen den Rücken durch.
Muskel an der Vorderseite des Oberschenkels zieht das Bein nach vorn und streckt das Knie.
Muskelpaare vorn und hinten am Bein spannen sich, um das Gleichgewicht zu halten.

Zusammenarbeit

Damit die Balletttänzerin diese Haltung einnehmen kann, geben die Bereiche im Gehirn, die für Bewegung und Gleichgewicht zuständig sind, über die Nerven Signale an bestimmte Skelettmuskeln, wann und wie stark sie sich zusammenziehen sollen. Die Muskeln im Körper arbeiten im Team. Die Muskeln und Sehnen senden über die Nerven Signale zurück ins Gehirn. So hält die Tänzerin mit kleinen Anpassungen das Gleichgewicht.

Sehnen

Viele der Muskeln, die die Finger bewegen, befinden sich nicht in der Hand, sondern am Unterarm. Sie steuern die Finger über lange Sehnen, die vom Muskelende bis zu den bewegten Knochen reichen. Die Sehnen verlaufen in geschmierten Sehnenscheiden, die ihre schnelle Abnutzung verhindern.

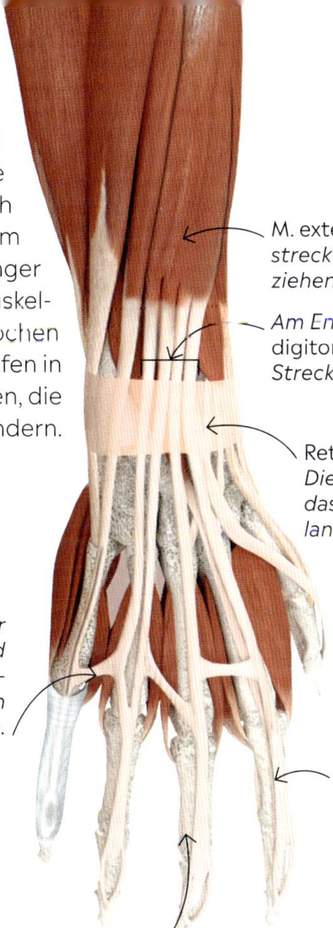

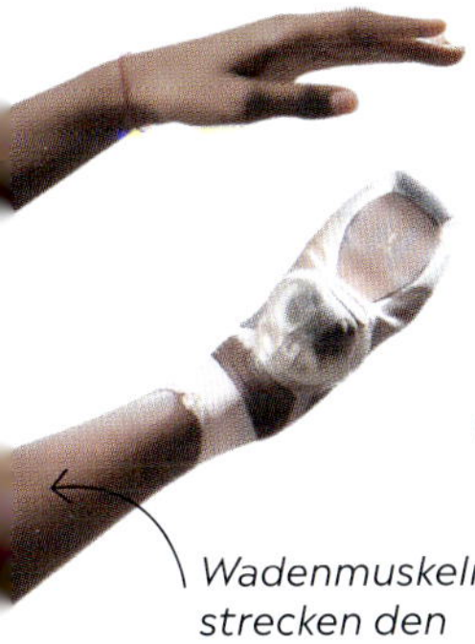

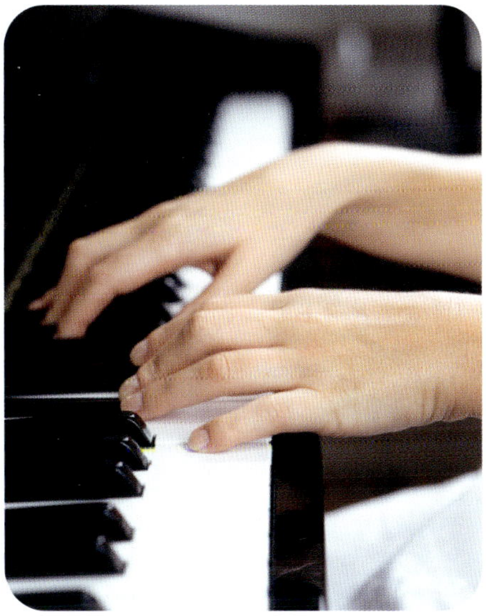

Kraft und Präzision

Beim Klavierspielen lernt das Gehirn durch viel Übung, komplexe, rhythmische Bewegungen in allen zehn Fingern zu koordinieren. Dabei müssen alle 27 Fingerknochen so zusammenarbeiten, dass leise oder laute Töne entstehen.

Gesicht, Kopf und Hals

Rund 30 Muskeln sind für die verschiedenen Gesichtsausdrücke von Stirnrunzeln bis Lächeln verantwortlich und steuern auch Bewegungen wie Blinzeln und Kauen. Sie verbinden die Schädelknochen mit verschiedenen Hautbereichen, an denen sie beim Verkürzen ziehen. Der Kopf wird von den Muskeln gehalten und bewegt, die an Wirbelsäule, Schulterblättern und am oberen Brustkorb ansetzen.

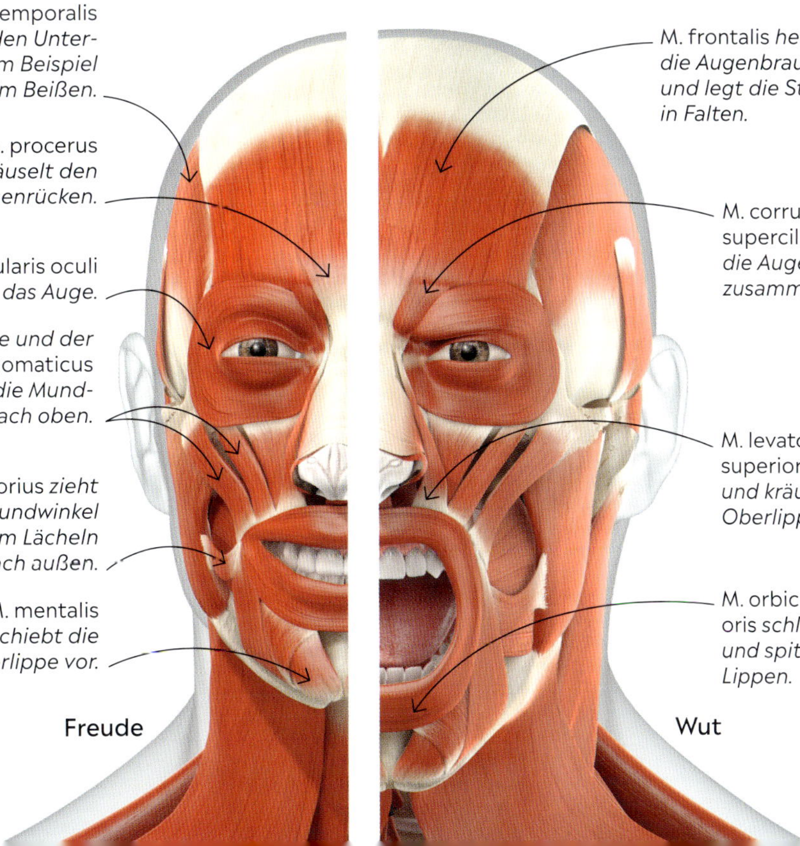

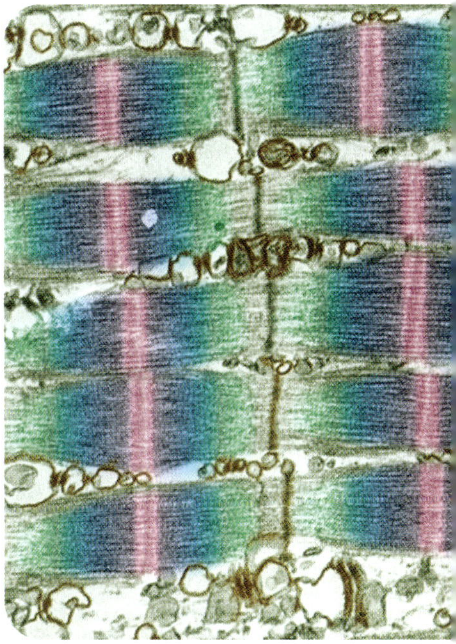

Myofibrillen

Durch eine Skelettmuskelfaser (Muskelzelle) verlaufen der Länge nach zylinderförmige Myofibrillen. Sie sind in dicke und dünne Einheiten mit Fasern (Filamente) unterteilt. So entsteht das blaupinke Muster in der mikroskopischen Aufnahme oben. Die Filamente können sich ineinanderschieben und dadurch die Myofibrille und den ganzen Muskel verkürzen.

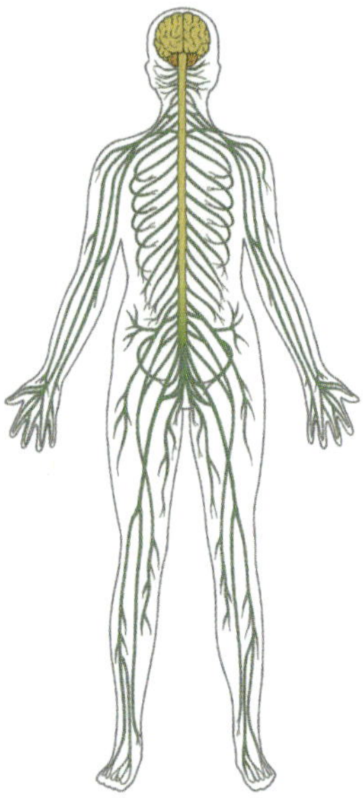

Das **Nerven-system**

Blitzschnell sorgt unser Nervensystem dafür, dass wir fühlen, sehen, hören, uns bewegen, denken und uns erinnern – und das alles gleichzeitig. Es steuert auch viele Vorgänge im Körper, die wir gar nicht bemerken, wie den Herzschlag. Gehirn und Rückenmark sind die Steuerzentrale. Sie bilden das zentrale Nervensystem (ZNS) und sind mit dem Körper durch ein Nervennetzwerk verbunden.

Nervennetzwerk

Gehirn und Rückenmark steuern das Nervennetzwerk. Nerven sind Bündel aus miteinander verknüpften Nervenzellen (Neuronen), die sich verzweigen und in alle Körpergewebe reichen.

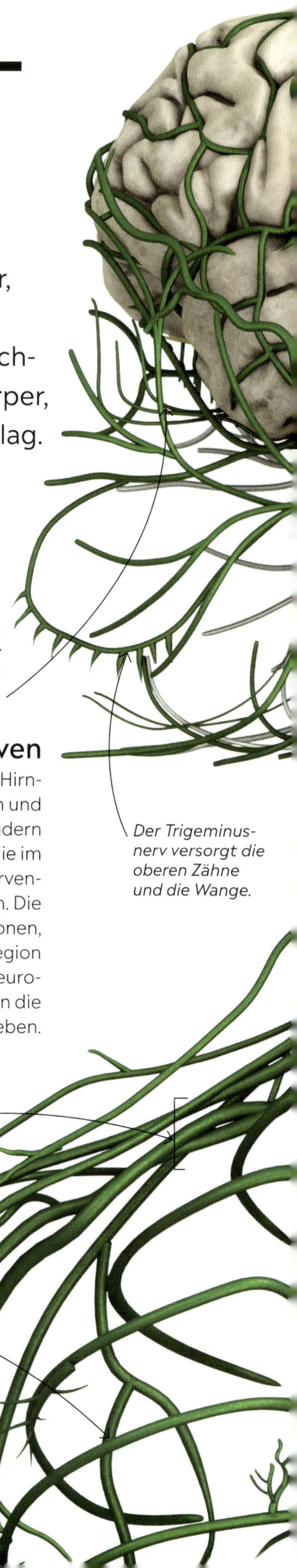

Vater der Neurologie

Der französische Arzt Jean-Martin Charcot (1825–1893) war ein Wegbereiter der Neurologie (Lehre von den Krankheiten des Nervensystems) und der Psychiatrie, die sich mit den Erkrankungen des Geistes beschäftigt.

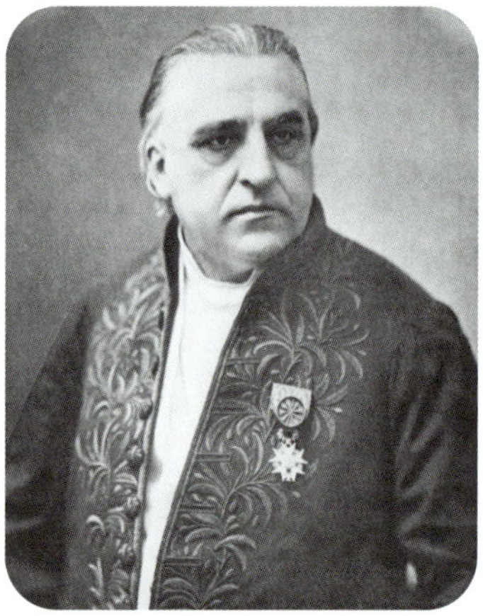

Hirn- und Spinalnerven

Das Gehirn – Großhirn, Kleinhirn und Hirnstamm – und das Rückenmark senden und empfangen ständig Signale. Sie wandern durch zwölf Hirnnervenpaare, die im Gehirn entspringen, und 31 Spinalnervenpaare, die vom Rückenmark ausgehen. Die meisten Nerven haben sensible Neuronen, die Empfindungen von einer Körperregion zum Gehirn leiten, und motorische Neuronen, die Anweisungen vom Gehirn an die Muskeln in dieser Region weitergeben.

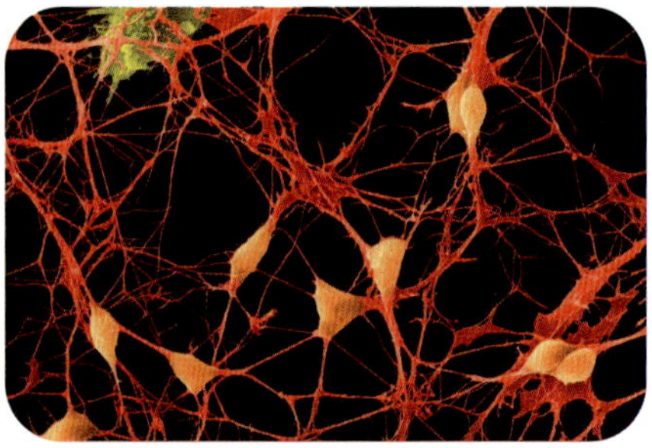

Gut vernetzt

Auf dem Bild sind Assoziationsneuronen im Gehirn zu sehen. Jedes dieser Neuronen ist über Verzweigungen mit Tausenden anderer Neuronen verbunden, sodass ein riesiges Kommunikationsnetzwerk entsteht.

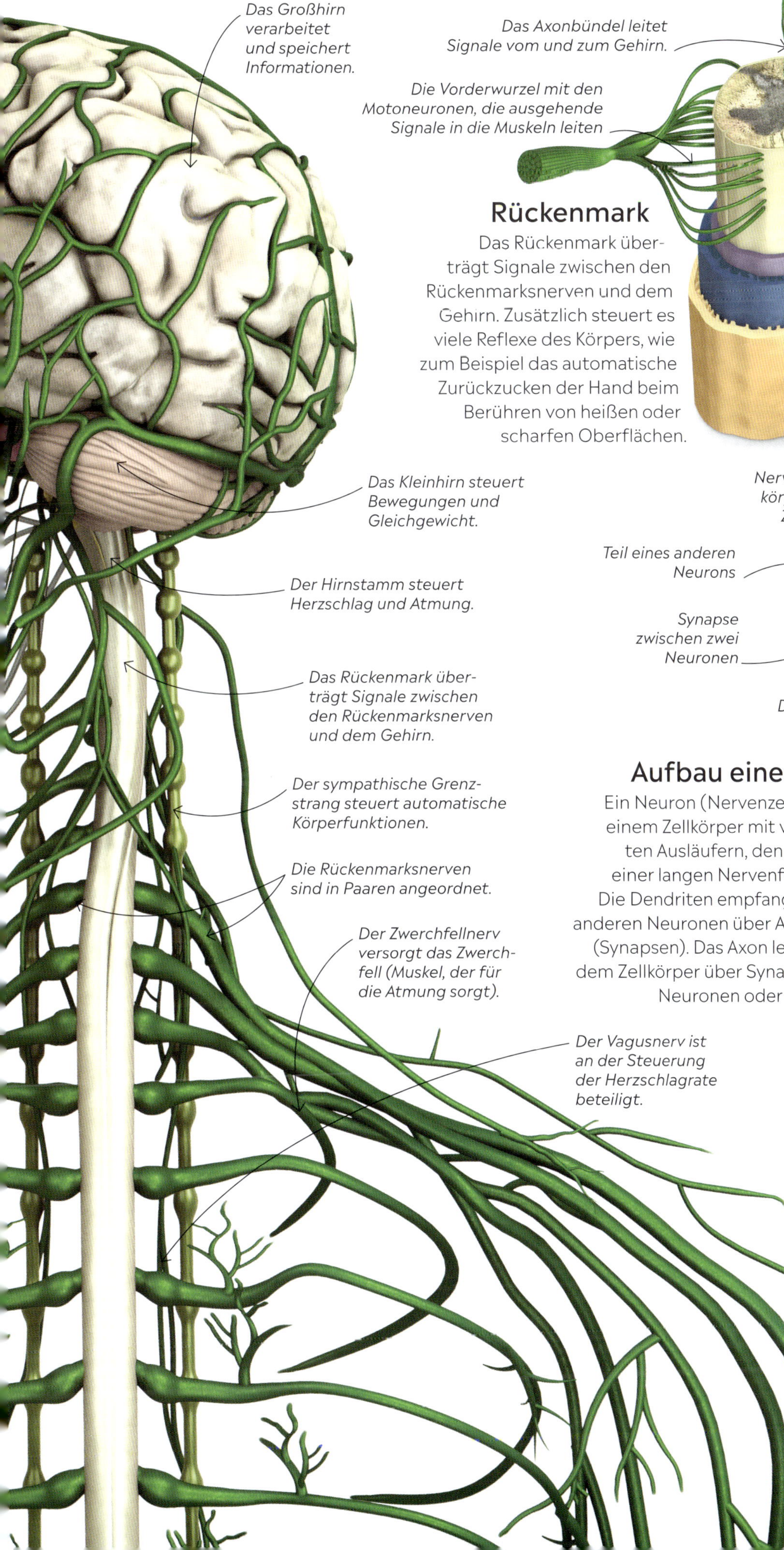

Rückenmark

Das Rückenmark überträgt Signale zwischen den Rückenmarksnerven und dem Gehirn. Zusätzlich steuert es viele Reflexe des Körpers, wie zum Beispiel das automatische Zurückzucken der Hand beim Berühren von heißen oder scharfen Oberflächen.

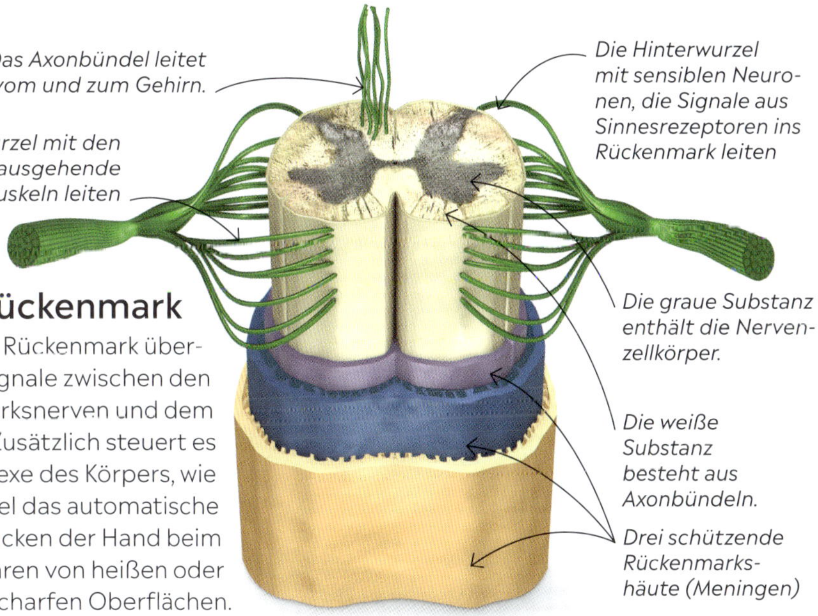

Aufbau eines Neurons

Ein Neuron (Nervenzelle) besteht aus einem Zellkörper mit vielen verzweigten Ausläufern, den Dendriten, und einer langen Nervenfaser, dem Axon. Die Dendriten empfangen Signale von anderen Neuronen über Anschlussstellen (Synapsen). Das Axon leitet Signale aus dem Zellkörper über Synapsen an andere Neuronen oder Muskeln weiter.

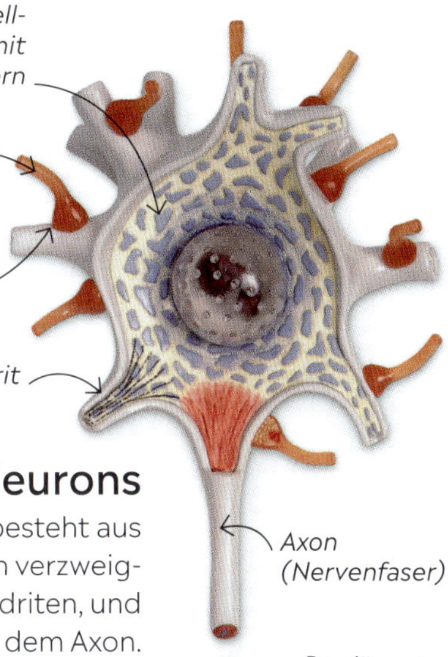

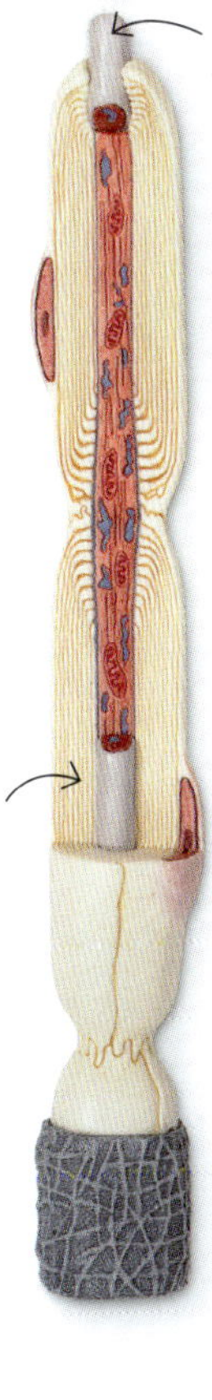

Das **Gehirn**

Das Gehirn steuert unser Nervensystem. Es enthält 100 Milliarden Neuronen (Nervenzellen), die über Tausende anderer Neuronen miteinander verbunden sind. Zusammen bilden sie ein gewaltiges Kommunikationsnetzwerk mit einer ungeheuren Rechenleistung. In den letzten 200 Jahren fand die Wissenschaft viel über den Aufbau und die Funktionsweise des Gehirns heraus.

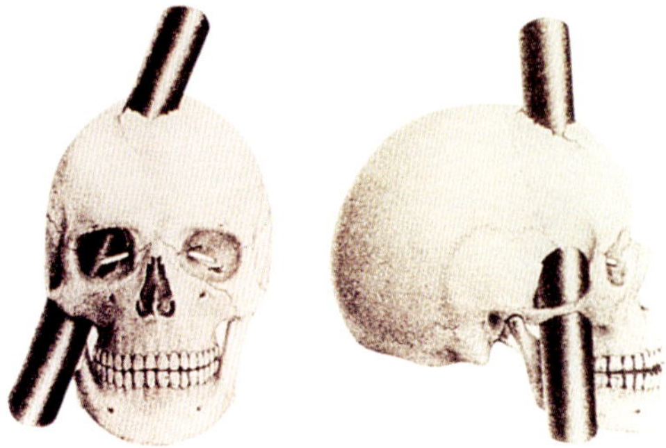

Loch im Kopf

Phineas Gage arbeitete in einem Steinbruch in den USA. Im Jahr 1848 rammte eine Explosion eine Metallstange durch den linken Stirnlappen seines Gehirns. Gage überlebte, aber sein Wesen änderte sich. Statt zufrieden und höflich war er nun launisch und mürrisch. Das bewies, dass im Stirnlappen ein Teil der Persönlichkeit sitzt.

Das Gehirn von unten

Das Gehirn besteht aus drei großen Teilen: Das Großhirn macht 85 % des gesamten Gewichts des Gehirns aus. Es verarbeitet und speichert eingehende Informationen und schickt Anweisungen an den Körper. Der Hirnstamm leitet Signale zwischen Großhirn und Rückenmark weiter und steuert automatische Körperfunktionen wie Herzschlag und Atmung. Das Kleinhirn ist für Gleichgewicht und Körperhaltung verantwortlich und koordiniert Bewegungen.

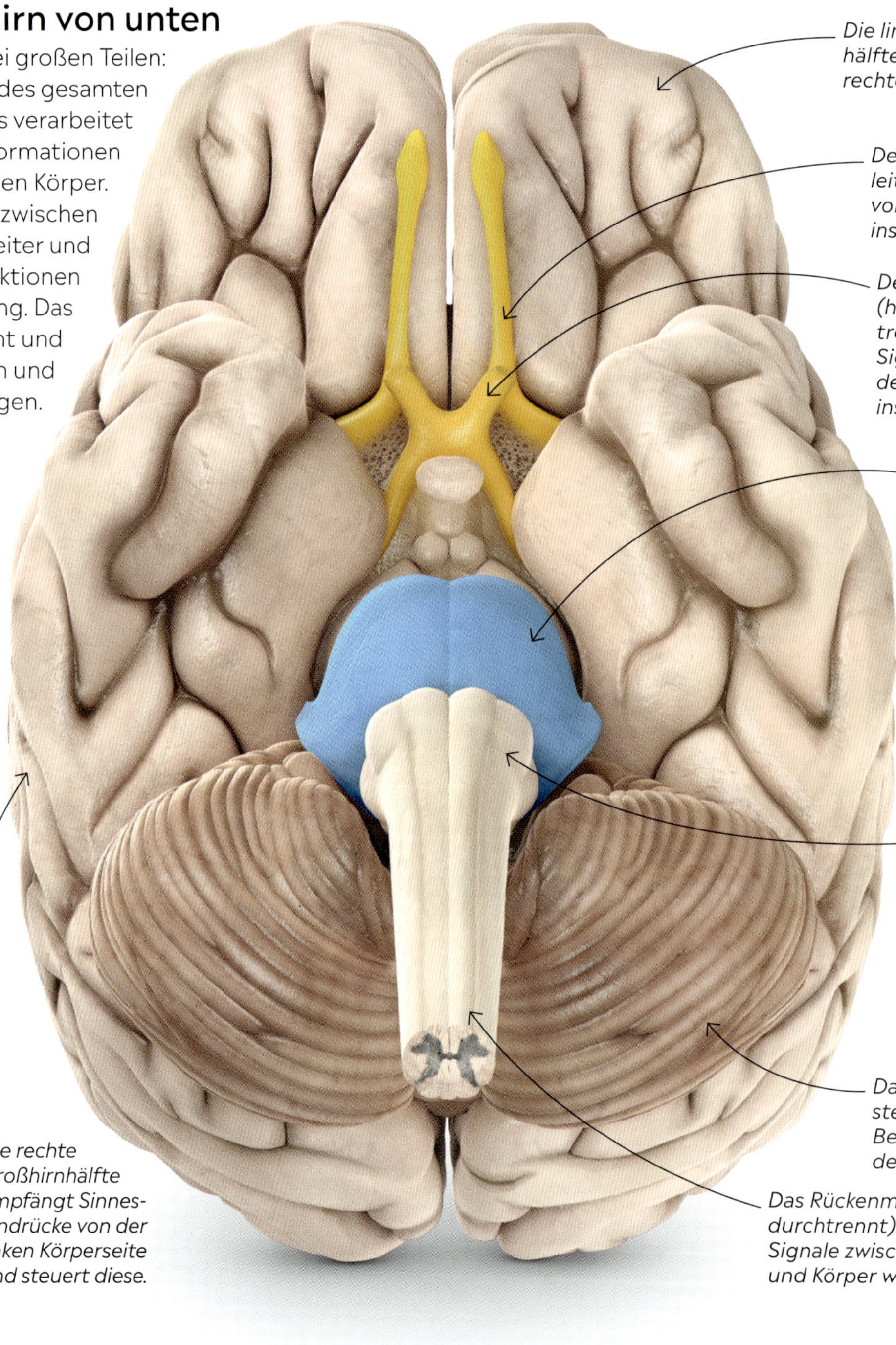

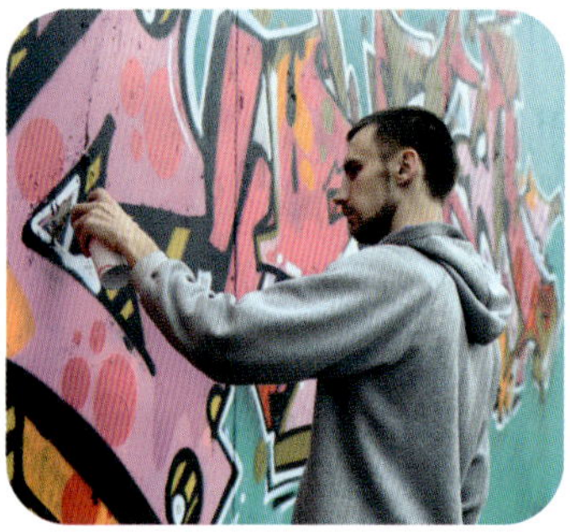

Links und rechts

Die rechte Hälfte des Großhirns steuert die linke Körperseite und umgekehrt. Bei den meisten Aufgaben arbeiten die Gehirnhälften zusammen, aber Gesichtserkennung und kreative Fähigkeiten liegen mehr auf der rechten Seite, während die linke für Sprache und Problemlösung zuständig ist. Viele kreative Menschen sind Linkshänder.

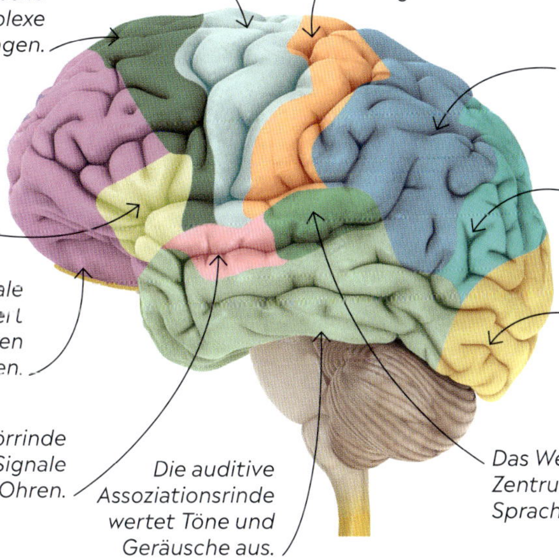

Karte des Gehirns

Die verschiedenen Bereiche der Großhirnrinde haben unterschiedliche Aufgaben, wie auf dieser Karte der linken Gehirnhälfte zu sehen ist. Die sensiblen Bereiche verarbeiten Informationen aus den Sinnesorganen, die motorischen Bereiche steuern die Bewegungen des Körpers. Der Großteil der Großhirnrinde besteht aus Assoziationsgebieten, die Informationen zum Lernen und Speichern im Gehirn analysieren und auswerten.

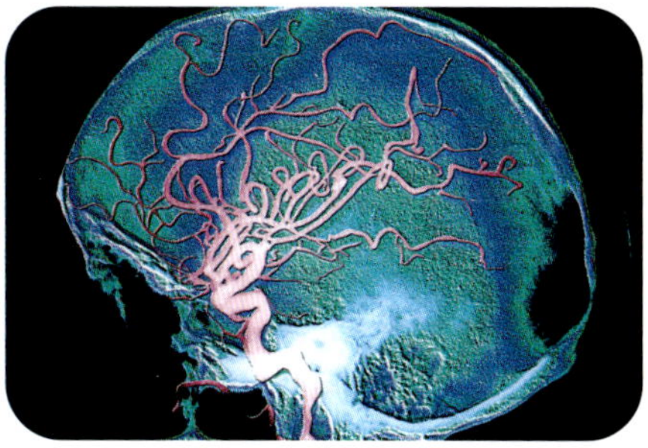

Blutversorgung

Das Gehirn macht zwar nur 2 % des Körpergewichts aus, erhält aber 20 % der gesamten Blutversorgung. Das Blut bringt Sauerstoff und Glukose (Zucker) ins Gehirn, die es braucht, um normal zu funktionieren.

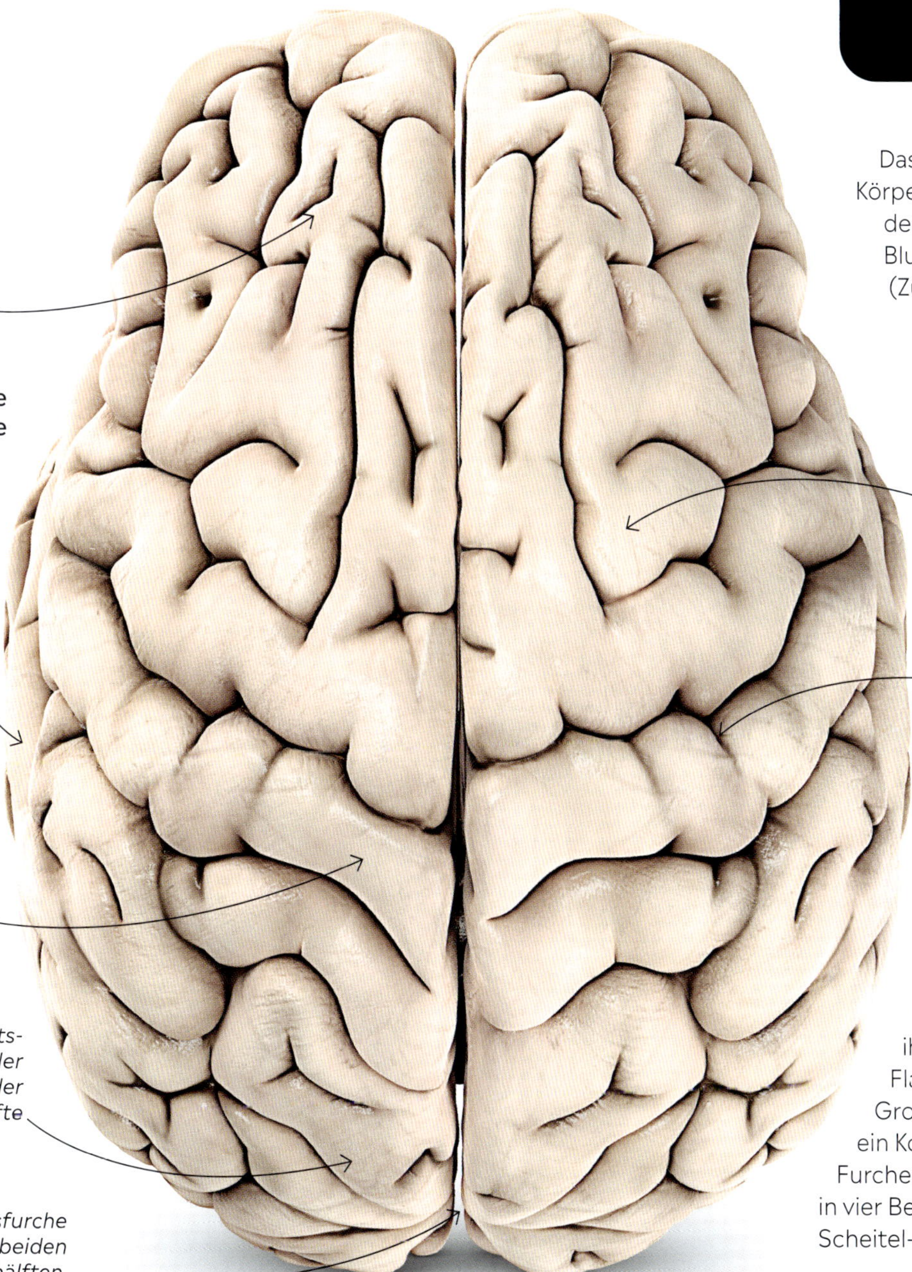

Das Gehirn von oben

Die oberste Schicht des Großhirns, die Großhirnrinde, ist stark gefaltet und hat viele Windungen und Furchen, die ihre Oberfläche vergrößern. Flach ausgebreitet wäre die Großhirnrinde etwa so groß wie ein Kopfkissen. Besonders tiefe Furchen teilen jede Gehirnhälfte in vier Bereiche: Stirn-, Schläfen-, Scheitel- und Hinterhauptslappen.

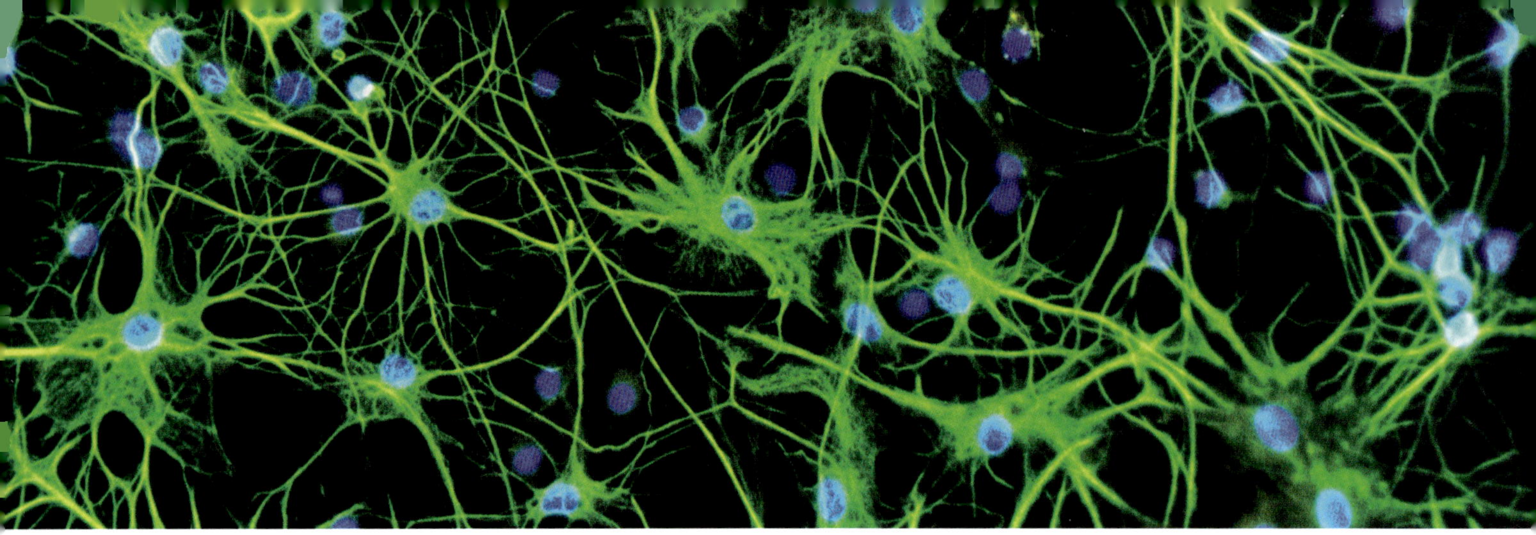

Im **Gehirn**

Der Thalamus tief im Gehirn ist die Schaltzentrale für die ankommenden Nervensignale. Der Hypothalamus steuert automatisch eine Vielzahl körperlicher Aktivitäten und das limbische System ist das Gefühlszentrum des Gehirns, in dem auch Instinkte und Ängste verarbeitet werden. Im Großhirn liegen verbundene Kammern, die Ventrikel, die mit Gehirnflüssigkeit (Liquor) gefüllt sind. Liquor wird aus Blut gebildet, durchströmt die Ventrikel und ernährt die Gehirnzellen.

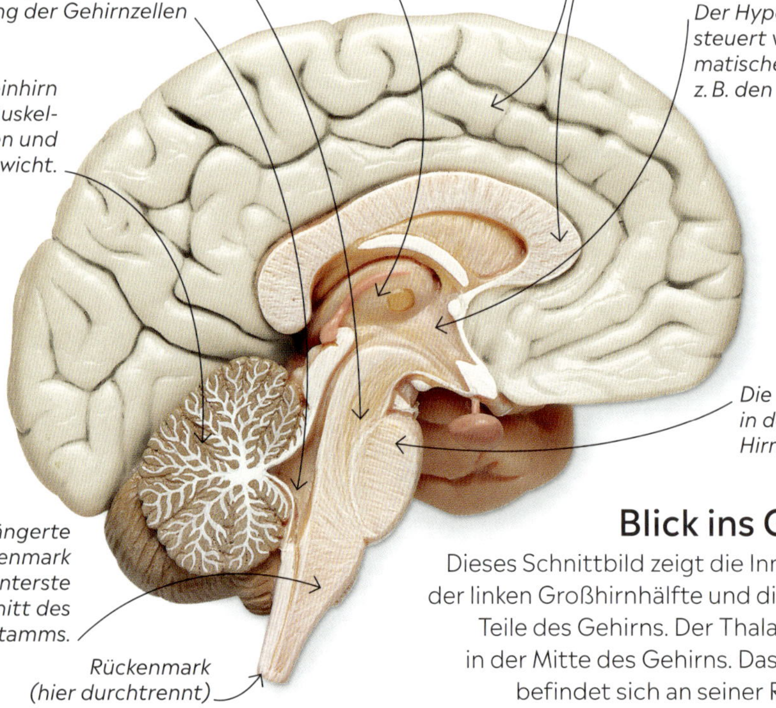

Blick ins Gehirn

Dieses Schnittbild zeigt die Innenfläche der linken Großhirnhälfte und die inneren Teile des Gehirns. Der Thalamus sitzt in der Mitte des Gehirns. Das Kleinhirn befindet sich an seiner Rückseite.

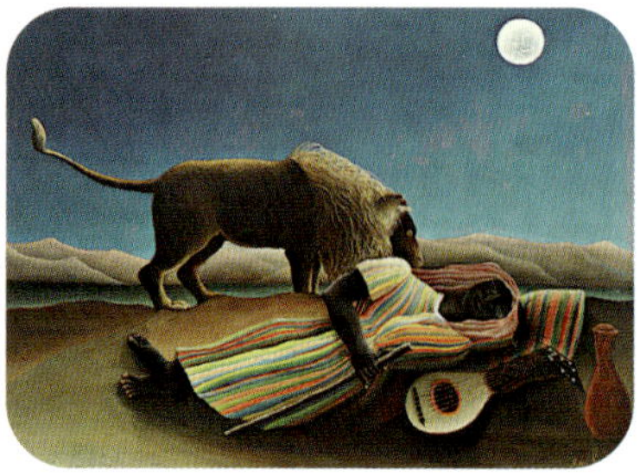

Schöne Träume

Das Gemälde *Die schlafende Zigeunerin* von dem französischen Künstler Henri Rousseau (1844–1910) zeigt eine Musikerin, die von einem Löwen träumt. Im Schlaf ruft das Gehirn nach dem Zufallsprinzip neue Erlebnisse ab und speichert Erfahrungen im Gedächtnis. Dabei entstehen als Nebenwirkung Träume.

RÜCKBLICK

Sigmund Freud

Der österreichische Arzt Sigmund Freud (1856–1939) entwickelte die Technik der Psychoanalyse, in der Menschen über ihre persönlichen Erfahrungen sprechen. Er glaubte, dass viele psychische Erkrankungen durch die Analyse des Unterbewusstseins behandelt werden können.

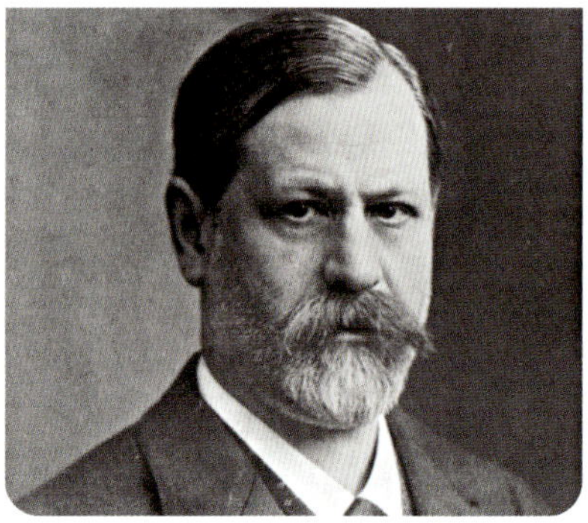

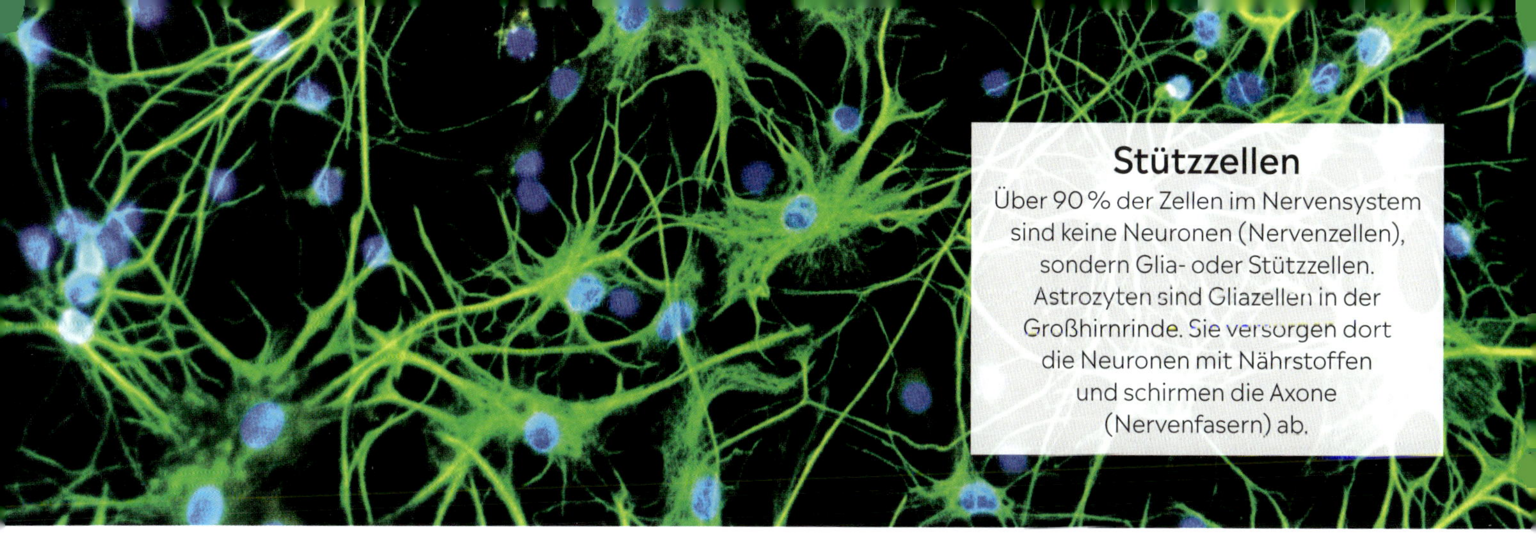

Stützzellen

Über 90 % der Zellen im Nervensystem sind keine Neuronen (Nervenzellen), sondern Glia- oder Stützzellen. Astrozyten sind Gliazellen in der Großhirnrinde. Sie versorgen dort die Neuronen mit Nährstoffen und schirmen die Axone (Nervenfasern) ab.

Das limbische System

Ein Bogen verbundener Strukturen, das Hirngewölbe, zieht sich über das Hirnstammende von einer Großhirninnenseite zur anderen. Es verarbeitet Gefühle und hilft beim Speichern von Erinnerungen. Da der Geruchssinn mit dem limbischen System verbunden ist, können bestimmte Gerüche Erinnerungen wachrufen.

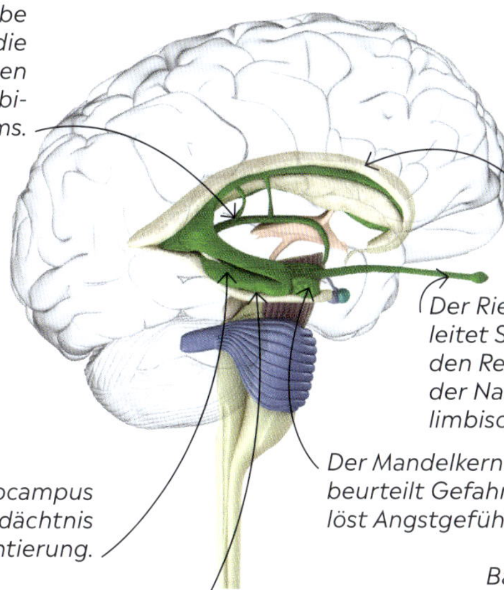

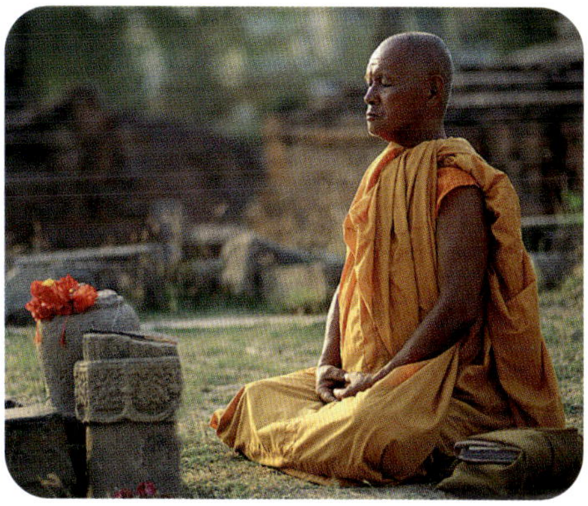

Meditation

Noch immer wissen wir nicht genau, wie unser Gehirn funktioniert. Einige Forschende glauben, dass nicht nur Nervensignale wichtig sind und dass der Geist mit Techniken wie Meditation die Grenzen des Körpers überwinden kann.

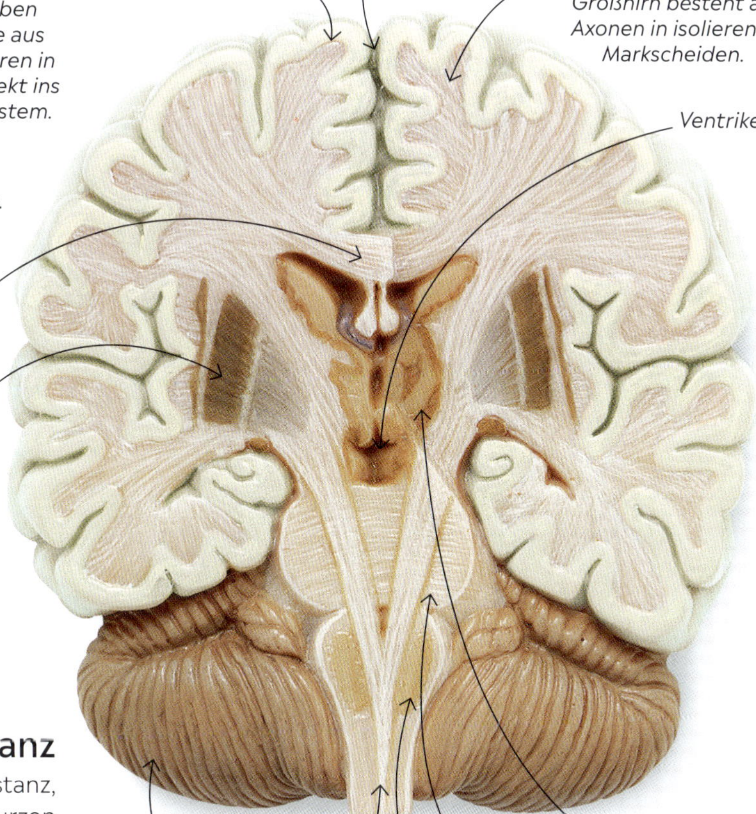

Das Gehirn macht nur 2 % des Körpergewichts aus, verbraucht aber 20 % der Energie.

Graue und weiße Substanz

Die Großhirnrinde besteht aus grauer Substanz, also aus Nervenzellkörpern, Dendriten und kurzen Axonen. Weiße Substanz besteht aus längeren Axonen, die Teile der Großhirnrinde miteinander und das Gehirn mit dem restlichen Nervensystem verbinden.

Haut und **Tastsinn**

Die Haut ist nicht nur für den Tastsinn zuständig, sondern hat noch viele andere Aufgaben. Die feste Oberhaut hält Wasser, Staub, Keime und schädliche UV-Strahlung vom Körper fern. Die dickere Lederhaut steckt voller Sinnesrezeptoren, Nerven und Blutgefäße. Bei Hitze gibt sie kühlenden Schweiß ab und hält den Körper damit ständig auf einer Temperatur von 37 °C. Haare und Nägel bedecken und schützen den Körper zusätzlich.

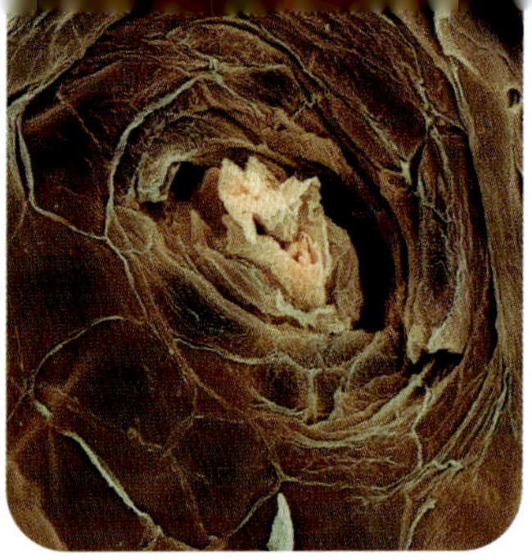

Abkühlung

Etwa 3 Mio. Schweißporen liegen in der Haut. Der Schweiß, den die Schweißdrüsen in der Lederhaut durch die Poren abgeben, leitet Wärme aus dem Körper und kühlt ihn ab.

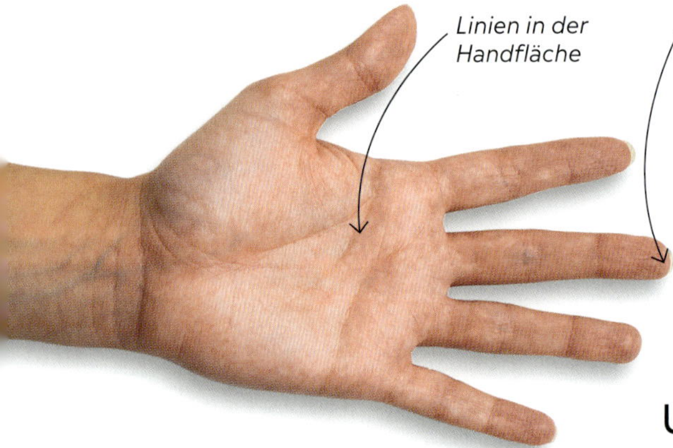

Zugreifen

Die Haut an der Handinnenfläche ist von feinen Furchen durchzogen, die das Greifen unterstützen. Darunter liegt eine dreieckige Lage fester, vernetzter Fasern. Sie verankert die Haut, damit sie nicht auf dem Fett- und Muskelgewebe darunter hin und her rutscht.

Unter der Haut

Die äußere Schicht der Oberhaut besteht aus toten Zellen, die das Eiweiß Keratin enthalten. Die abgestorbenen Zellen werden ständig abgestoßen und durch neue Zellen aus der untersten Schicht der Oberhaut ersetzt. Die dickere Lederhaut enthält Sinnesrezeptoren, mit denen wir Temperaturschwankungen, Berührung, Vibration, Druck und Schmerz erkennen. Auch die Schweißdrüsen und Haarfollikel liegen in der Lederhaut. Talgdrüsen geben fettigen Talg ab, der Haut und Haar weich und geschmeidig hält.

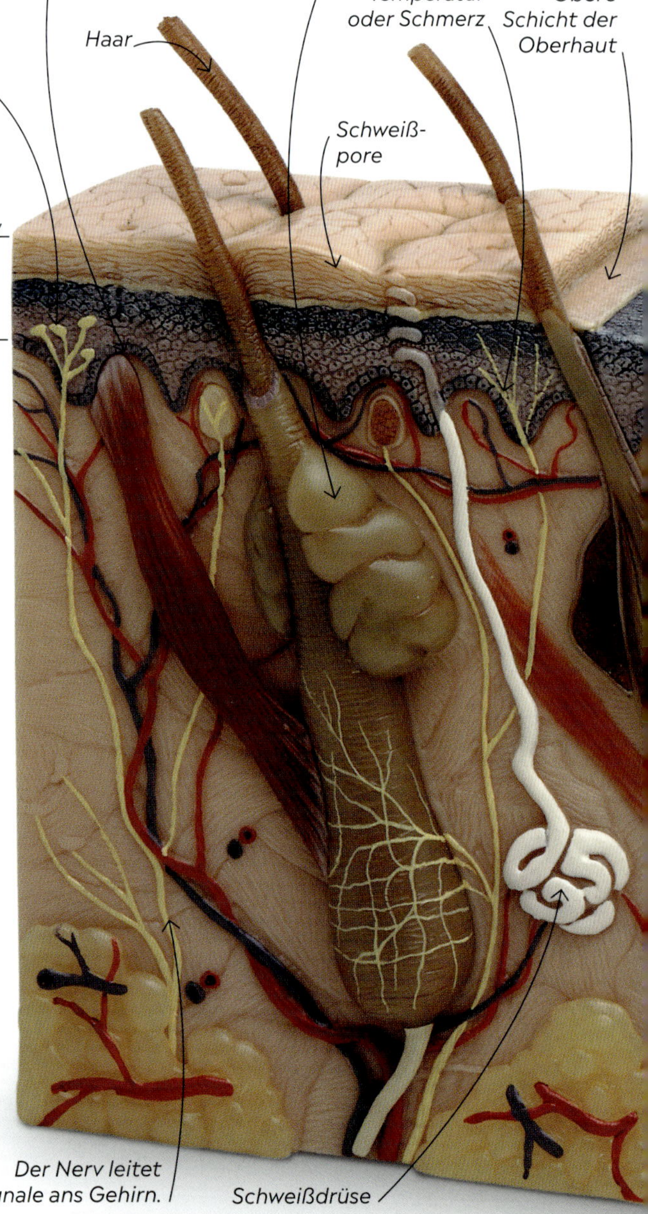

RÜCKBLICK

Louis Braille

Der französische Lehrer Louis Braille (1809–1852) erblindete mit drei Jahren. Im Jahr 1824 entwickelte er ein System aus erhabenen Punktmustern, die für Buchstaben und Zahlen stehen und mit den Fingerspitzen ertastet werden können. So konnten auch Menschen mit Sehschwierigkeiten Texte lesen.

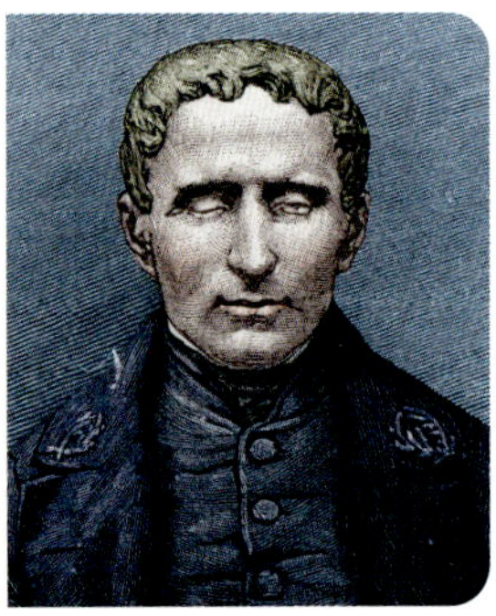

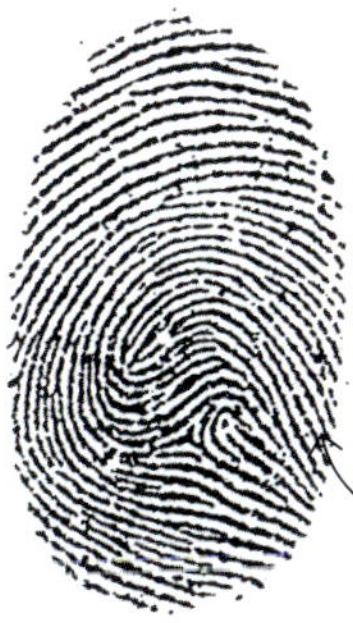
Schleifen-
muster

Fingerabdrücke

Die Haut an Fingern, Zehen, Handflächen und Fußsohlen ist von Wirbeln aus feinen Leisten bedeckt. Zusammen mit dem Schweiß aus den Poren an jeder Leiste unterstützen sie das Greifen. Auf einer glatten Oberfläche wie zum Beispiel Glas hinterlassen Finger ein Schweißmuster: die Fingerabdrücke. Jeder Mensch hat einen einzigartigen Fingerabdruck.

Nagelwachstum

Ein typischer Fingernagel wächst etwa 3 mm im Monat, im Sommer schneller als im Winter. Zehennägel wachsen drei- bis viermal langsamer.

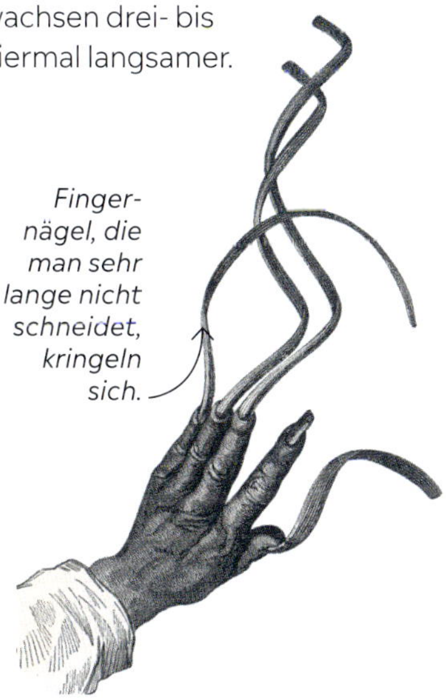

UNEMPFINDLICHE NÄGEL

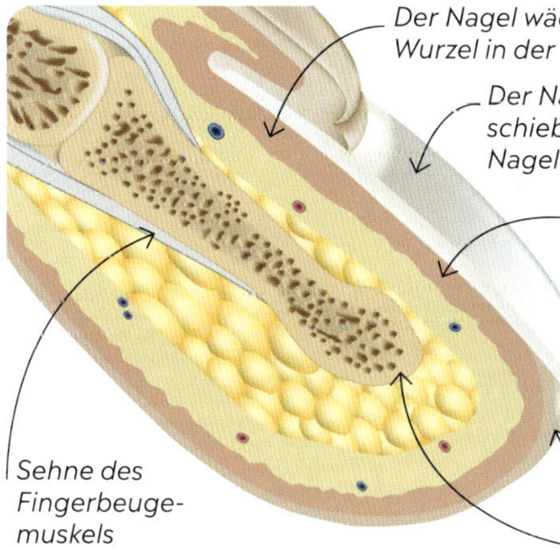

Nägel schützen unsere Finger- und Zehenspitzen. Sie sind harte Anhängsel der Oberhaut. Sie bestehen aus toten, mit Keratin angefüllten Zellen. Die neuen Nagelzellen entstehen in der Nagelwurzel. Während sie wachsen, schieben sie den Nagel über das Nagelbett millimeterweise nach vorn.

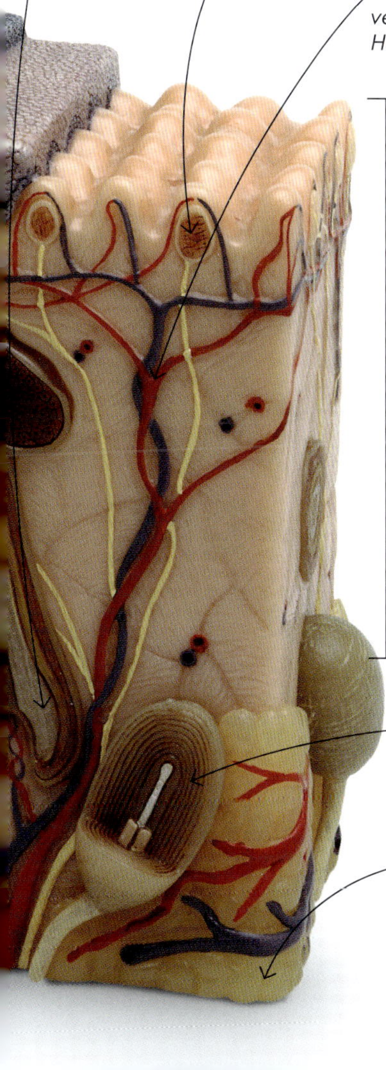

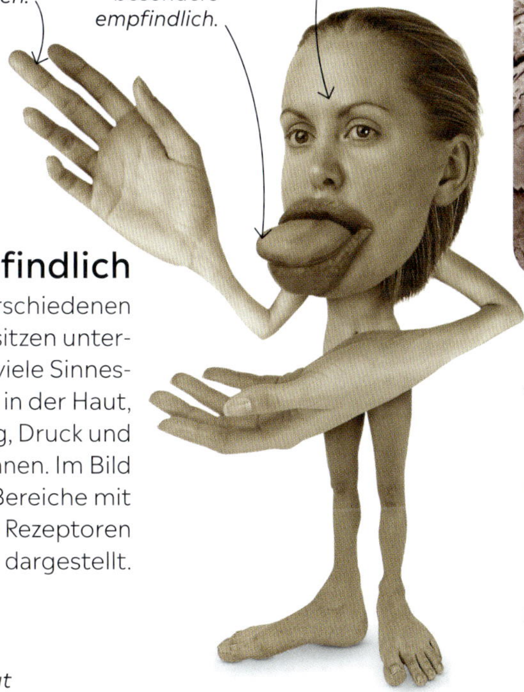
An den Fingerspitzen sitzen besonders viele Tastrezeptoren.
Zunge und Lippen sind besonders empfindlich.
Das Gesicht hat sensible Bereiche.

Empfindlich

In den verschiedenen Körperteilen sitzen unterschiedlich viele Sinnesrezeptoren in der Haut, die Berührung, Druck und Vibration erkennen. Im Bild rechts sind die Bereiche mit den meisten Rezeptoren am größten dargestellt.

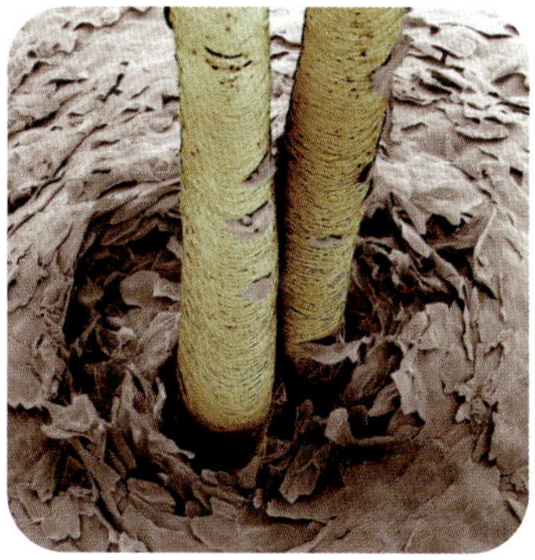

Tote Haare

Die Haarschäfte in der Haut wachsen aus lebenden Zellen im Follikel. Sie schieben sich nach oben, füllen sich mit Keratin und sterben dann ab. Kurze, feine Haare bedecken einen großen Teil des Körpers. Längere, dickere Haare schützen die Kopfhaut vor schädlicher Sonnenstrahlung und verhindern Wärmeverlust.

Hautfarbe

Die Hautfarbe hängt davon ab, wie viel braunes Pigment (Melanin) sie enthält. Melanin wird von Zellen in der untersten Oberhautschicht produziert. Es schützt gegen die schädlichen UV-Strahlen der Sonne, die Hautzellen und das Gewebe darunter beschädigen können.

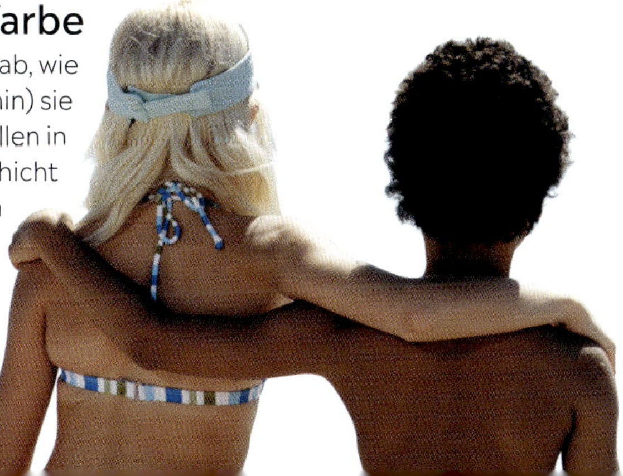

Augen und **Sehen**

In den Augen sitzen über 70 % unserer Sinnesrezeptoren. Die Augen bewegen sich automatisch, passen sich an schwaches und helles Licht an und bündeln Licht von nahen und entfernten Objekten. Lichtempfindliche Zellen im Auge wandeln das Licht in elektrische Signale um. Das Gehirn erzeugt daraus Bilder.

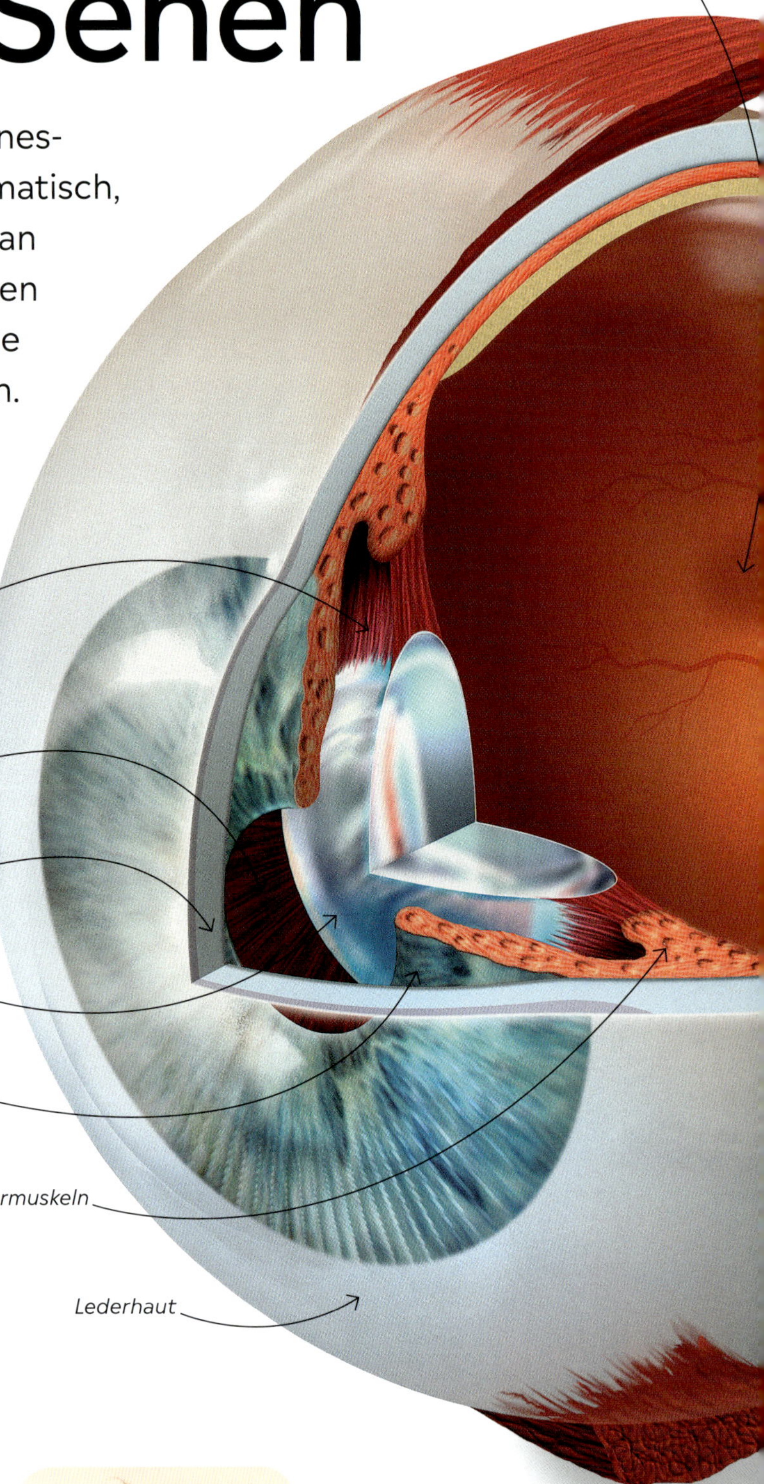

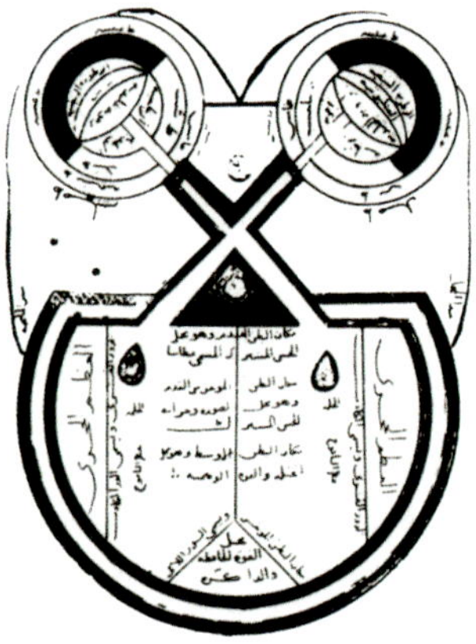

Kreuzung

Diese fast 1000 Jahre alte arabische Zeichnung zeigt die Sehnerven. Die Hälfte der Nervenfasern aus dem rechten Auge führen in die linke Gehirnhälfte und umgekehrt.

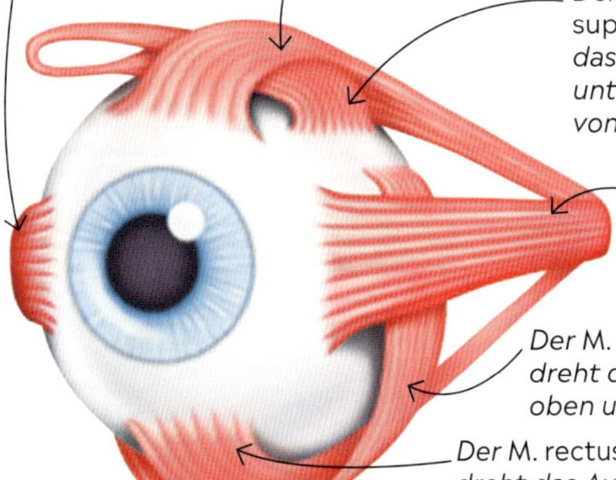

Augenbewegungen

Die Augäpfel drehen sich in der Höhle, um beweglichen Objekten zu folgen. Sie bewegen sich in winzigen, zuckenden Bewegungen, etwa beim Lesen dieser Seite. Nur sechs feine Muskeln erzeugen all diese Bewegungen.

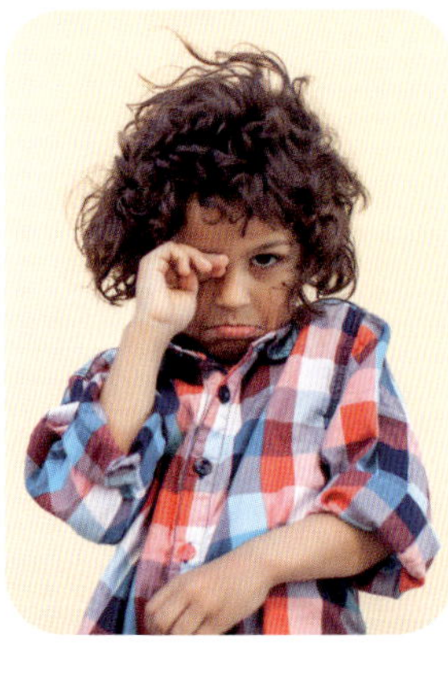

Augenlider und Tränen

Tränen werden von der Tränendrüse hinter jedem Oberlid produziert und fließen über Tränenkanäle ins Auge, wo sie mit jedem Wimpernschlag verteilt werden. Tränen halten das Auge feucht und spülen Staub hinaus. Verbrauchte Tränenflüssigkeit fließt durch zwei Löcher im Unterlid durch Gänge in die Nase.

Das Äußere der Auges

Die Außenschicht des Augapfels besteht aus drei Schichten. Ganz außen liegt die feste Lederhaut (Sklera), die von vorn als das Weiße im Auge zu sehen ist. Das Licht dringt nur durch die durchsichtige Hornhaut ein. Die Aderhaut unter der Lederhaut enthält viele Blutgefäße, die die anderen beiden Schichten mit Nährstoffen versorgen. Die innerste Schicht ist die Netzhaut. Millionen lichtempfindlicher Zellen im hinteren Teil schicken von dort Bildinformationen ans Gehirn.

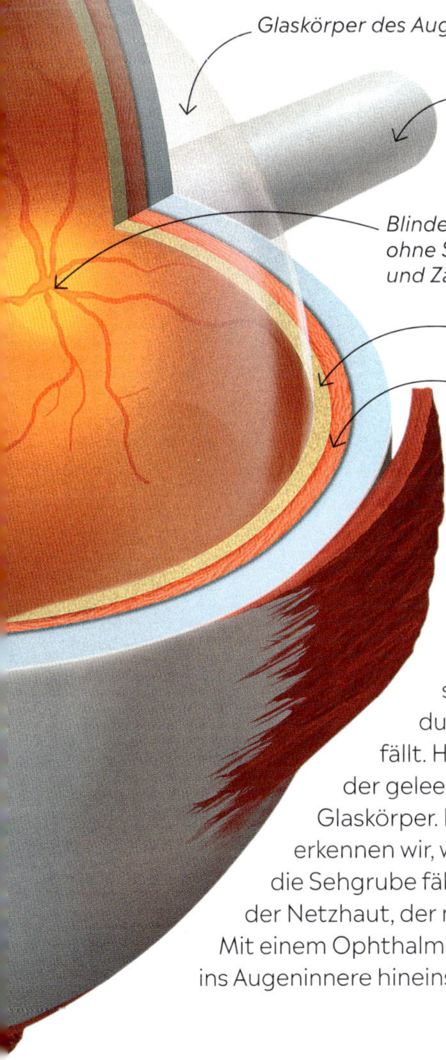

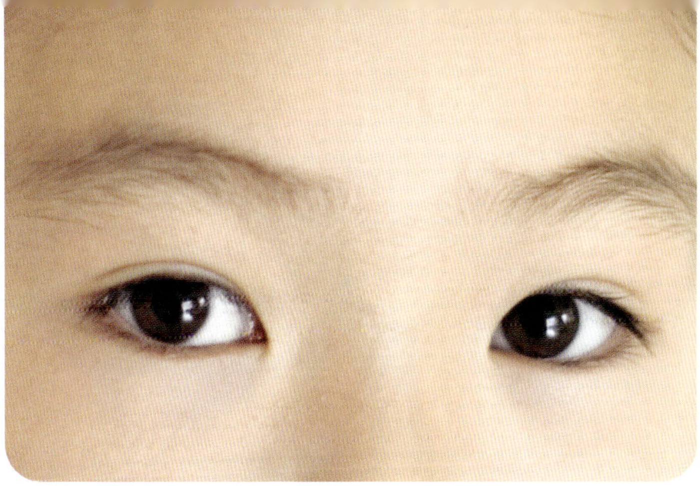

Das Vorderauge

Nur ein Sechstel des Augapfels ist von außen zu sehen. Der Rest liegt in der Augenhöhle im Schädelknochen. Augenbrauen, Augenlider und Wimpern schützen das Vorderauge vor Staub, Schweiß und grellem Licht. Die Farbe der Regenbogenhaut hängt von der Menge des braunen Pigments Melanin ab.

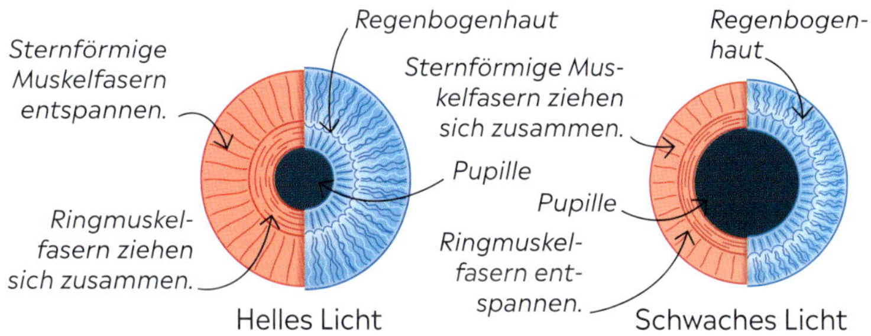

Pupillengröße

Muskelfasern in der Regenbogenhaut (im Bild rot) passen die Pupillengröße automatisch an. Damit helles Licht uns nicht blendet, ziehen sich die Ringmuskeln zusammen und verkleinern die Pupille. In schwachem Licht ziehen sich die sternförmigen Muskeln zusammen und vergrößern die Pupille.

Im Inneren des Auges

Die Regenbogenhaut steuert, wie viel Licht durch die Pupille ins Auge fällt. Hinter der Linse liegt der geleeartige, durchsichtige Glaskörper. Die meisten Einzelheiten erkennen wir, wenn Licht auf die Sehgrube fällt, einen Bereich der Netzhaut, der nur Zapfen enthält. Mit einem Ophthalmoskop kann man ins Augeninnere hineinsehen.

DIE BILDERZEUGUNG

Wenn wir ein Objekt betrachten, werden die Lichtstrahlen, die das Objekt zurückwirft, teilweise von der Hornhaut gebündelt oder gebrochen. Das Licht fällt durch die Pupille auf die Linse, die ein scharfes Bild verkehrt herum auf die Netzhaut wirft. Diese schickt über den Sehnerv Signale an das Gehirn. Dort wird das Bild wieder richtig herum gedreht.

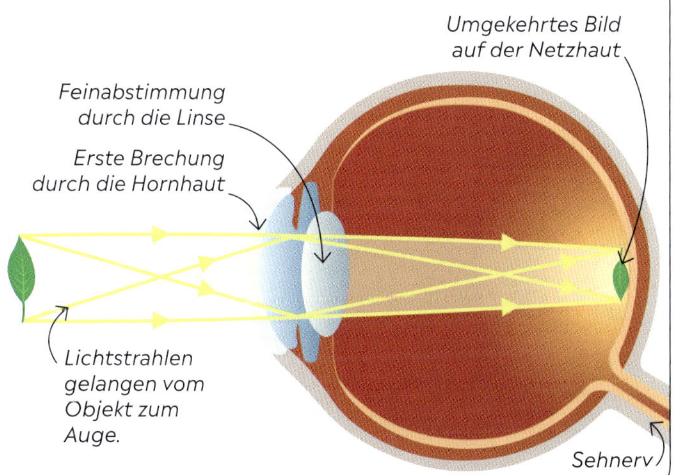

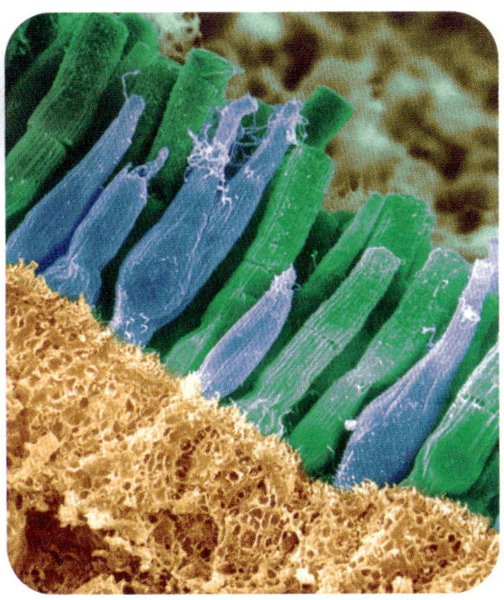

Stäbchen und Zapfen

In der Netzhaut gibt es zwei Arten lichtempfindlicher Zellen. Die Stäbchen (im Bild grün) erkennen nur Grautöne, arbeiten aber auch bei schwachem Licht. Die Zapfen (im Bild blau) sitzen vor allem hinten in der Netzhaut und nehmen Einzelheiten und Farben wahr, funktionieren aber nur in hellem Licht gut.

Ohren und **Hören**

Nach den Augen liefern die Ohren dem Gehirn die meisten Informationen über unsere Umgebung. Sie verraten uns Quelle, Richtung und Art eines Geräuschs und sorgen dafür, dass wir uns unterhalten können. Mit dem Gehör erkennen wir Schallwellen, die von einer vibrierenden Schallquelle durch die Luft wandern. Die Ohren wandeln diese Wellen in Nervensignale um, die das Gehirn auswertet und die Töne als laut oder leise, hoch oder tief einordnet.

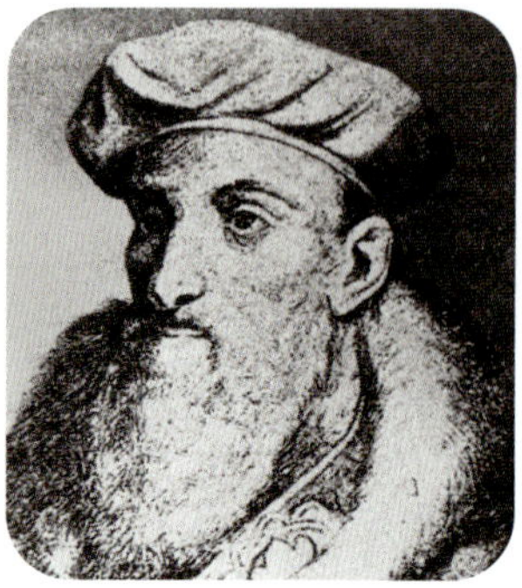

Ohrenpionier

Das Werk des italienischen Arztes Bartolomeo Eustachio *Untersuchung der Hörorgane* wurde 1562 veröffentlicht und war das erste wichtige Lehrbuch über die Ohren.

Trommelfell

Das Trommelfell ist eine straff gespannte, dünne Membran, die in Schwingung gerät, wenn Schallwellen ins Ohr gelangen. Es trennt das Außenohr vom Mittelohr und lässt sich mit einem Ohrenspiegel untersuchen, der in den Gehörgang eingeführt wird.

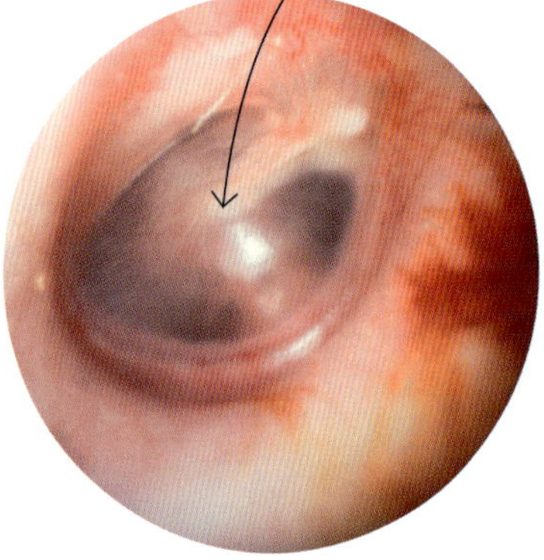

GEHÖR

Schallwellen werden von den Ohrmuscheln in den Gehörgang geleitet, treffen auf das Trommelfell und versetzen es in Schwingung. Dadurch bewegen sich die drei Gehörknöchelchen vor und zurück. Der Steigbügel zieht und schiebt wie ein Kolben am beweglichen ovalen Fenster, bis die Flüssigkeit in der Schnecke vibriert. In der Schnecke wandeln Haarzellen die Schwingungen in Nervensignale um, die der Hörnerv an das Hörzentrum im Gehirn leitet.

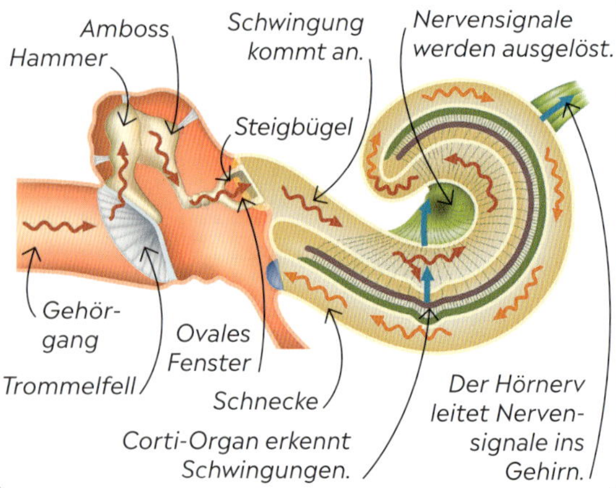

Blick ins Ohr

Der größte Teil des Ohrs liegt im Schläfenbein. Das Ohr besteht aus drei Abschnitten: Im Außenohr leitet die Ohrmuschel Schallwellen in den Gehörgang. Im luftgefüllten Mittelohr hinter dem Trommelfell wandeln die drei winzigen Gehörknöchelchen die Schallwellen in Bewegung um. Das flüssigkeitsgefüllte Innenohr wandelt diese Bewegung schließlich in Nervensignale um.

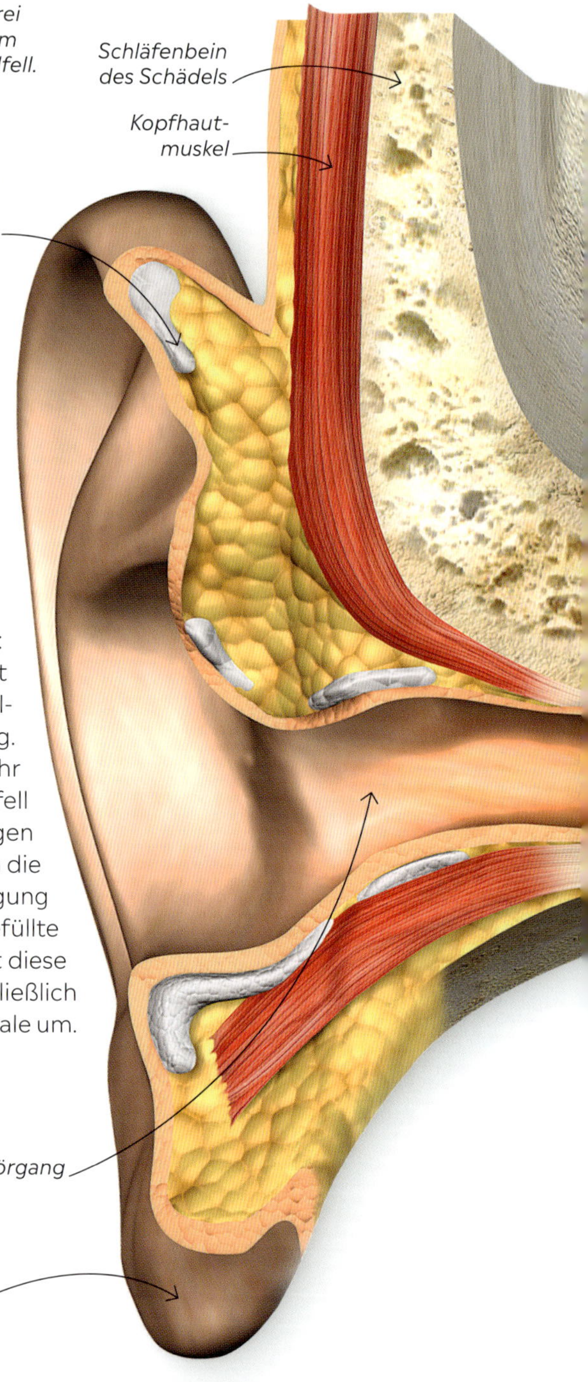

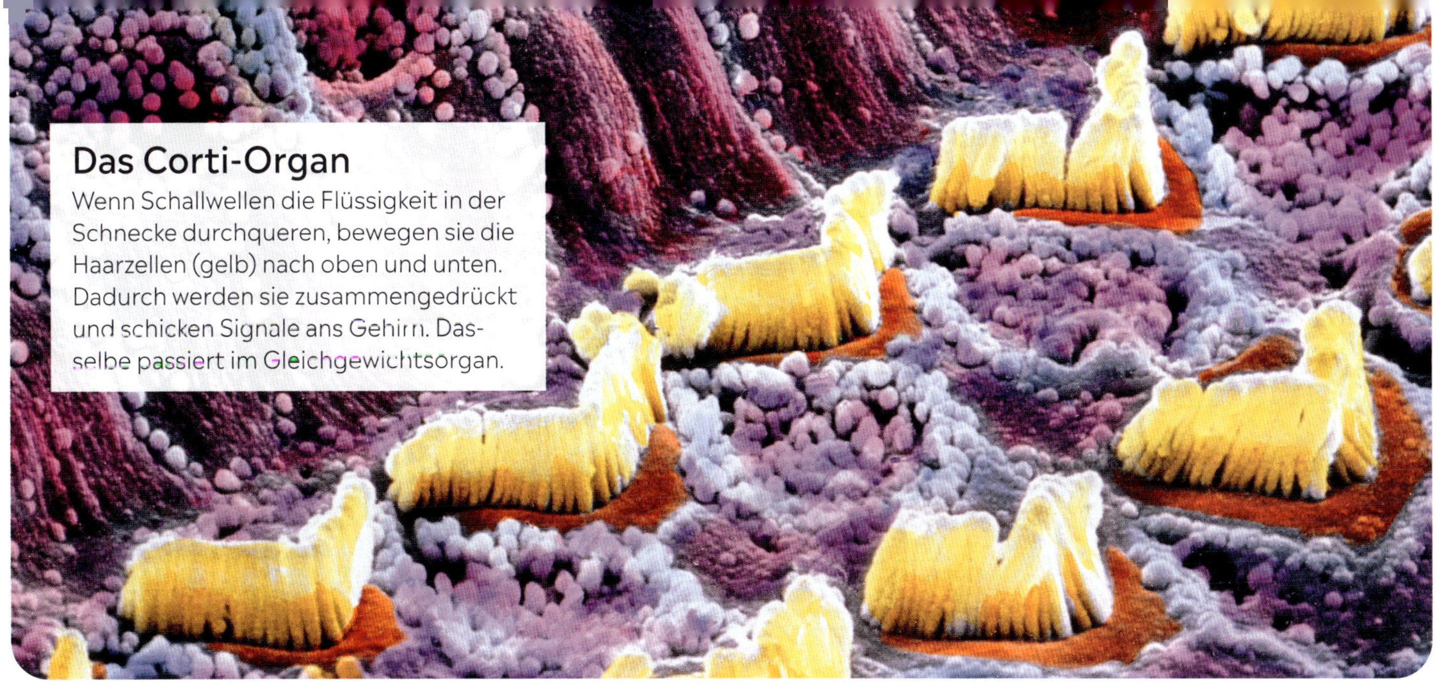

Das Corti-Organ

Wenn Schallwellen die Flüssigkeit in der Schnecke durchqueren, bewegen sie die Haarzellen (gelb) nach oben und unten. Dadurch werden sie zusammengedrückt und schicken Signale ans Gehirn. Dasselbe passiert im Gleichgewichtsorgan.

Das Innenohr

Der innerste Teil des Ohrs besteht aus Kanälen, die mit Flüssigkeit gefüllt sind. Einer führt in die Schnecke. Im Vorhof liegt das ovale Fenster, ein Häutchen zwischen Mittel- und Innenohr. Über dem Vorhof befinden sich die Bogengänge des Gleichgewichtsorgans.

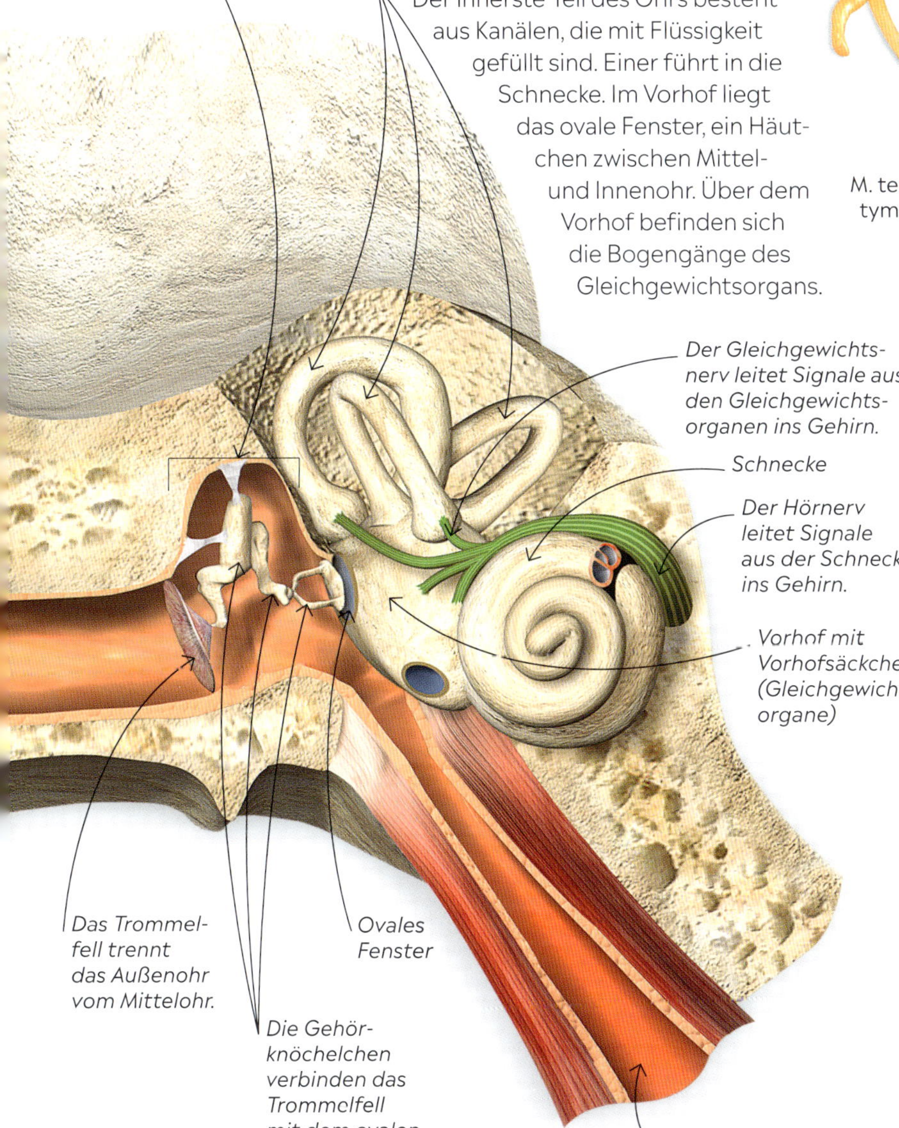

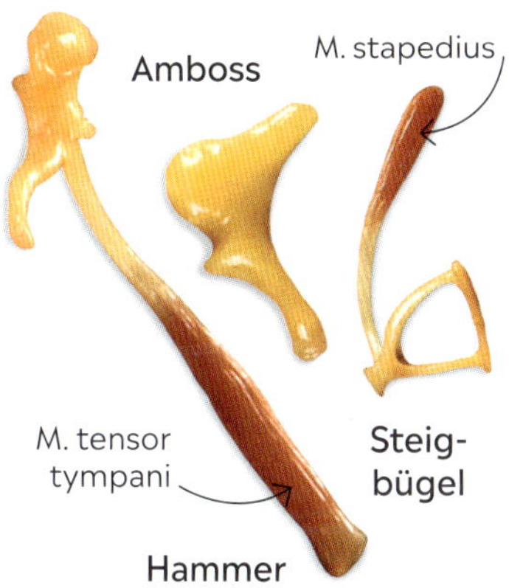

Gehörknöchelchen

Die Gehörknöchelchen sind unsere kleinsten Knochen, an denen zwei unserer kleinsten Muskeln befestigt sind. Bei sehr lauten Geräuschen ziehen sie sich zusammen, um die Schwingungen zu dämpfen, die das Innenohr sonst beschädigen würden.

Der Hammer ist nur etwa 8 mm lang.

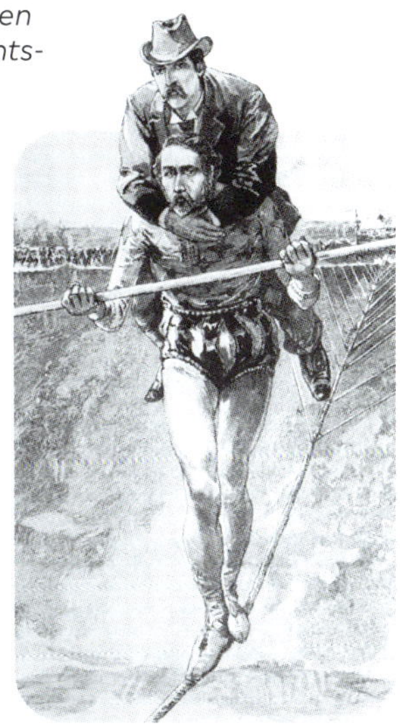

Gleichgewicht

Im Innenohr liegen die Organe, mit denen wir das Gleichgewicht halten. Die Bogengänge erkennen die Drehung des Kopfes in alle Richtungen. Das große und das kleine Vorhofsäckchen erfassen Beschleunigung. Die Gleichgewichtsorgane schicken ständig Signale ans Gehirn, damit es den Körper aufrecht halten kann.

Nase und **Zunge**

Geruchs- und Geschmackssinn sind eng miteinander verknüpft. Die Geschmacksrezeptoren auf der Zunge nehmen chemische Stoffe in Getränken und Nahrung wahr, die Geruchsrezeptoren in der Nasenhöhle Duftmoleküle in der Luft. So können wir alle möglichen Gerüche und Geschmäcker erkennen – gute wie schlechte.

Nasenhöhlendach

Die Schleimhaut der Nasenhöhle (blau) enthält Tausende Rezeptorzellen für Gerüche. Die haarähnlichen Zilien der Zellen ragen in den wässrigen Schleim der Nasenschleimhaut. Sie erkennen Duftmoleküle in der Luft und schicken über den Riechnerv und den Riechkolben Signale ans Gehirn.

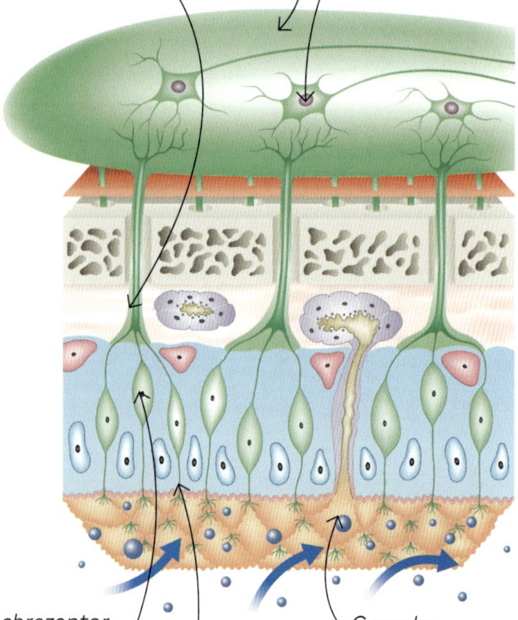

Jahrhundertelang glaubten die Ärzte, Krankheiten übertragen sich durch stinkende Luft.

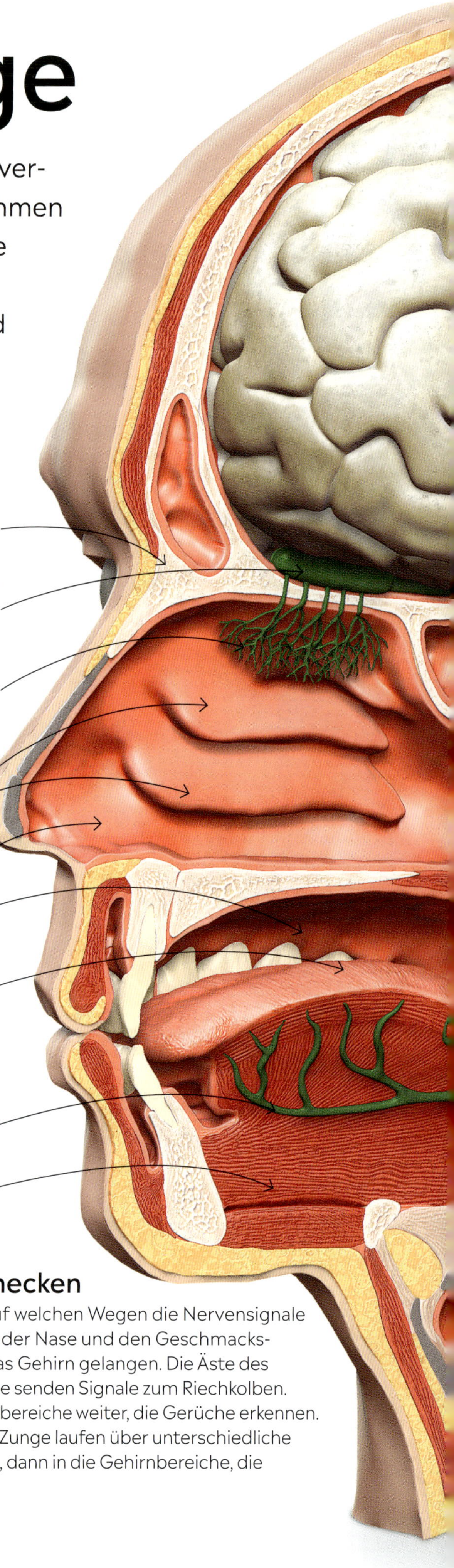

Riechen und Schmecken

Dieser Querschnitt zeigt, auf welchen Wegen die Nervensignale von den Riechrezeptoren in der Nase und den Geschmacksknospen auf der Zunge in das Gehirn gelangen. Die Äste des Riechnervs in der Nasenhöhle senden Signale zum Riechkolben. Dieser leitet sie in die Gehirnbereiche weiter, die Gerüche erkennen. Geschmackssignale von der Zunge laufen über unterschiedliche Nerven erst zum Hirnstamm, dann in die Gehirnbereiche, die Geschmack erkennen.

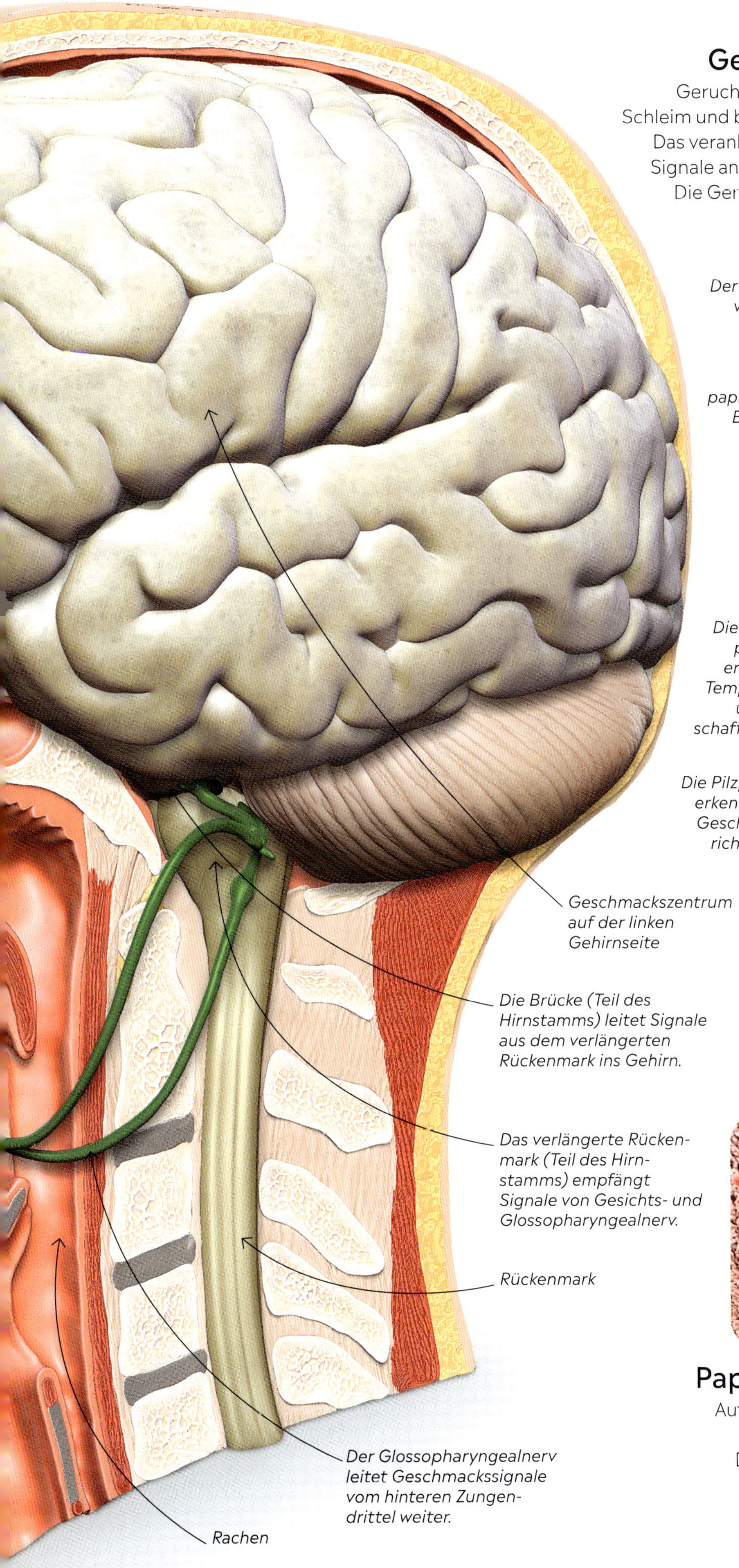

Geruchssensoren

Geruchsmoleküle lösen sich im Schleim und binden sich an die Zilien. Das veranlasst die Rezeptorzellen, Signale an das Gehirn zu schicken. Die Geruchsrezeptoren können bis zu 1 Billion Gerüche unterscheiden.

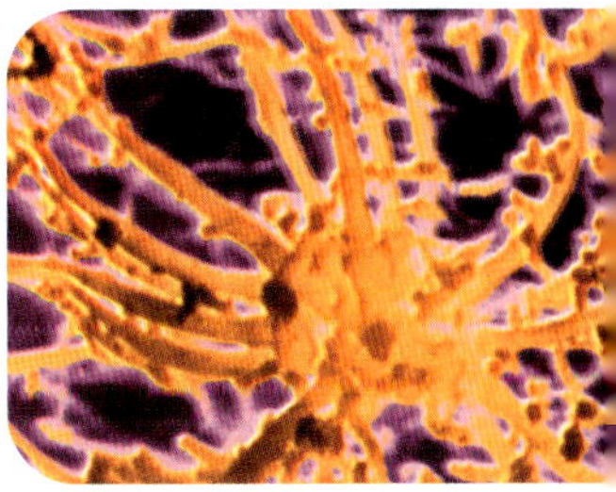

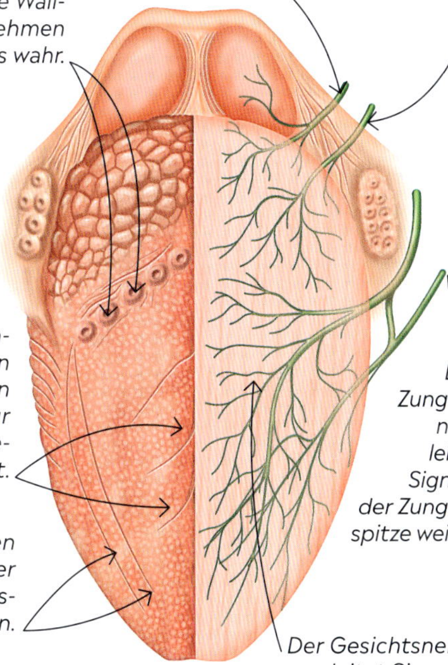

Organ zum Schmecken

Die muskulöse Zunge vermischt und schmeckt die Nahrung beim Kauen. Sie ist von verschiedenen Papillen bedeckt, die Geschmack, Berührung und Temperatur wahrnehmen.

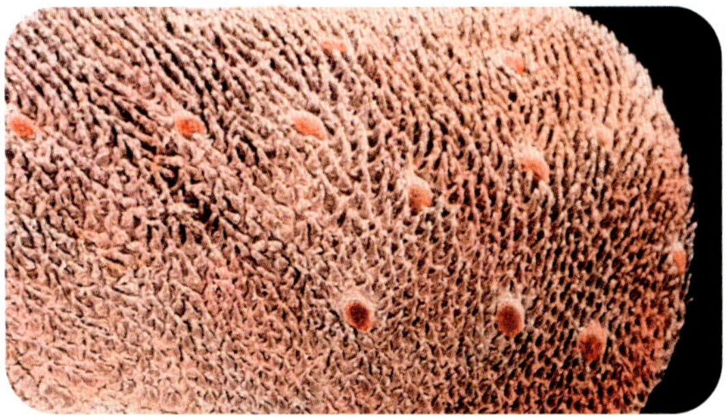

Papillen und Geschmacksknospen

Auf der Zungenspitze sitzen zwei Arten von Papillen: Die Pilzpapillen enthalten Geschmacksknospen. Die spitzen Fadenpapillen machen die Zunge rau, um die Nahrung beim Kauen festzuhalten, und ihre Rezeptoren können die Beschaffenheit und Temperatur von Speisen erkennen.

Hormone

Neben Gehirn und Nervensystem wird der Körper auch vom endokrinen System gesteuert. Es besteht aus Drüsen, die chemische Botenstoffe (Hormone) ins Blut abgeben. Sie steuern Vorgänge wie Wachstum und Fortpflanzung, indem sie die chemischen Aktivitäten bestimmter Körperzellen verändern. Der Hypothalamus im Gehirn verbindet das endokrine System mit dem Nervensystem.

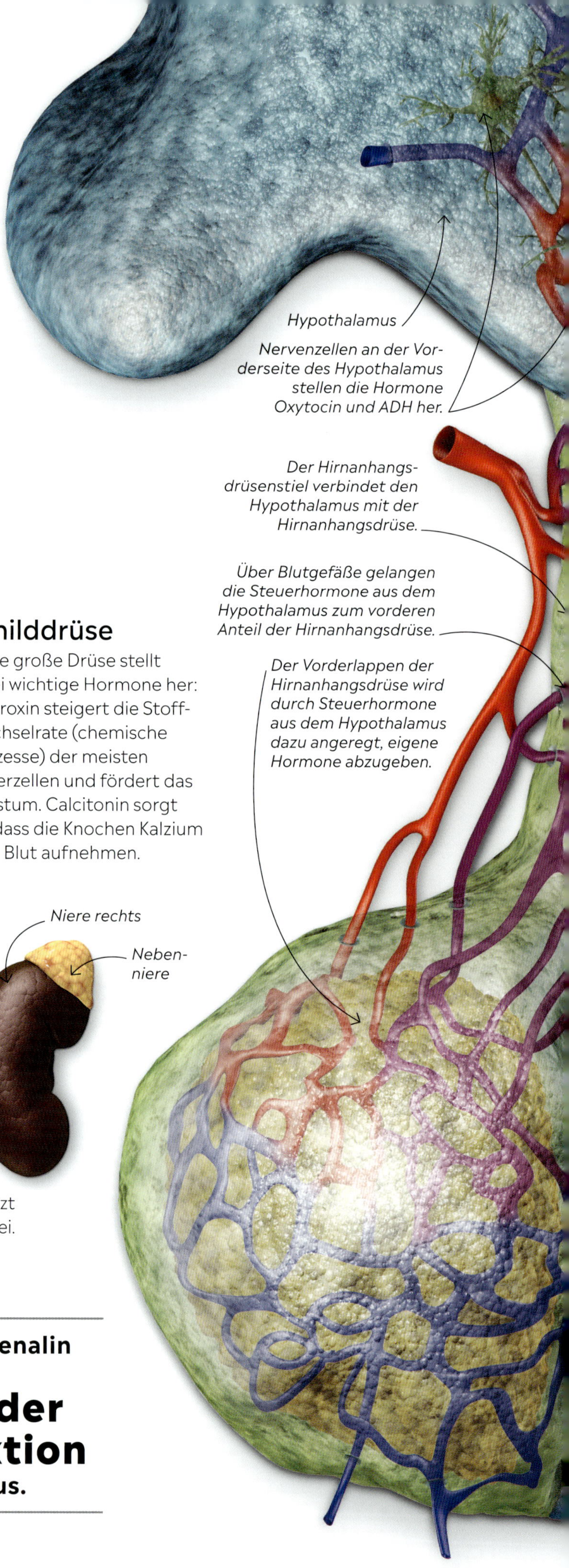

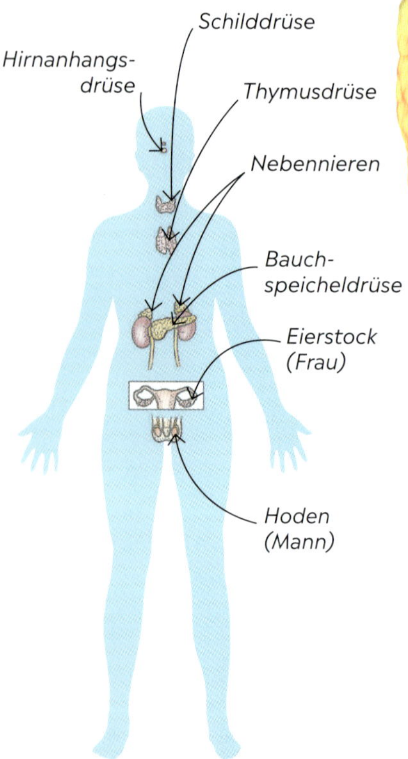

Endokrines System

Die Drüsen des endokrinen Systems liegen in Kopf und Rumpf. Einige, etwa die Schilddrüse, sind eigenständige Organe. Andere gehören zu einem Organ, das noch andere Funktionen erfüllt.

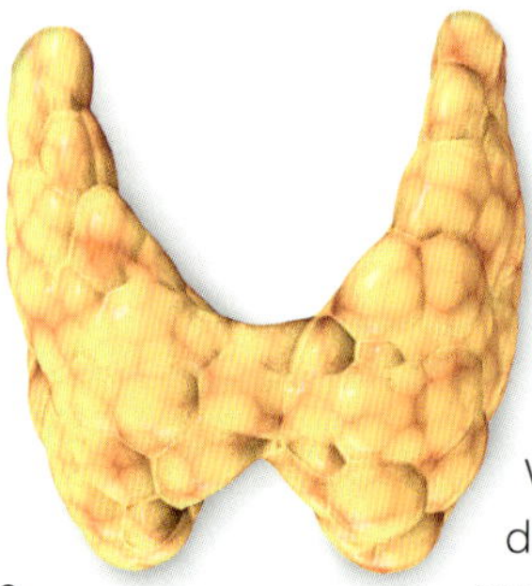

Schilddrüse

Diese große Drüse stellt zwei wichtige Hormone her: Thyroxin steigert die Stoffwechselrate (chemische Prozesse) der meisten Körperzellen und fördert das Wachstum. Calcitonin sorgt dafür, dass die Knochen Kalzium aus dem Blut aufnehmen.

Nebenniere

Die Nebennierenrinde produziert Kortikosteroide. Diese Hormone regulieren den Salz- und Wassergehalt im Blut, steigern die Stoffwechselrate im Körper und unterstützen ihn bei Stress. Das Nebennierenmark setzt das Hormon Adrenalin frei.

Das Hormon Adrenalin löst eine

Kampf- oder Fluchtreaktion

bei Gefahr aus.

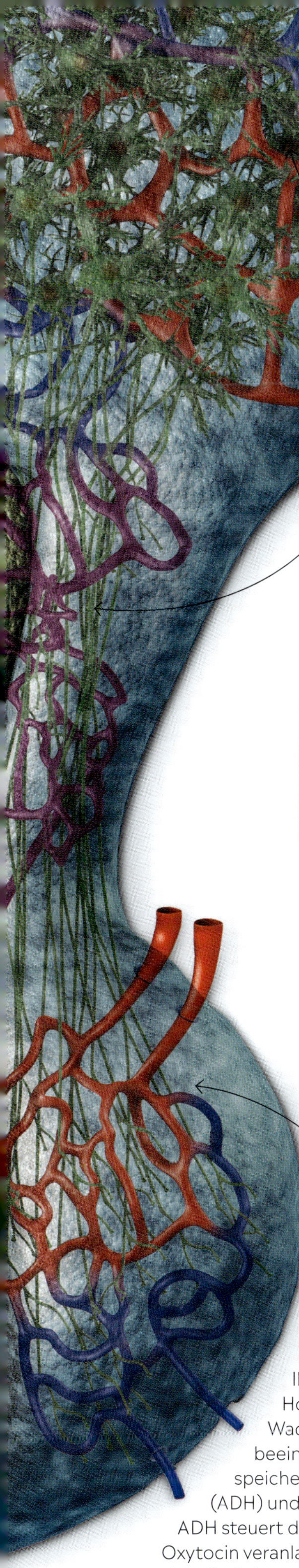

Hypothalamus

Der Hypothalamus ist so groß wie eine Mandel, liegt an der Gehirnbasis und steuert zahlreiche Vorgänge im Körper. Nervenzellen im Hypothalamus erzeugen Steuerhormone, die zum Vorderlappen der Hirnanhangsdrüse (Hypophyse) wandern und dort die Freisetzung von Hirnanhangsdrüsenhormonen anregen. Der Hypothalamus stellt noch weitere Hormone her, die über Nervenfasern zum hinteren Teil der Hirnanhangsdrüse gelangen.

Die Nervenzellen im hinteren Teil des Hypothalamus geben Steuerhormone in die Blutgefäße ab, die den Vorderlappen versorgen.

Die Nervenfasern leiten Oxytocin und ADH zum Hinterlappen der Hirnanhangsdrüse.

Bauchspeicheldrüse

Die Bauchspeicheldrüse besteht hauptsächlich aus Drüsenzellen, die Verdauungsenzyme in den Dünndarm abgeben. Die restliche Drüse besteht aus endokrinem Gewebe, das die Hormone Insulin und Glukagon direkt ins Blut freisetzt. Diese beiden Hormone halten die Menge an Zucker aus der Nahrung (Glukose), der dem Körper Energie gibt, im Blut konstant. Sie regeln also den Blutzuckerspiegel.

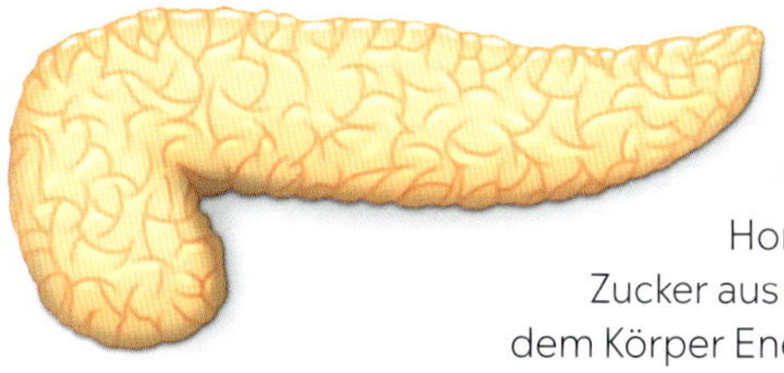

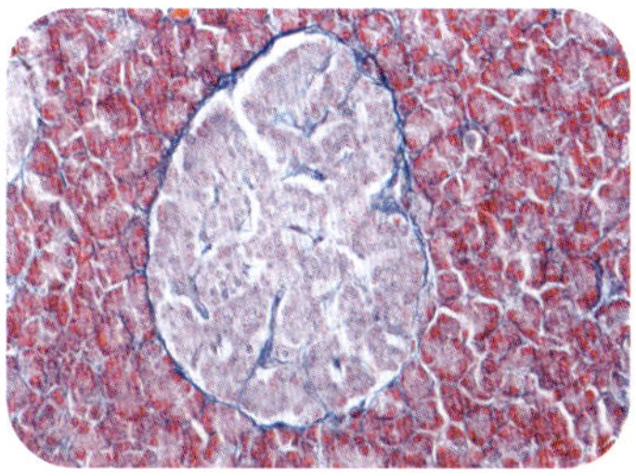

Inselzellen

Im Gewebe der Bauchspeicheldrüse liegen mehr als 1 Million Zellhaufen, die Langerhans-Inseln (im Bild oben in der Mitte). In den 1890er-Jahren entdeckte man, dass diese Zellen Sekrete absondern, die später Hormone genannt wurden.

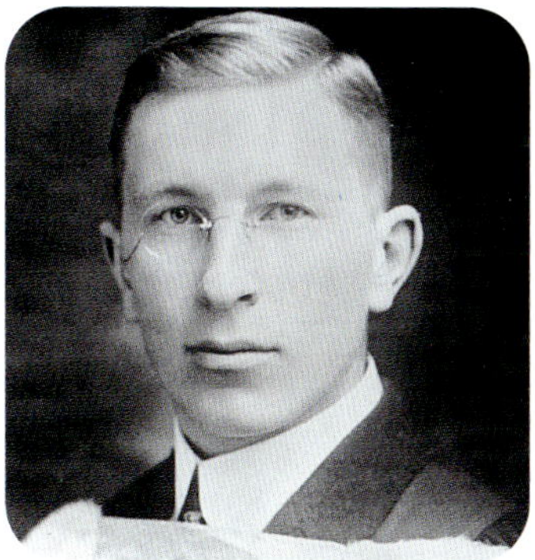

Frederick Banting (1891–1941)

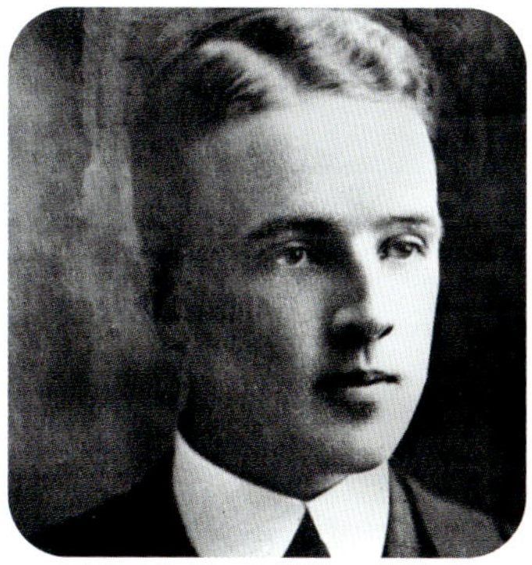

Charles Best (1899–1978)

Die Geschichte des Insulins

Fehlt dem Körper das Hormon Insulin, dann steigt der Blutzuckerspiegel stark an und es kommt zur Zuckerkrankheit (Diabetes). 1922 gewannen der Kanadier Frederick Banting und der US-Amerikaner Charles Best erstmals Insulin, mit dem die gefährliche Erkrankung fortan behandelt werden konnte.

Der Hinterlappen der Hirnanhangsdrüse speichert ADH und Oxytocin und setzt sie frei.

Hirnanhangsdrüse

Die erbsengroße Hirnanhangsdrüse (Hypophyse) hängt an der Gehirnbasis. Ihr Vorderlappen erzeugt sechs Hormone, die Stoffwechsel, Wachstum und Fortpflanzung beeinflussen. Der Hinterlappen speichert das antidiuretische Hormon (ADH) und Oxytocin und setzt sie frei. ADH steuert den Wassergehalt im Urin, Oxytocin veranlasst bei der Geburt, dass sich die Gebärmutter zusammenzieht.

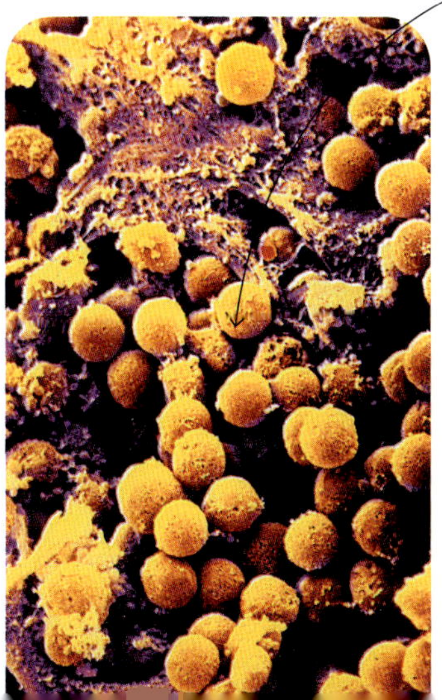

Unreife T-Zellen (gelb) in der Thymusdrüse

Thymus

Die Thymusdrüse ist bei Kindern groß und schrumpft später. In den ersten Lebensjahren erzeugt sie zwei Hormone, die für die Bildung von weißen Blutkörperchen (T-Zellen oder T-Lymphozyten) sorgen. Weiße Blutkörperchen erkennen und zerstören Krankheitserreger im Körper.

Das **Herz**

Die Ägypter hielten das Herz für den Sitz der Seele, die alten Griechen für die Quelle der Liebe. Tatsächlich ist das Herz eine Muskelpumpe mit einer rechten und einer linken Seite. Jede Seite besteht aus zwei verbundenen Hohlräumen: einem dünnwandigen Vorhof oben und einer größeren, dickwandigen Herzkammer darunter. Die rechte Kammer pumpt sauerstoffarmes Blut in die Lunge, wo es mit Sauerstoff angereichert wird und zurück in den linken Vorhof fließt. Die linke Kammer pumpt sauerstoffreiches Blut durch den Körper und zurück zum rechten Vorhof.

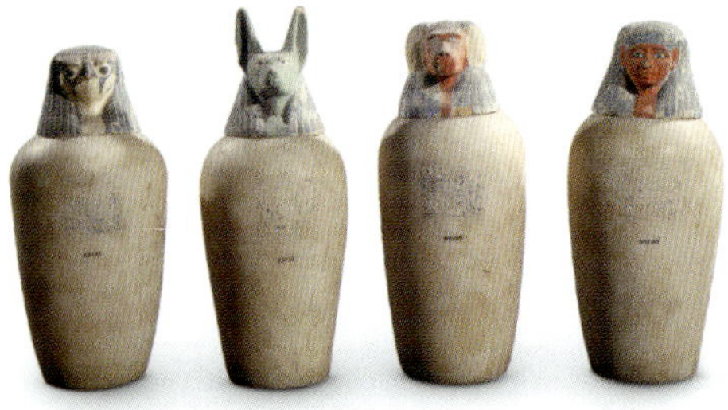

Organlagerung

Die alten Ägypter entnahmen einem Leichnam bei der Mumifizierung die meisten Organe und bewahrten sie in solchen Gefäßen auf. Nur das Herz blieb für das Leben im Jenseits im Körper.

Herzkranzgefäße

Die Herzwand wird von einem eigenen Blutgefäßsystem, den Herzkranzgefäßen, mit Sauerstoff versorgt. Die linke und die rechte Herzkranzarterie gehen von der Hauptschlagader ab und bringen sauerstoffreiches Blut in alle Teile der Herzwand. Sauerstoffarmes Blut wird von den Herzkranzvenen in den Herzkranzsinus geleitet. Diese Vene an der Herzrückwand bringt das Blut in den rechten Vorhof, wo es erneut seine Reise durch das Herz antritt.

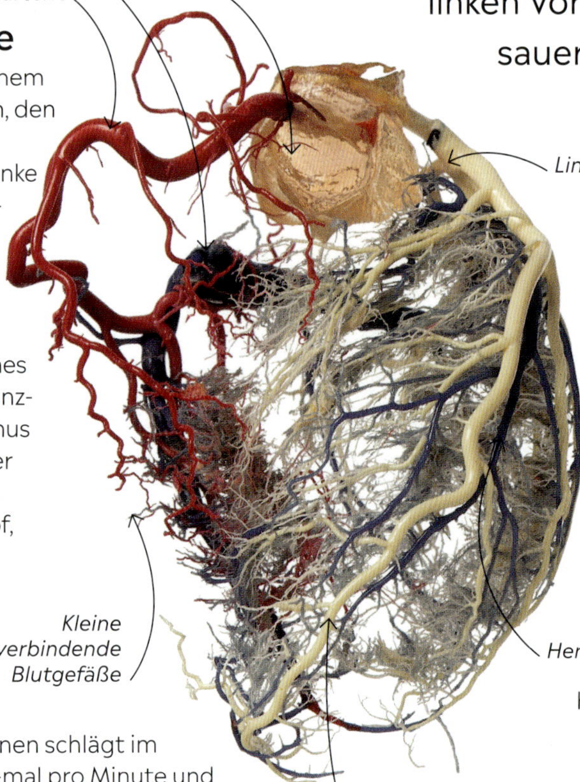

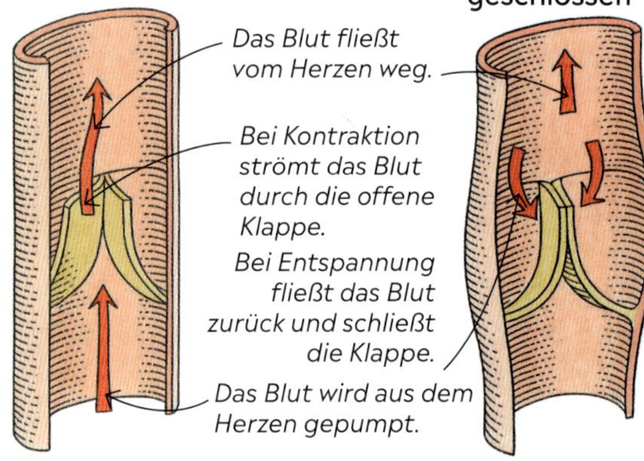

Klappenfunktion

Klappen sorgen dafür, dass das Blut nur in eine Richtung fließt. Die Aorten- und die Pulmonalklappe an den beiden Ausgängen aus dem Herzen bestehen aus Taschen. Wenn das Herz sich zusammenzieht, fließt das Blut hinaus und drückt die Taschen an die Gefäßwand. Entspannt es sich, strömt das Blut ein wenig zurück und drückt dabei die Klappen zu.

Herzfrequenz

Das Herz eines Erwachsenen schlägt im Durchschnitt 60- bis 80-mal pro Minute und pumpt dabei bis zu sechs Liter Blut durch den Körper. Jeder Herzschlag schickt eine Druckwelle durch die Arterien (Puls). In Bewegung brauchen die Muskeln mehr Sauerstoff und Nährstoffe, weshalb das Herz schneller und stärker schlägt.

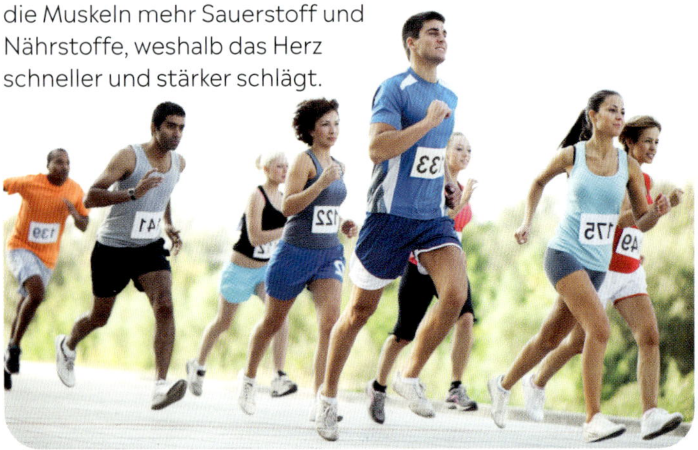

RÜCKBLICK

Helen Brooke Taussig

Helen B. Taussig (1898–1986) wird auch „Mutter der Kinderkardiologie" genannt. Die amerikanische Ärztin entwickelte eine Behandlung für das „Blue-Baby-Syndrom", eine Sauerstoffunterversorgung bei Neugeborenen. Als Helen im Alter zwischen 30 und 40 Jahren taub wurde, erfand sie eine Methode, den Herzschlag mit den Händen zu untersuchen.

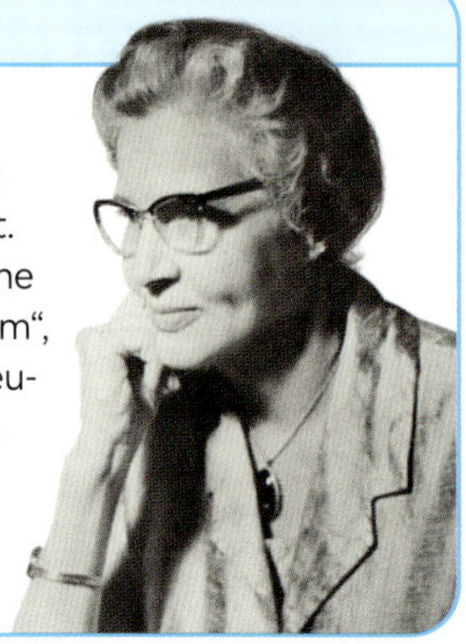

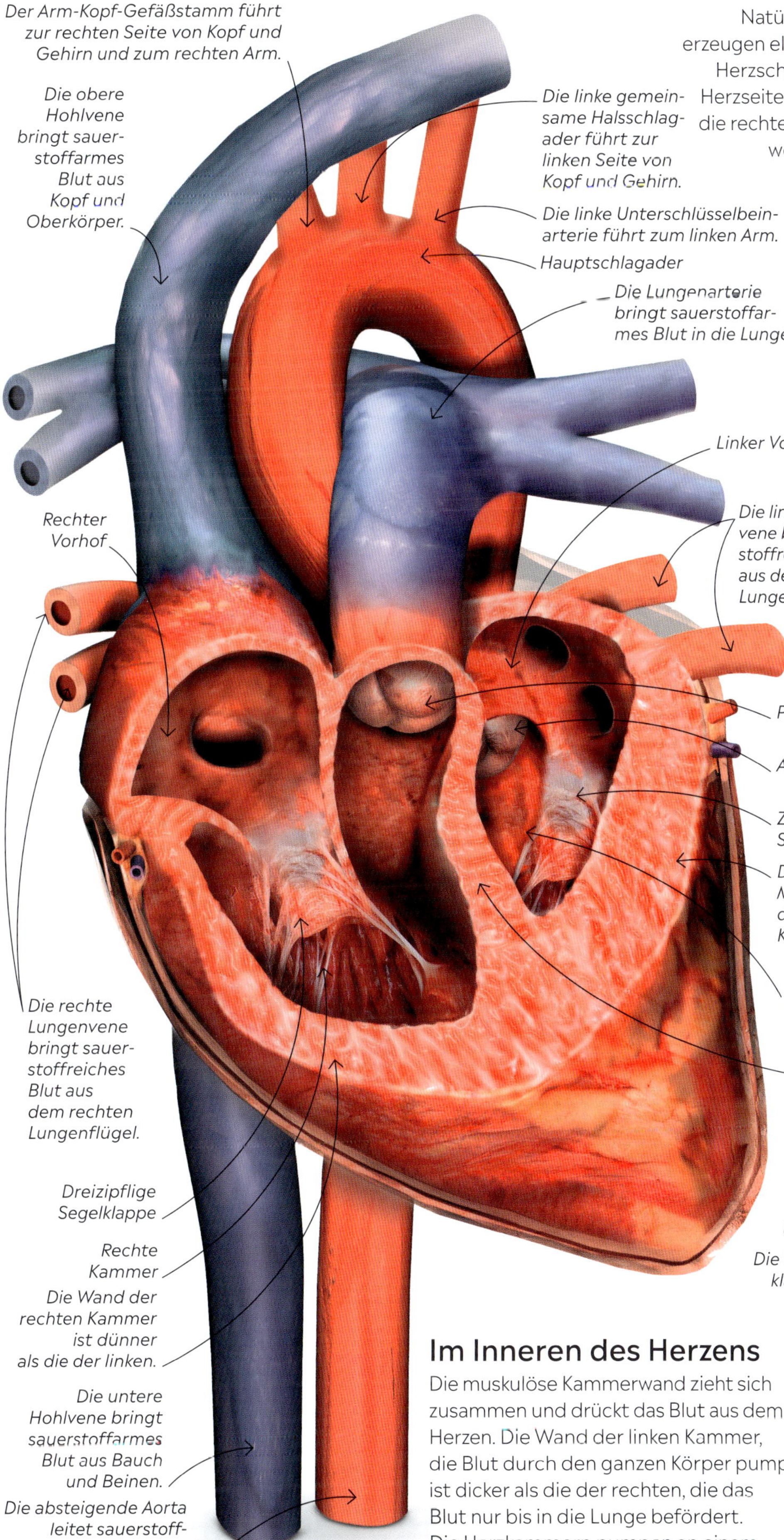

Herzschlag

Natürliche Schrittmacherzellen im rechten Vorhof erzeugen elektrische Signale, die für einen regelmäßigen Herzschlag sorgen. Mit jedem Schlag pumpt die linke Herzseite sauerstoffreiches Blut durch den Körper und die rechte Herzseite sauerstoffarmes Blut in die Lunge, wo es mit neuem Sauerstoff angereichert wird.

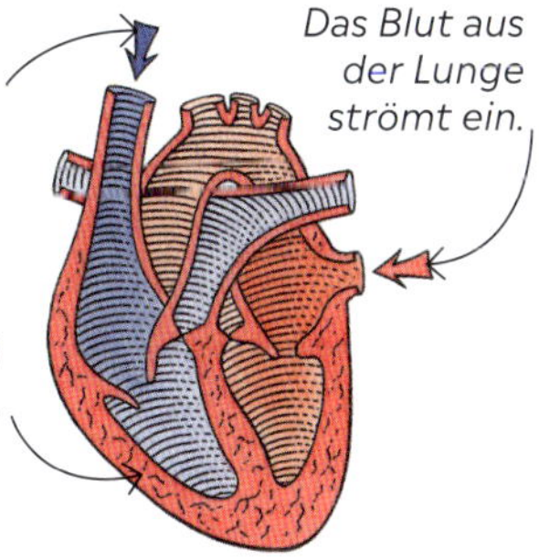

1 Entspannen, Füllen

Entspannt sich der Herzmuskel, dann fließt Blut aus dem Körper in den rechten Vorhof und aus der Lunge in den linken Vorhof.

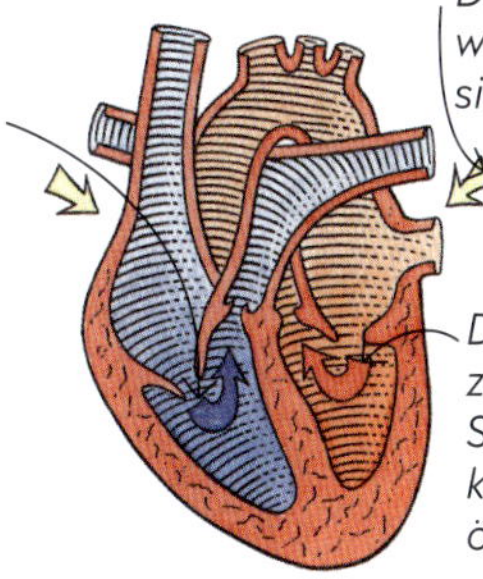

2 Vorhofkontraktion

Durch ein elektrisches Signal aus den Schrittmacherzellen ziehen sich die Vorhofwände zusammen. Dabei wird das Blut durch die Segelklappen in die Kammern gepumpt.

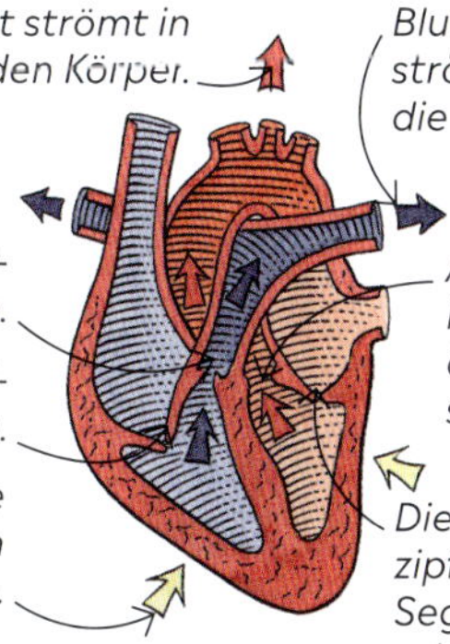

3 Kammerkontraktion

Durch ein weiteres elektrisches Signal ziehen sich die Kammerwände zusammen. Das Blut wird in Hauptschlagader und Lungenarterie gedrückt und die Kammerklappen schließen sich – zu hören als Herzschlag.

Im Inneren des Herzens

Die muskulöse Kammerwand zieht sich zusammen und drückt das Blut aus dem Herzen. Die Wand der linken Kammer, die Blut durch den ganzen Körper pumpt, ist dicker als die der rechten, die das Blut nur bis in die Lunge befördert.
Die Herzkammern pumpen an einem Tag bis zu 15 000 Liter Blut.

Im **Kreislauf**

Das Herz pumpt Blut durch ein weitverzweigtes Netz aus Blutgefäßen, um die vielen Billionen Körperzellen ständig mit Sauerstoff, Nährstoffen und anderen lebenswichtigen Stoffen zu versorgen und Abfallstoffe abzutransportieren. Ein zweites Transportsystem, das Lymphsystem, leitet überschüssige Flüssigkeit aus den Geweben ab. Blutkreislauf und Lymphsystem spielen außerdem eine wichtige Rolle bei der Bekämpfung von Krankheiten.

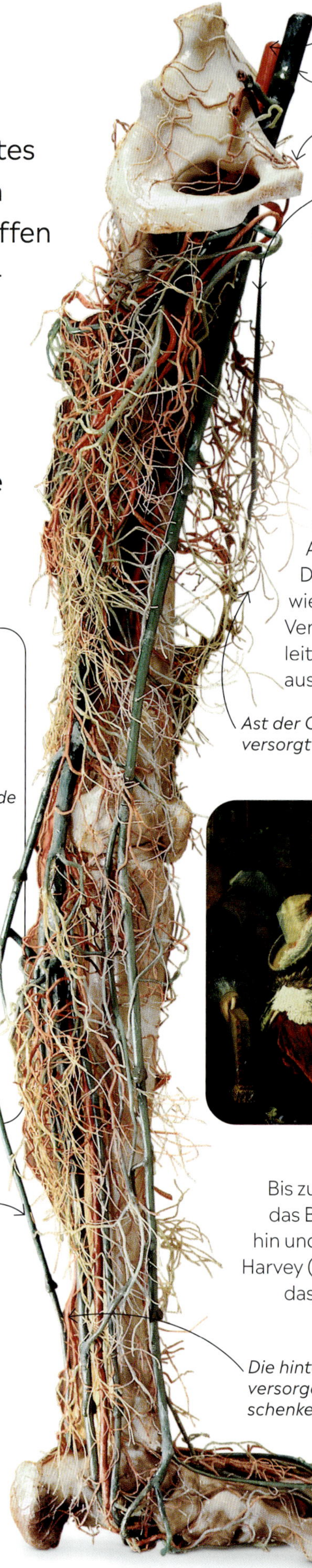

Die Blutgefäße des Beins

Die äußere Beckenarterie bringt sauerstoffreiches Blut aus dem Herzen ins Bein. Dort teilt sie sich in mehrere Äste, die sich immer weiter bis in die mikroskopisch kleinen Kapillaren verzweigen, die Sauerstoff und Nährstoffe in die Zellen bringen und ihre Abfallstoffe abtransportieren. Danach vereinigen sie sich wieder zu größeren Gefäßen, den Venen. Die äußere Beckenvene leitet das sauerstoffarme Blut aus dem Bein zurück zum Herzen.

KREISLAUFSYSTEM

Die Arterien bringen sauerstoffreiches Blut aus dem Herzen in die Körpergewebe. Die Venen leiten sauerstoffarmes Blut aus den Geweben zurück zum Herzen. Die winzigen Kapillaren (hier im Bild nicht dargestellt) leiten das Blut durch die Gewebe und verbinden die Arterien mit den Venen.

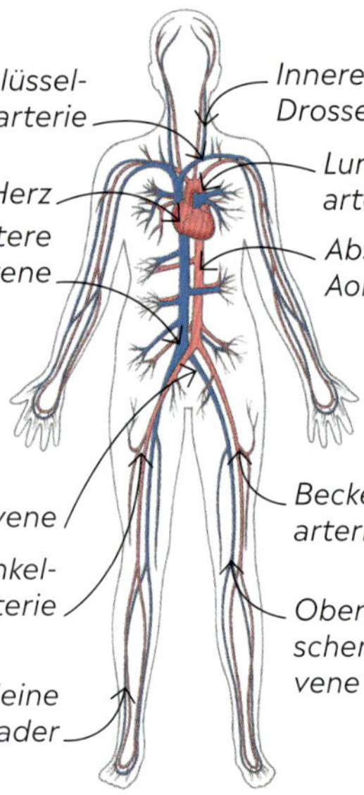

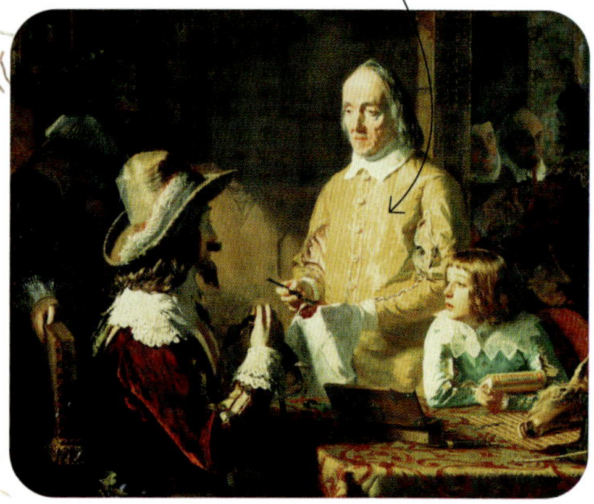

Im Kreis herum

Bis zum 17. Jahrhundert dachte man, das Blut fließe in Arterien und Venen hin und her. Der englische Arzt William Harvey (1578–1657) zeigte erstmals, wie das Herz das Blut in einer Richtung durch den Körper pumpt.

RÜCKBLICK

Ibn al-Nafis
Der arabische Arzt Ibn al-Nafis (1213–1288) ist für seine bahnbrechenden Erkenntnisse über das Kreislaufsystem des Körpers bekannt. Er beschrieb als Erster, wie das Blut von der rechten Herzhälfte durch die Lunge in die linke Herzhälfte strömt.

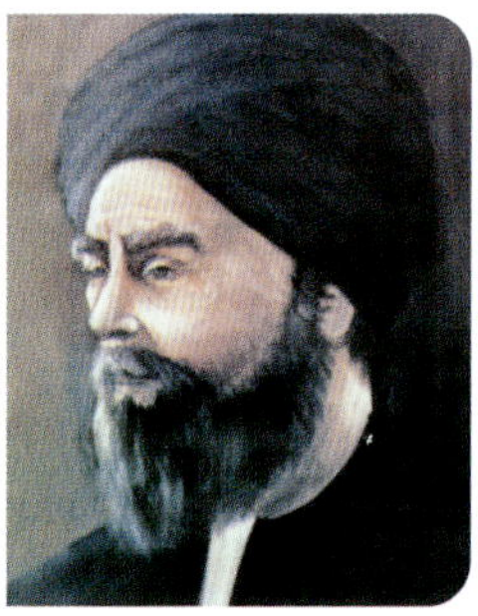

BLUTGEFÄSSE

Mit jedem Herzschlag dehnen sich die muskulösen Wände der Arterien, wenn das Blut vom Herzen mit hohem Druck hindurchströmt. Durch die Venen fließt das Blut mit geringerem Druck aus den Kapillaren zurück; ihre Wände sind daher dünner und weniger muskulös. Kapillarenwände sind nur so dick wie eine Zelle und lassen Nährstoffe und Sauerstoff aus dem Blut ins Gewebe durch.

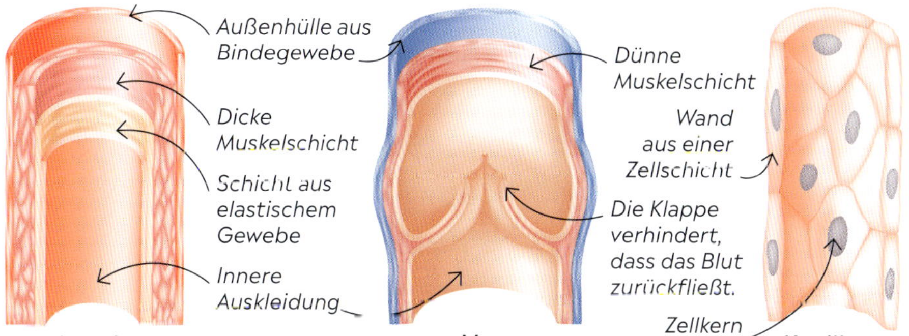

Infektionsabwehr

Ständig kommt unser Körper mit Krankheitserregern in Kontakt – mikroskopisch kleinen Organismen wie Bakterien und Viren, die Erkrankungen verursachen, wenn sie ins Gewebe und ins Blut gelangen. Weiße Blutkörperchen gehören zum Immunsystem (Abwehrsystem) des Körpers. Einige wandern auf der Suche nach Eindringlingen durch den Körper und zerstören sie. Andere greifen nur bestimmte Erreger an und behalten sie im Gedächtnis, falls sie später wiederkommen.

Immunsystem

Die Fresszellen und Lymphozyten des Immunsystems – weiße Blutkörperchen (auch T- und B-Zellen genannt) – reagieren auf eindringende Krankheitserreger, in dem sie sie aufspüren und zerstören.

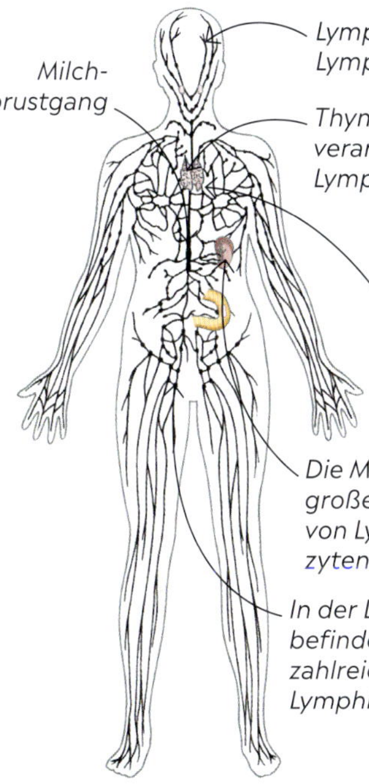

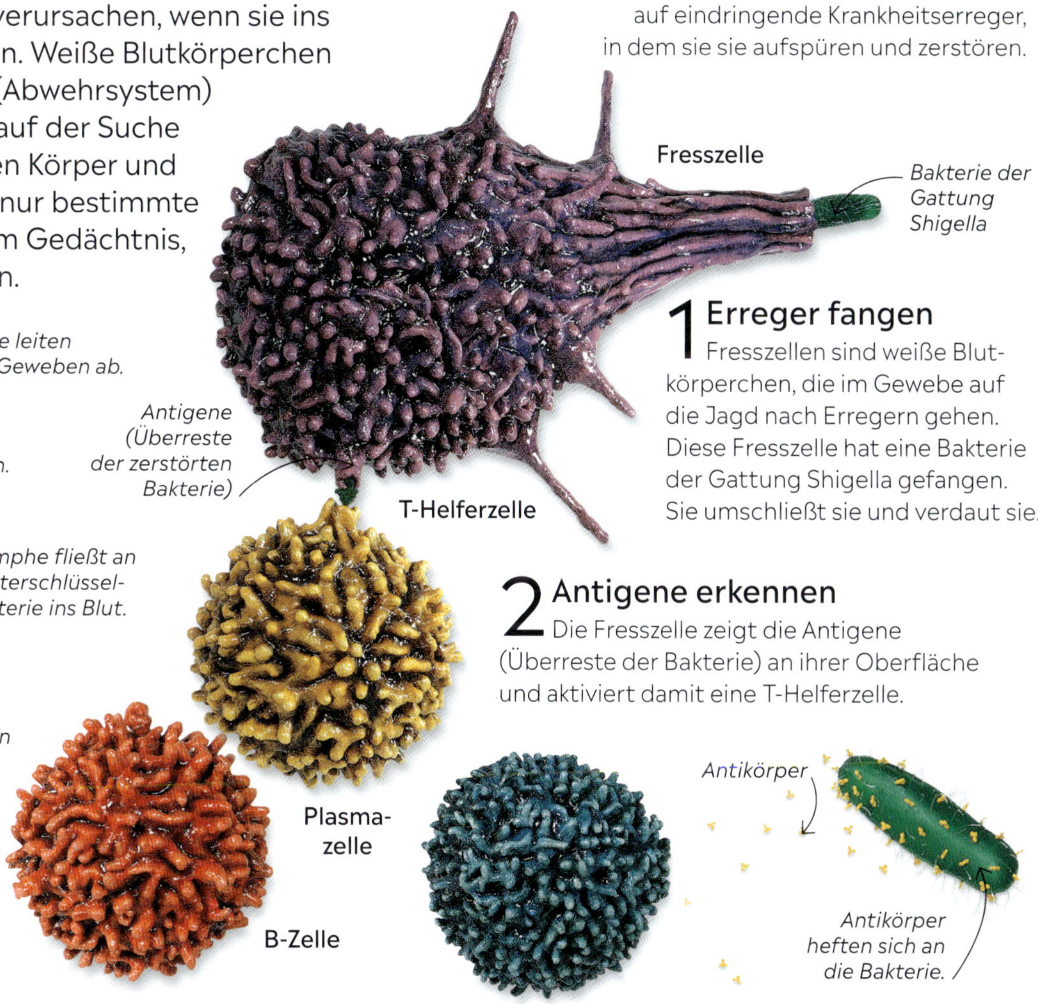

1 Erreger fangen

Fresszellen sind weiße Blutkörperchen, die im Gewebe auf die Jagd nach Erregern gehen. Diese Fresszelle hat eine Bakterie der Gattung Shigella gefangen. Sie umschließt sie und verdaut sie.

2 Antigene erkennen

Die Fresszelle zeigt die Antigene (Überreste der Bakterie) an ihrer Oberfläche und aktiviert damit eine T-Helferzelle.

Lymphsystem

Dieses Gefäßnetzwerk leitet überschüssige Flüssigkeit aus den Körpergeweben zurück in den Blutkreislauf. Die Skelettmuskeln transportieren beim Zusammenziehen die Flüssigkeit (Lymphe) durch die Lymphgefäße. Dabei fließt sie durch kleine Verdickungen, die Lymphknoten.

3 Aktivierung

Die T-Helferzelle setzt Substanzen frei. Diese aktivieren eine B-Zelle, die die Bakterien angreift. Die B-Zelle teilt sich rasch in Plasmazellen.

4 Herstellung von Antikörpern

Die Plasmazellen geben Milliarden von Antikörpermolekülen in Blut und Lymphe ab. Die Antikörper können sich nun an jede Bakterie der Gattung Shigella im Körper anheften.

5 Erreger ausschalten

Die Antikörper besetzen die Antigene auf der Oberfläche der Bakterien. So wissen Fresszellen oder andere weiße Blutkörperchen, dass sie sie zerstören sollen.

Das **Blut**

Durch den Körper eines Erwachsenen fließen rund 5 Liter Blut. Jeder Tropfen besteht aus Millionen Zellen, die in flüssigem Blutplasma schwimmen. Rote Blutkörperchen bringen lebenswichtigen Sauerstoff in die Gewebe, Abwehrzellen bekämpfen Infektionen. Das Blut verteilt auch die Wärme im Körper, um ihn immer auf 37 °C zu halten. Bei dieser Temperatur funktionieren die Zellen am besten.

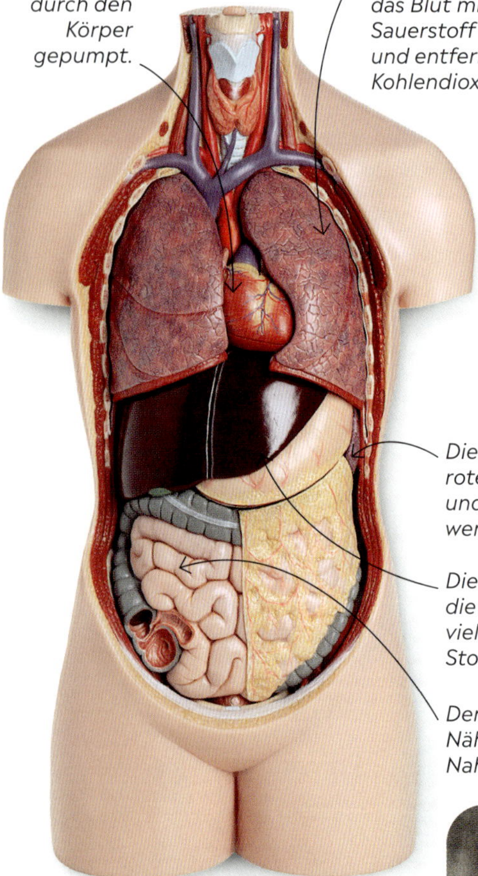

Drei Aufgaben

Das Blut transportiert verschiedene Substanzen wie Sauerstoff, Nährstoffe und Abfallstoffe in die und aus den Zellen. Es schützt den Körper, indem es weiße Blutkörperchen transportiert und verklumpt. Und es regelt die Körpertemperatur, indem es die Wärme der Organe im Körper verteilt.

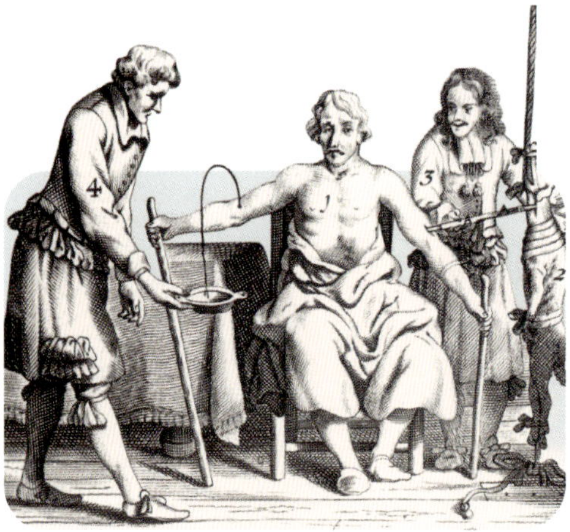

Bluttransfusionen

Bevor man die Blutgruppen entdeckte, endeten Übertragungen von Spenderblut (Transfusionen) an einen Kranken oft tödlich. Meist stammte das gespendete Blut von einem gesunden Menschen (im Bildbeispiel ist der Spender jedoch ein Hund).

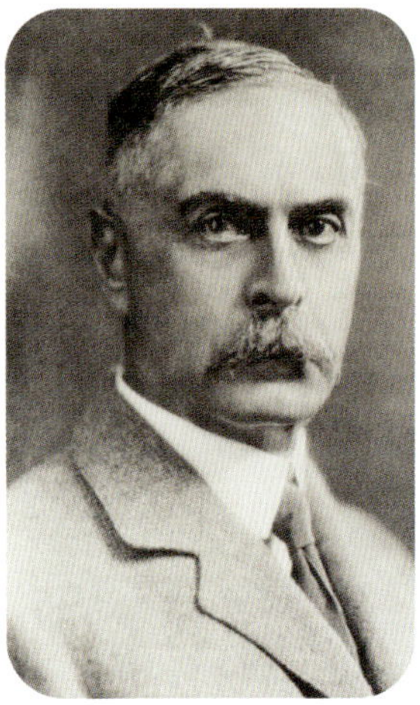

Blutgruppen

Der österreichisch-amerikanische Wissenschaftler Karl Landsteiner (1868–1943) entdeckte die vier Blutgruppen A, B, AB und 0. Das Blut einer falschen Blutgruppe stößt der Körper ab. Heute kann man vorher prüfen, ob die Blutgruppen von Spender und Empfänger übereinstimmen.

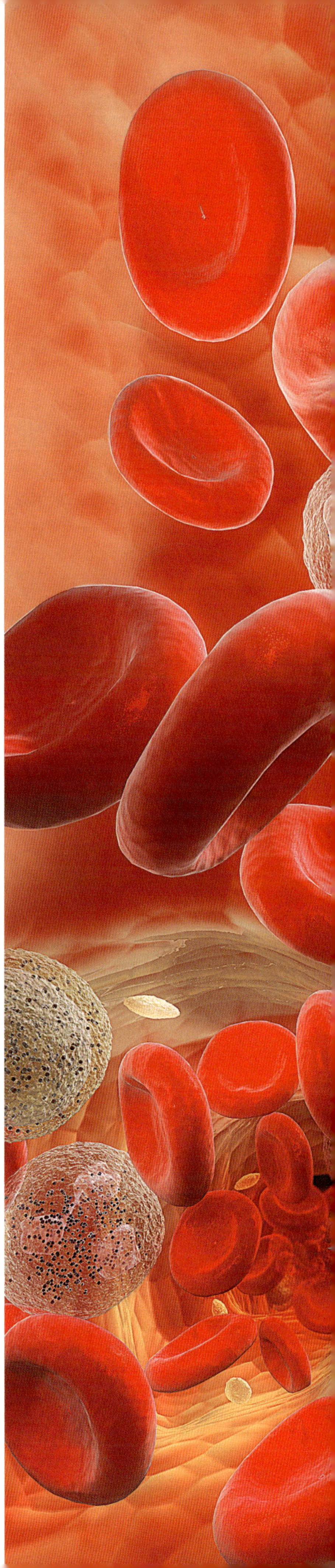

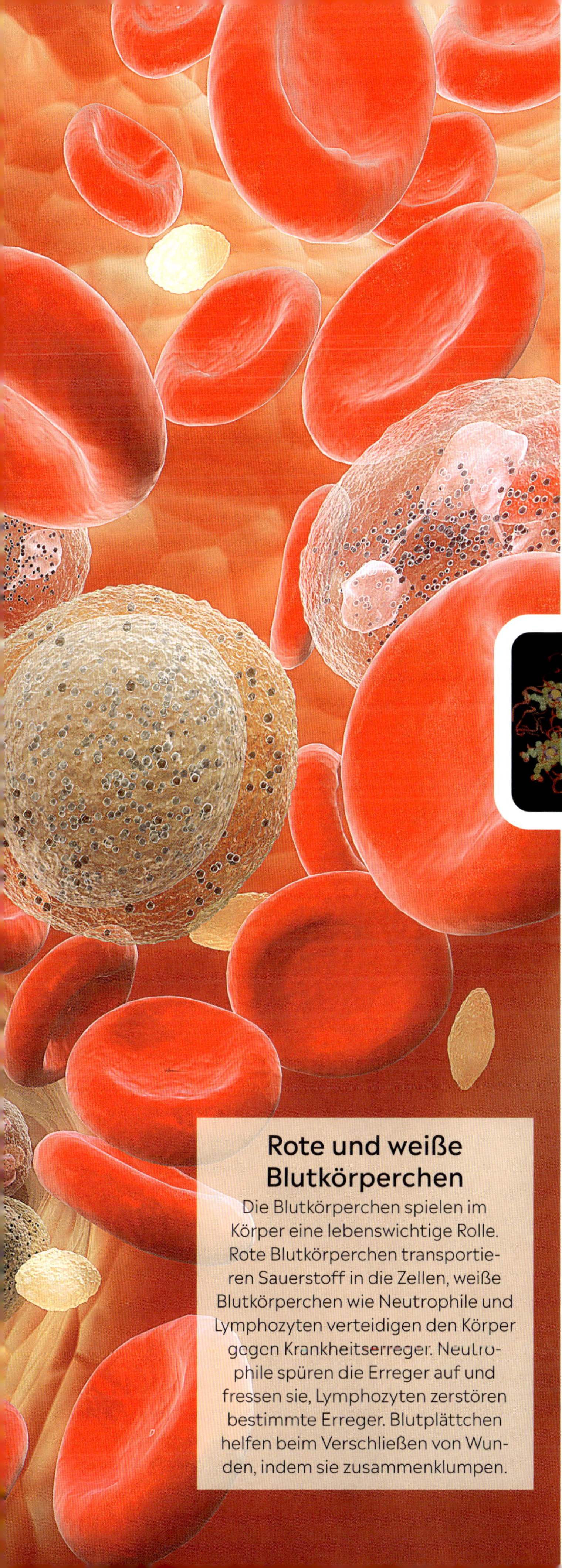

Rote und weiße Blutkörperchen

Die Blutkörperchen spielen im Körper eine lebenswichtige Rolle. Rote Blutkörperchen transportieren Sauerstoff in die Zellen, weiße Blutkörperchen wie Neutrophile und Lymphozyten verteidigen den Körper gegen Krankheitserreger. Neutrophile spüren die Erreger auf und fressen sie, Lymphozyten zerstören bestimmte Erreger. Blutplättchen helfen beim Verschließen von Wunden, indem sie zusammenklumpen.

Bestandteile

Wenn man Blut stehen lässt, trennt es sich in drei Bestandteile: Die roten und weißen Blutkörperchen schwimmen in einer gelblichen Flüssigkeit, dem Blutplasma. Es besteht vor allem aus Wasser, das über hundert Substanzen enthält, darunter auch Bluteiweiße.

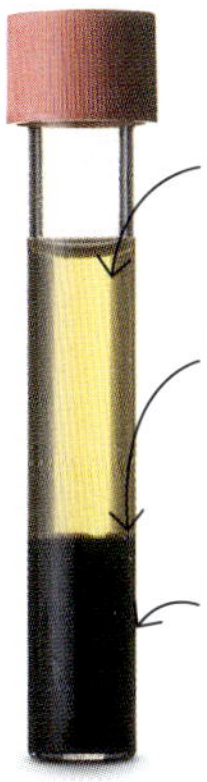

Blutsenkung

Farbwechsel

Seine Farbe erhält das Blut durch die roten Blutkörperchen. Nehmen die Blutkörperchen in der Lunge Sauerstoff auf, wird das Blut hellrot. Wenn sie den Sauerstoff im Gewebe abgeladen haben, ist das Blut dunkelrot.

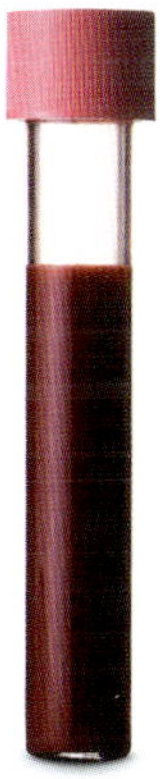

Sauerstoffreiches Blut

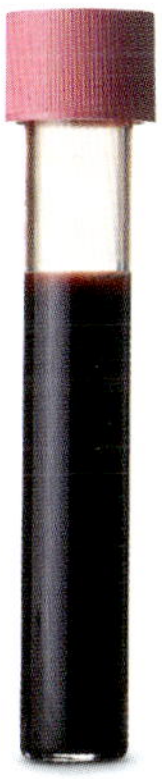

Sauerstoffarmes Blut

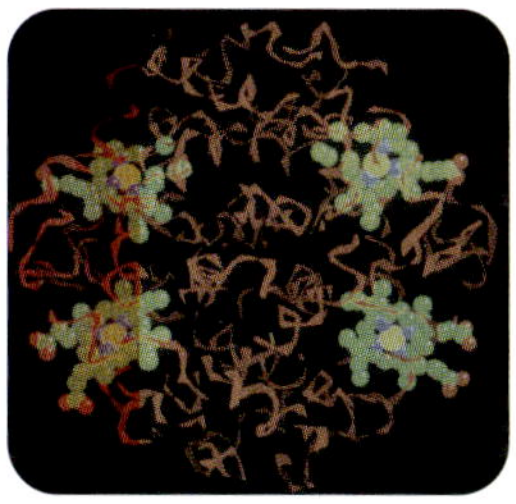

Sauerstoffträger

Das Eiweiß Hämoglobin trägt den Sauerstoff. Ein Hämoglobinmolekül enthält vier Eisenatome (im Bild gelb), die in der Lunge Sauerstoff binden und im Körper wieder abgeben, wo er gebraucht wird.

BLUTGERINNUNG

Wird ein Blutgefäß verletzt, dann kleben Blutplättchen zu einem Stopfen zusammen. Zusätzlich geben sie chemische Stoffe ab, die ein Bluteiweiß in Fibrinfäden umwandeln. Darin bleiben die Blutkörperchen hängen und bilden ein Gerinnsel. Die weißen Blutkörperchen zerstören eindringende Bakterien. Das Gerinnsel trocknet aus und bildet Schorf als Schutzschicht, bis das Gewebe repariert ist.

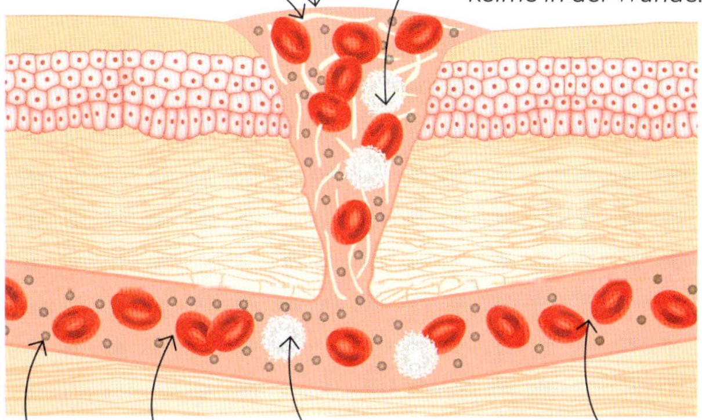

Die **Atmung**

Unser Körper kann ohne Nahrung oder Wasser eine Weile überleben, aber wenn er aufhört zu atmen und keine Sauerstoffzufuhr erhält, dann stirbt er. Die Atmung hat eine zentrale Funktion. Wir atmen frische Luft mit Sauerstoff in die Lunge ein und atmen die verbrauchte Luft mit dem Abfallstoff Kohlendioxid wieder aus.

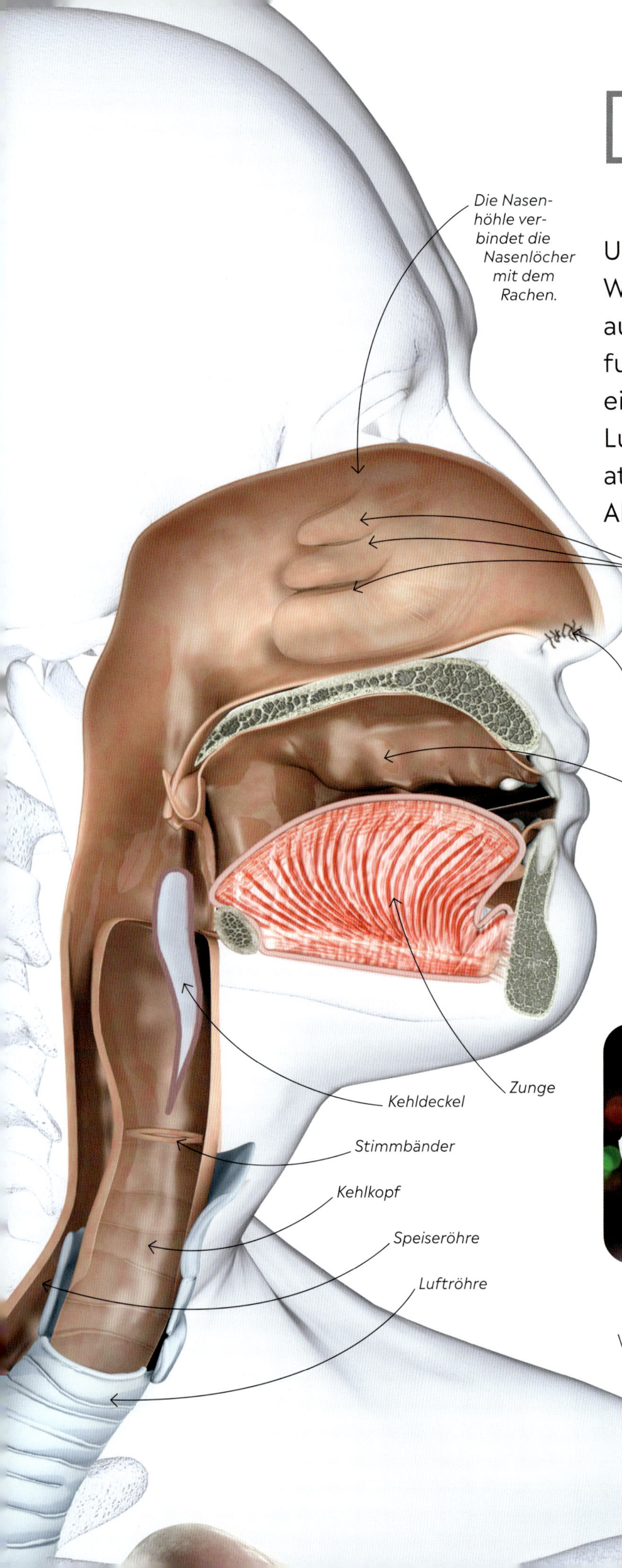

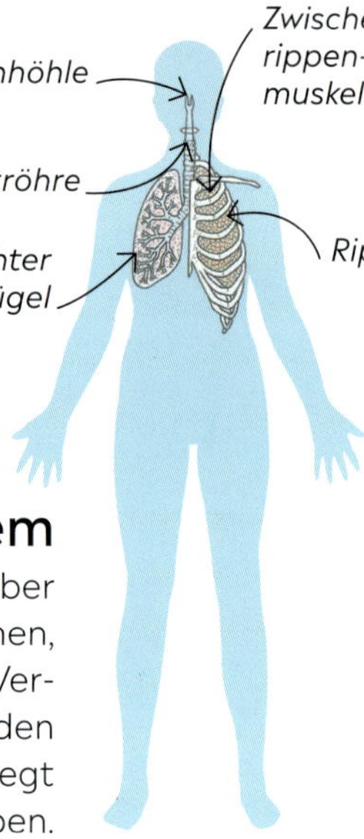

Atmungssystem

Das Atmungssystem bringt über die Luftwege – Nasenhöhle, Rachen, Kehlkopf, Luftröhre und ihre Verzweigungen – Luft in die beiden Lungenflügel. Die Lunge liegt geschützt hinter den Rippen.

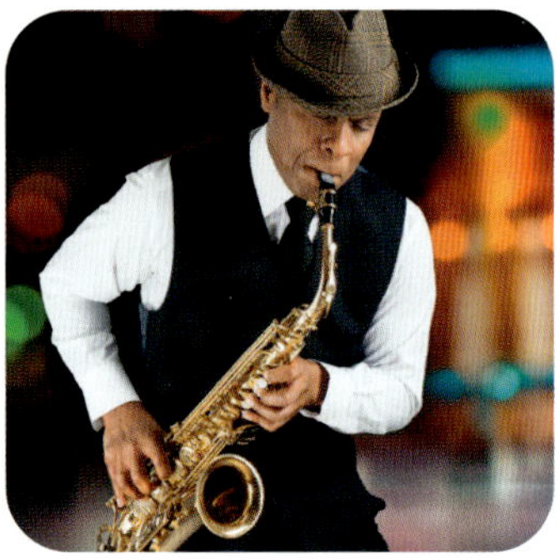

Kontrollierte Atmung

Blasmusiker müssen ihre Atmung sehr gut kontrollieren können. Mit präzise abgestimmten Kontraktionen von Zwerchfell und Zwischenrippenmuskeln stoßen sie Luft aus dem Mund in das Instrument.

Obere Atemwege

Weil Schmutzteilchen das empfindliche Lungengewebe leicht beschädigen können, müssen sie nach dem Einatmen in den oberen Luftwegen herausgefiltert werden. Klebriger Schleim an der Nasenschleimhaut hält Staub und Bakterien fest. Die gefilterte Luft strömt dann in den Kehlkopf und von da in die Lunge.

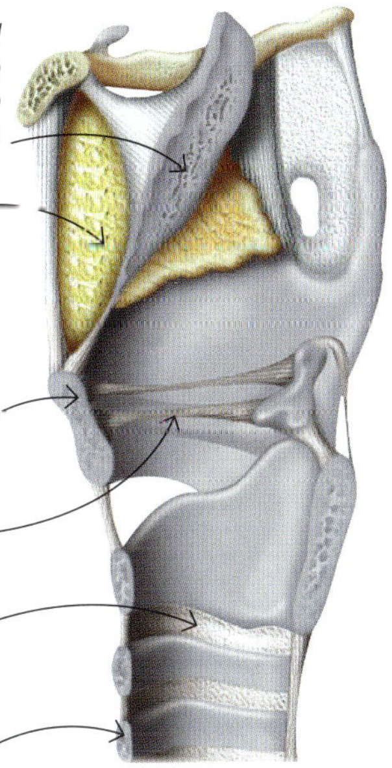

Querschnitt des Kehlkopfs

Kehlkopf

Beim Atmen strömt die Luft vom Rachen durch den Kehlkopf in die Luftröhre. Der Kehlkopf besteht aus neun Knorpelstücken. Beim Schlucken wird der Kehlkopfeingang von einer Knorpelscheibe (Kehldeckel) verschlossen, damit keine Nahrung in die Luftröhre gelangt. Die Stimmbänder sind zwei Bänder, die jeweils von einer Membran umhüllt sind und zusammen Laute erzeugen (siehe unten).

EINATMEN UND AUSATMEN

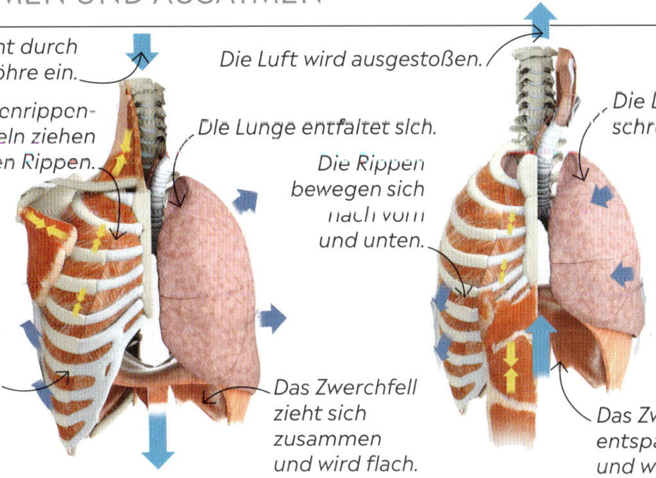

Einatmung
Beim Einatmen ziehen sich Zwerchfell und Zwischenrippenmuskeln zusammen und machen so den Raum in der Brust größer. Die Lunge entfaltet sich und zieht dabei Luft hinein.

Ausatmung
Beim Ausatmen entspannen sich Zwerchfell und Zwischenrippenmuskeln. Der Brustkorb sackt nach unten. Das Zwerchfell wird von den Organen darunter hochgeschoben. Dies drückt die Lunge zusammen und die Luft nach draußen.

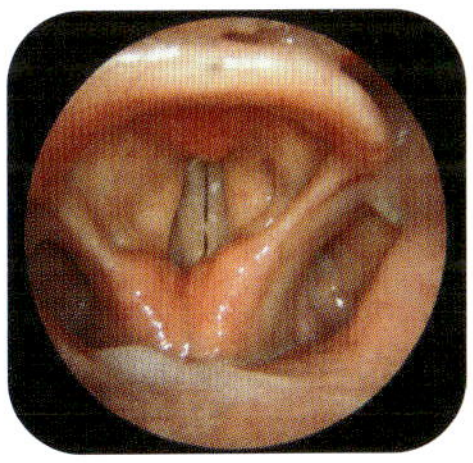

Geschlossen

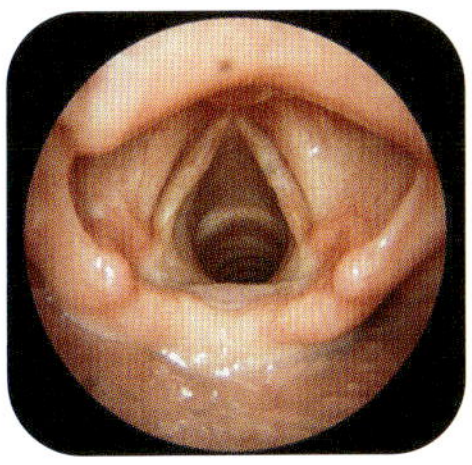

Offen

Stimmbänder

Wenn die Stimmbänder sich entspannen, öffnen sie sich und lassen Luft hinein und heraus. Um Laute zu bilden, werden sie straff gezogen und kontrollierte Luftstöße hindurchgedrückt, die die Bänder in Schwingungen versetzen. Zunge und Lippen bilden aus den Lauten Wörter.

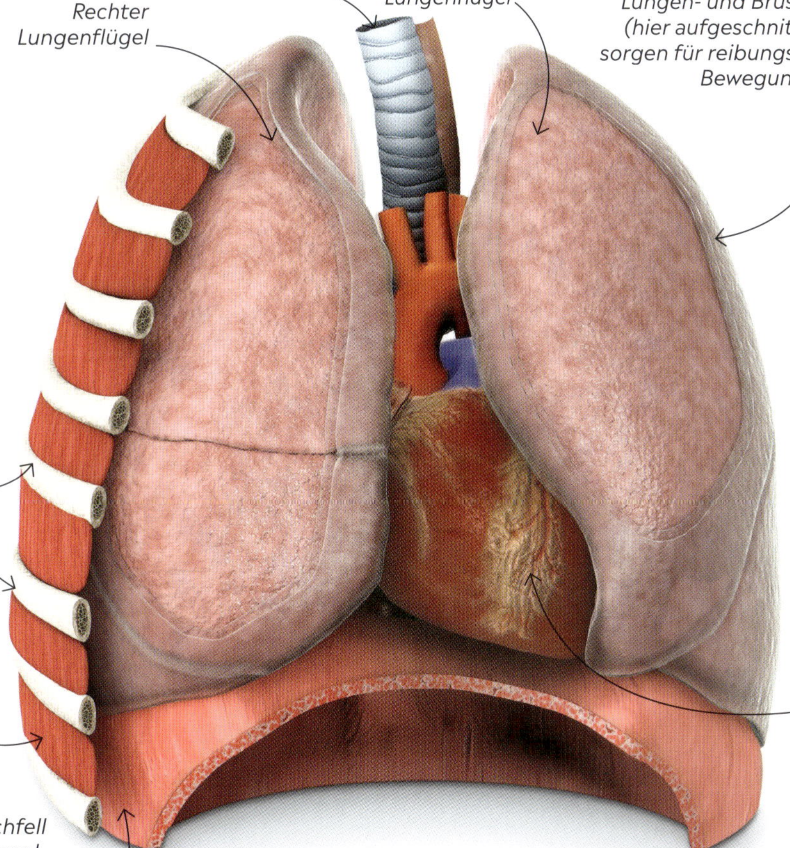

Im Inneren des Brustkorbs

Rippen und Zwischenrippenmuskeln wurden in diesem Bild entfernt, um Lunge und Zwerchfell sichtbar zu machen. Wir atmen in Ruhe etwa 15-mal pro Minute. Bei Anstrengung brauchen wir mehr Sauerstoff – die Zahl der Atemzüge erhöht sich auf bis zu 50 pro Minute.

In der **Lunge**

Die Lunge enthält Millionen mikroskopisch kleiner Luftsäckchen, die Lungenbläschen. Jedes ist in ein Netz aus feinsten Blutgefäßen gehüllt. Die Lungenbläschen nehmen Sauerstoff aus der eingeatmeten Luft auf und geben ihn ans Blut ab. So gelangt er in alle Körperzellen, die ihn für die Energiegewinnung aus der Nahrung (Zellatmung) brauchen. Das Abfallprodukt Kohlendioxid wandert mit dem Blut zurück in die Lungenbläschen und wird dort ausgeschieden.

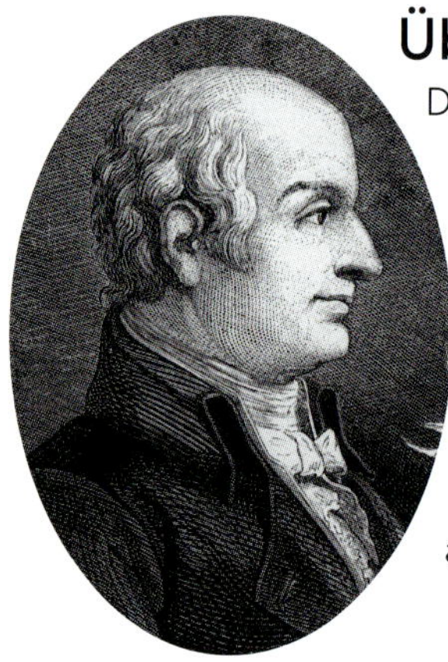

Überall Atmung

Der italienische Wissenschaftler Lazzaro Spallanzani (1729–1799) erkannte, dass Atmung nicht nur in der Lunge stattfindet, sondern in jeder Körperzelle. Er entdeckte auch, dass Blut Sauerstoff ins Gewebe bringt und Kohlendioxid abtransportiert.

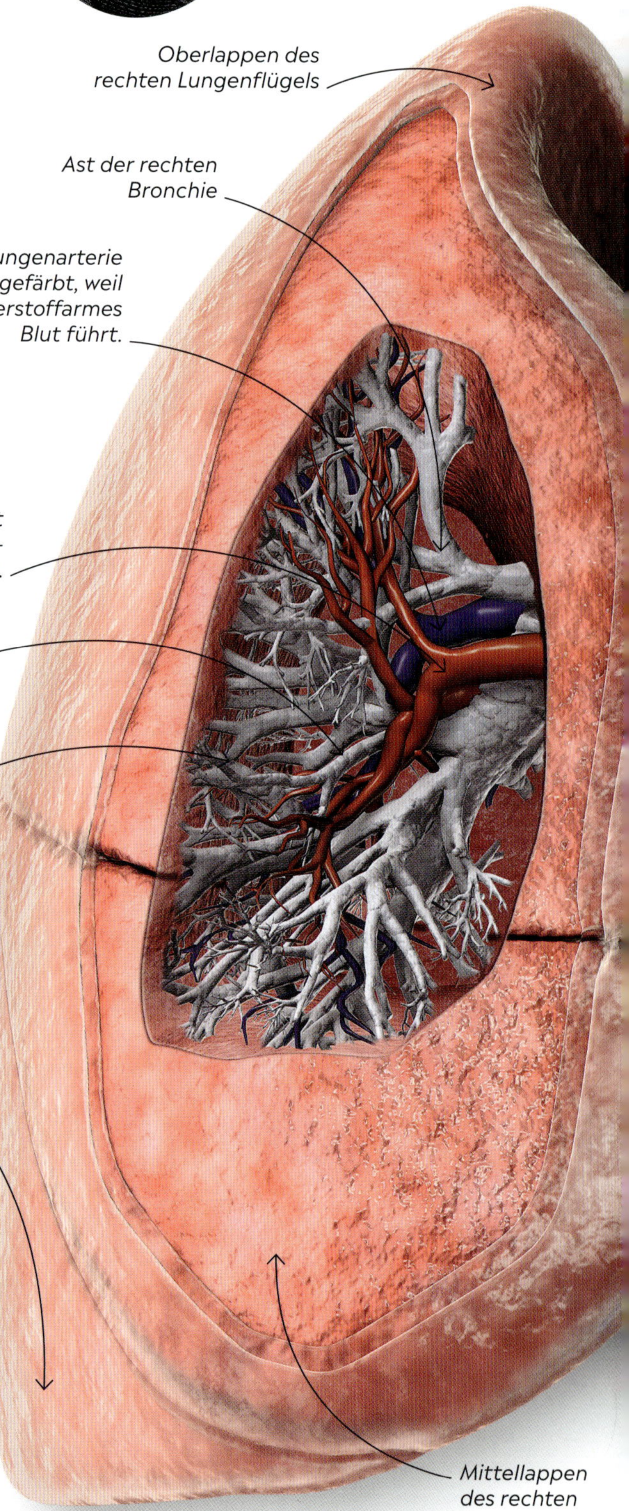

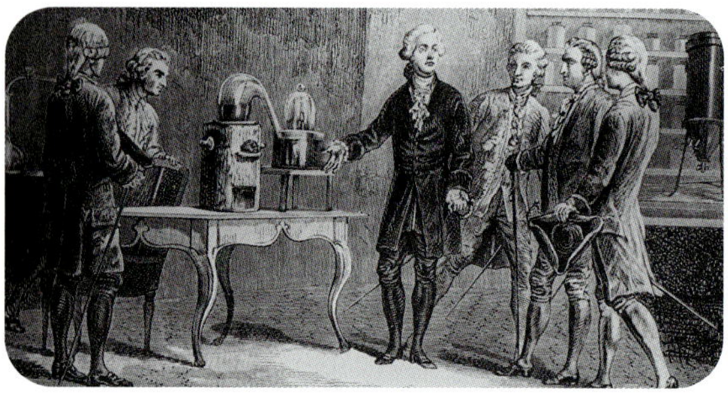

Die Entdeckung der Atmung

Der französische Chemiker Antoine Lavoisier (1743–1794) zeigte, dass eine brennende Kerze einen Teil der Luft verbraucht (ein Gas, das er Sauerstoff nannte) und ein Abfallgas erzeugt (als Kohlendioxid bekannt). Er kam auf die Idee, dass Tiere mit dem Sauerstoff aus der Luft in der Lunge Nahrung verbrennen, und nannte dies Atmung.

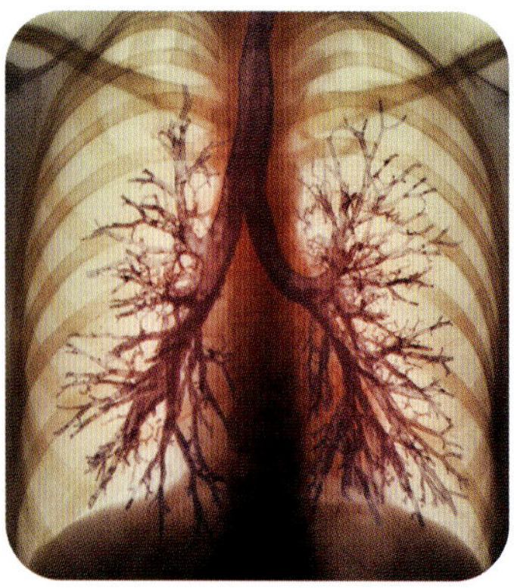

Der Bronchialbaum

Ein verzweigtes Röhrensystem transportiert die Luft durch die Lunge. Die Luftröhre teilt sich in zwei Bronchien, die jeweils in einen Lungenflügel führen. Jede Bronchie verzweigt sich in immer kleinere Bronchien, dann in Bronchiolen und schließlich in Endbronchiolen, die dünner sind als ein Haar.

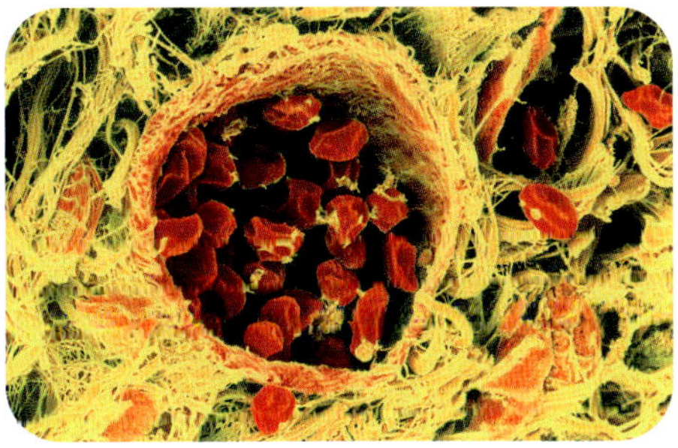

Mikrobläschen

Diese Aufnahme eines Rasterelektonenmikroskops zeigt rote Blutkörperchen in einer Lungenarterie. Um die Arterie herum liegen die Lungenbläschen mit einem Durchmesser von weniger als 0,1 mm.

Ort des Gasaustauschs

Die 300 Mio. Lungenbläschen in der Lunge haben zusammen eine Oberfläche, die so groß ist wie ein Tennisplatz. Jedes Lungenbläschen ist in ein Netz aus feinsten Blutgefäßen gehüllt, in denen der Gasaustausch stattfindet.

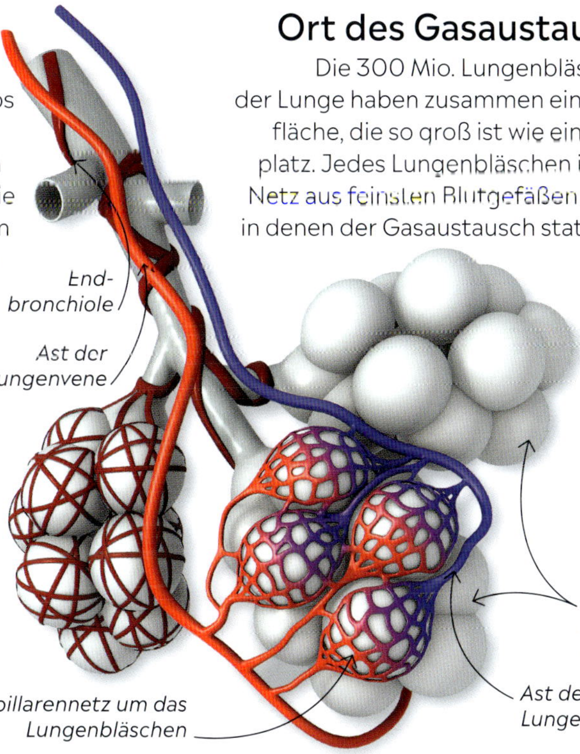

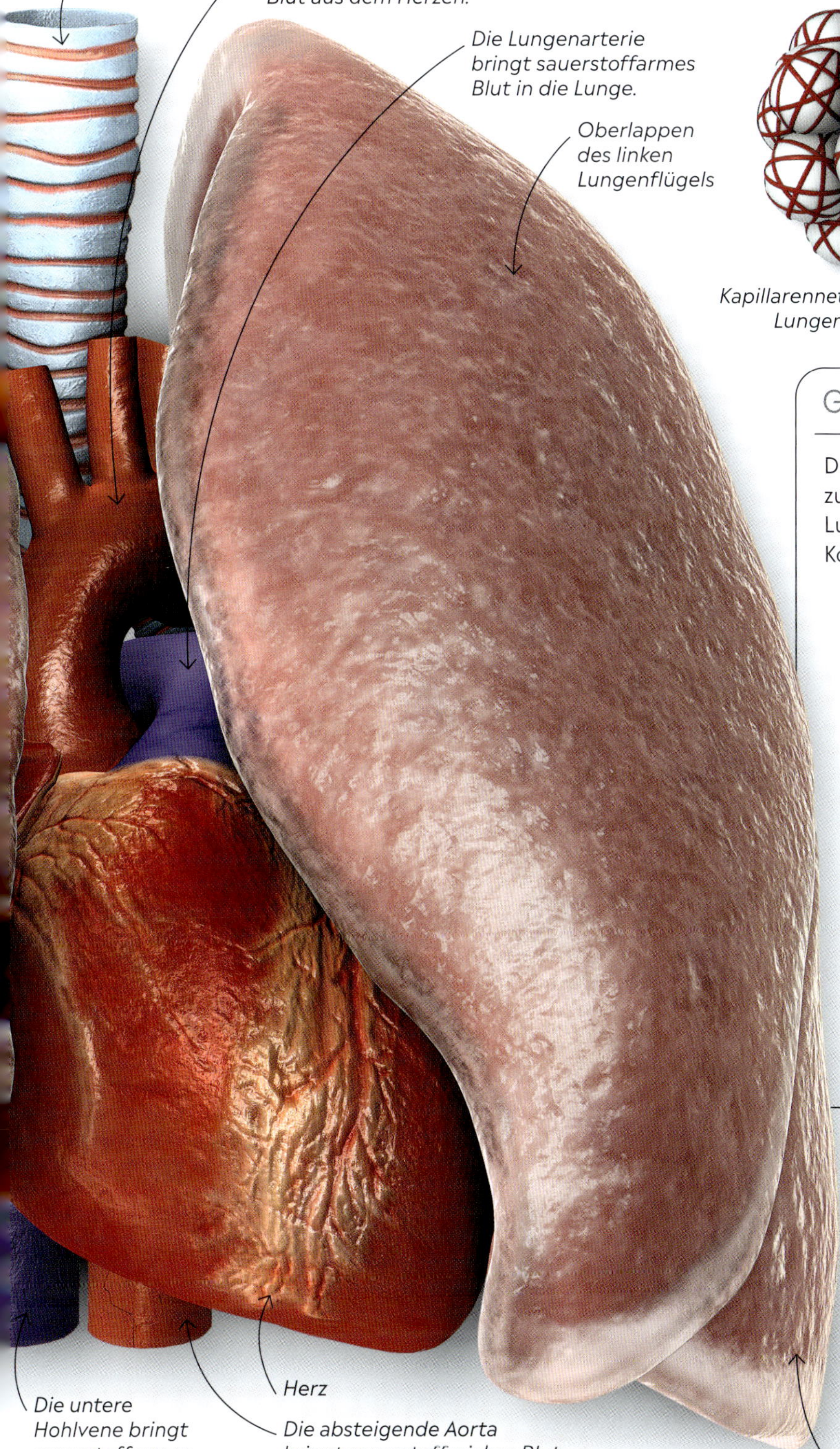

GASAUSTAUSCH

Die Wände von Lungenbläschen und Kapillaren sind zusammen nur 0,001 mm dick. Sauerstoff aus den Lungenbläschen kann so ins Blut übertreten und Kohlendioxid aus dem Blut in die Lungenbläschen.

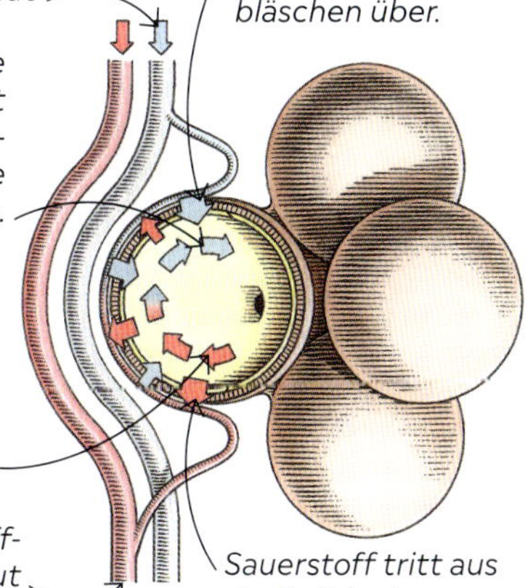

Lunge und Herz

Der rechte Lungenflügel besteht aus drei Lappen, der linke nur aus zwei, um Platz für das Herz zu lassen. Sauerstoffarmes Blut aus der rechten Herzkammer fließt über die Lungenarterie in die Lunge, wo es mit Sauerstoff angereichert wird. Dort gibt es Kohlendioxid ab. Das sauerstoffreiche Blut fließt in die linke Herzhälfte und wird von dort aus durch den ganzen Körper gepumpt.

Essen

Essen ist lebenswichtig. Unsere Nahrung versorgt uns mit Nährstoffen (Kohlenhydrate, Eiweiße, Fett und andere Stoffe), die dem Körper Energie liefern und die Bausteine für Wachstum und Reparaturen bereitstellen. Damit die Nahrungsmittel ihre Nährstoffe freigeben, muss der Körper das Essen mechanisch und chemisch verarbeiten, indem er es kaut, schluckt und verdaut.

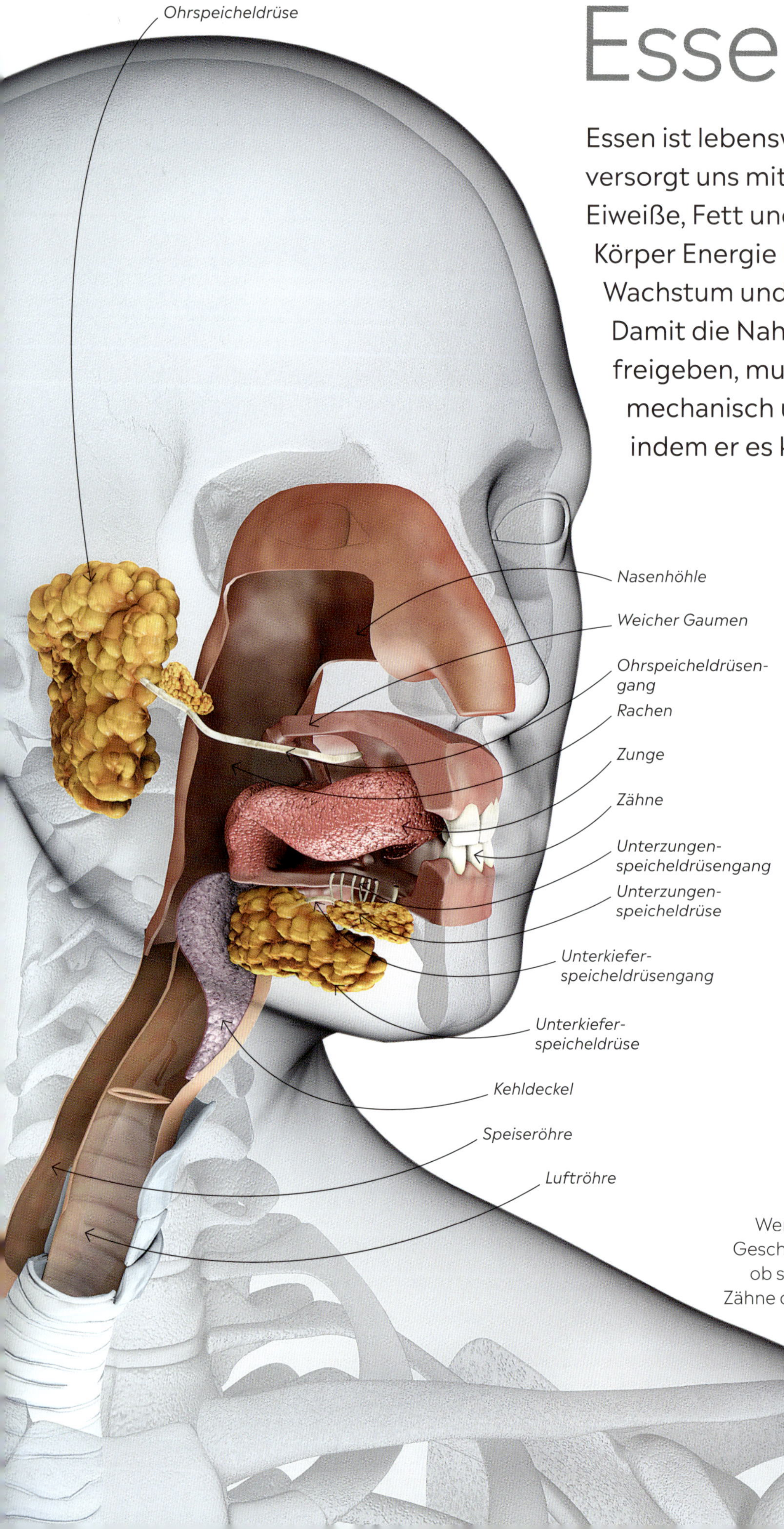

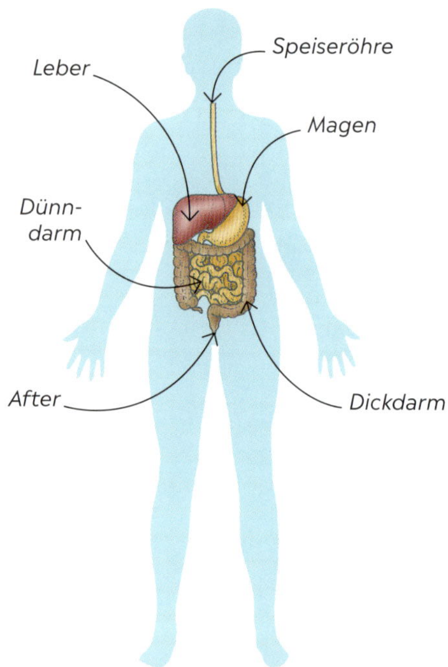

Verdauungssystem

Das Verdauungssystem ist ein langer Schlauch vom Mund bis zum After. Es besteht aus Speiseröhre, Magen, Dünndarm und Dickdarm. Auch die Leber hilft bei der Verdauung.

Im Mund

Wenn Nahrung in den Mund gelangt, stellen die Geschmacksknospen auf der Zunge zunächst fest, ob sie gut oder schlecht schmeckt. Während die Zähne das Essen zerkleinern und zerdrücken, geben die Speicheldrüsen wässrigen Speichel in den Mund ab, der die Speisebrocken zusammenhält und befeuchtet. Speichel enthält außerdem ein Enzym, das die Stärke in der Nahrung zerlegt.

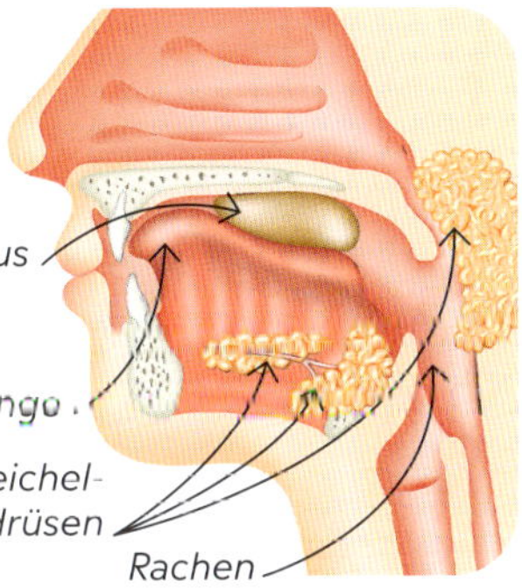

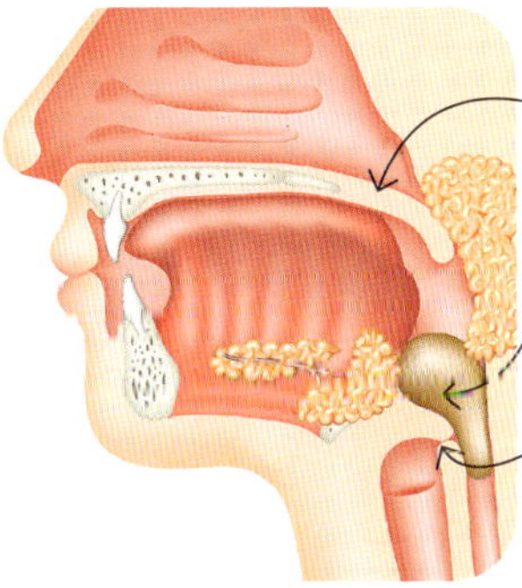

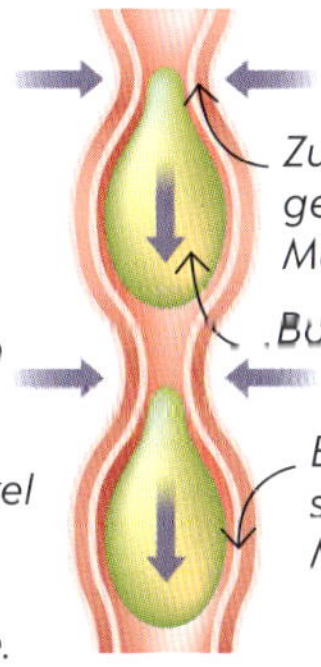

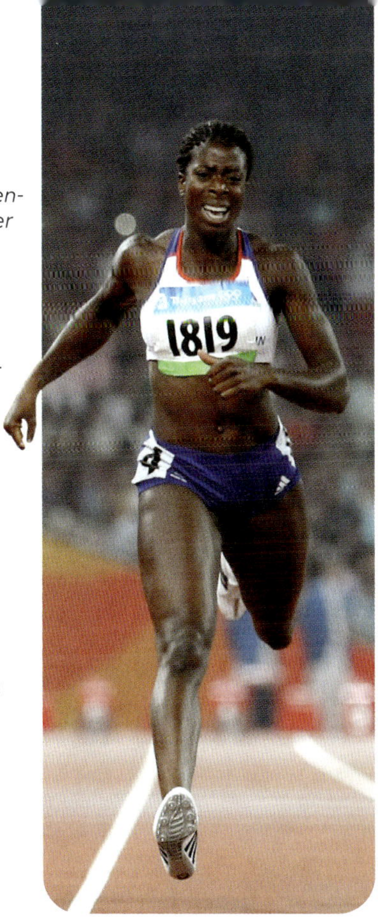

Kauen

Beim Kauen zerkleinern und zerdrücken die Zähne die Nahrung. Die Zunge mischt sie mit dem Speichel zu einem gut durchfeuchteten Speiseklumpen (Bolus) und schiebt diesen in den Rachen.

Schlucken

Daraufhin ziehen sich die Rachenmuskeln zusammen und drücken den Bolus in die Speiseröhre. Gaumen und Kehldeckel verhindern, dass er in Nasenhöhle oder Luftröhre gelangt.

Peristaltik

Wellenförmige Muskelkontraktionen, Peristaltik genannt, schieben den Speise-Bolus durch die Speiseröhre in den Magen hinunter und von dort durch Dünn- und Dickdarm.

Energieabgabe

Zum Laufen brauchen wir die Energie aus unserer Nahrung. Bei der Verdauung wird Stärke in Zucker umgewandelt und Fett in Fettsäuren. Diese Brennstoffe werden in den Muskelzellen abgebaut und setzen dabei Energie frei.

Ausgewogene Ernährung

Eine ausgewogene Ernährung versorgt unseren Körper mit lebenswichtigen Nährstoffen. Getreideprodukte enthalten Kohlenhydrate (Stärke und Zucker). Das Eiweiß in Fisch und Fleisch braucht der Körper zum Wachsen und Reparieren und Fett liefert Energie. Gemüse und Obst enthalten Vitamine und Mineralstoffe, die für eine gute Zellfunktion sorgen und Ballaststoffe unterstützen die Verdauung. Milchprodukte versorgen den Körper mit Kalzium.

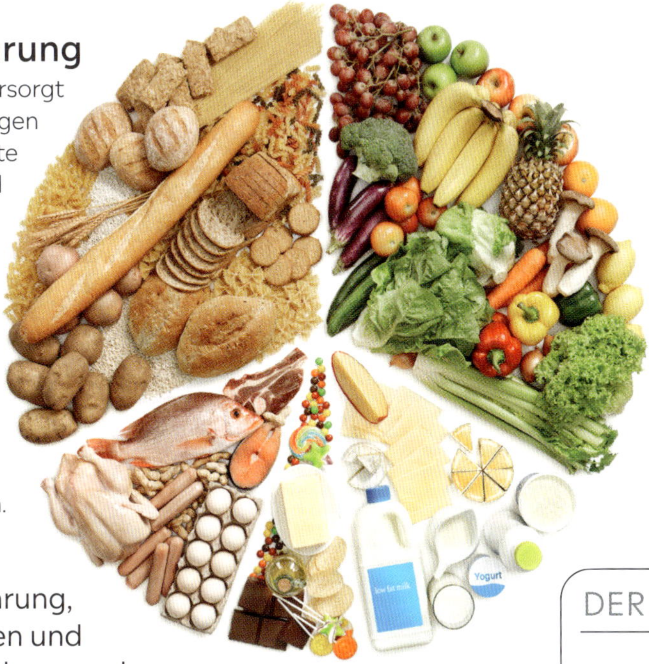

Zähne

Die Zähne zerkleinern die Nahrung, damit wir sie leichter schlucken und verdauen können. Die Milchzähne werden in der Kindheit durch bleibende Zähne ersetzt. Die scharfen Schneidezähne beißen ab, die spitzen Eckzähne halten die Nahrung fest und reißen Stücke ab, die flachen Backenzähne zerdrücken und zermahlen sie.

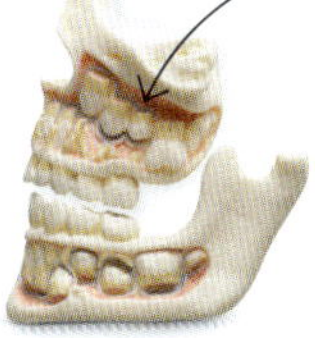

Milchgebiss

Die ersten der 20 Milchzähne brechen etwa im Alter von sechs Monaten durch. Mit ungefähr sechs Jahren beginnen sie auszufallen.

Bleibendes Gebiss

Im frühen Erwachsenenalter sind alle 32 bleibenden Zähne durchgebrochen. In jedem Kiefer sitzen vier Schneidezähne, zwei Eckzähne, vier Vorbackenzähne und sechs Backenzähne.

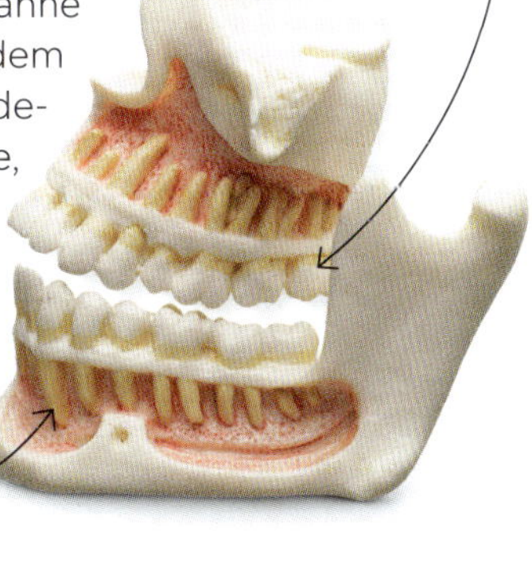

DER ZAHN VON INNEN

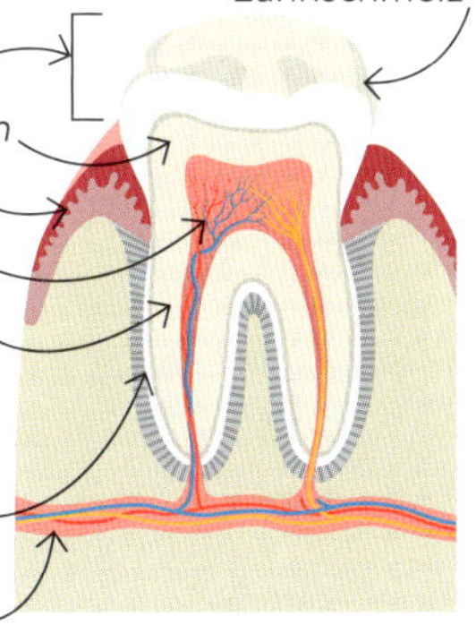

Das Gerüst aus knochenartigem Zahnbein (Dentin) bildet die Zahnwurzel und stützt die Zahnkrone aus leblosem Zahnschmelz. Die Zahnhöhle enthält lebendiges Zahnmark mit Blutgefäßen und Nerven, die beim Beißen und Kauen den Druck wahrnehmen.

Verdauung

Nach dem Schlucken dauert es etwa zehn Sekunden, bis die zerkaute Nahrung im Magen ankommt und verdaut wird. Enzyme (chemische Verdauungshilfen) fangen an, die Nahrung zu zersetzen, und der Magen vermengt sie, bis ein flüssiger Speisebrei entsteht. Dieser gelangt in den Dünndarm, wo weitere Enzyme ihn in seine Grundbestandteile zerlegen. Die Nährstoffe werden ins Blut aufgenommen und zu den Körperzellen transportiert.

Die Chemiefabrik des Körpers

Die Leber, unser größtes inneres Organ, steuert die chemische Zusammensetzung des Bluts. Wenn sauerstoffreiches Blut aus dem Herzen und nährstoffreiches Blut aus dem Darm durch die Leber fließt, gibt sie Nährstoffe ins Blut ab oder speichert sie zum späteren Gebrauch. Die Leber stellt auch Galle her, entfernt Giftstoffe aus dem Blut, zerstört Bakterien und verwertet abgenutzte rote Blutkörperchen.

Nahrungsverarbeitung

Der Magen ist beutelfömig. Wenn Nahrung durch die Speiseröhre hineinkommt, dehnt er sich aus und verarbeitet sie über mehrere Stunden. Seine muskulösen Wände mischen den Speisebrei durch, während der Magensaft die Eiweiße zerlegt. Dabei entsteht ein flüssiger Speisebrei, der auch Chymus genannt wird. Dieser wird nach und nach in den Dünndarm abgegeben.

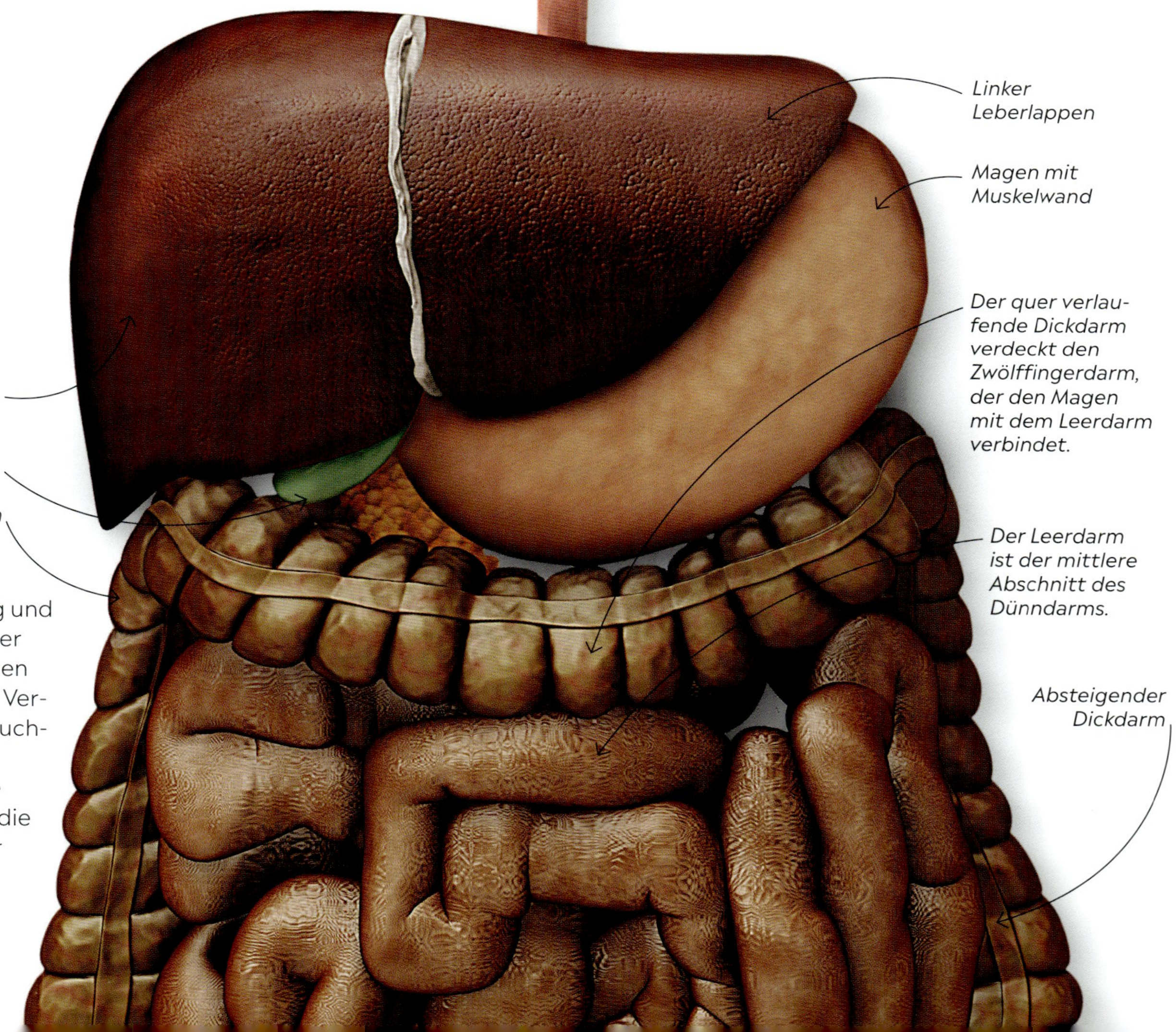

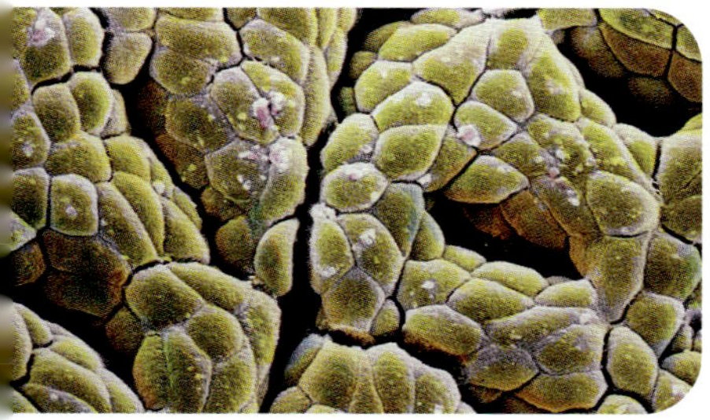

Magengrübchen

Die Magenschleimhaut hat Millionen kleiner Grübchen, die zu den Magendrüsen führen. Diese geben Magensaft in den Magen ab. Ein Enzym im Magensaft zerlegt die Eiweiße in der Nahrung, der enthaltene Schleim schützt die Magenschleimhaut vor dem aggressiven Magensaft.

Der Darm

Der Dünndarm ist etwa 6 m lang und besteht aus drei Abschnitten: Der kurze Zwölffingerdarm nimmt den Speisebrei aus dem Magen und Verdauungssäfte aus Leber und Bauchspeicheldrüse auf. Im Leerdarm und im Krummdarm werden die Verdauung abgeschlossen und die Nährstoffe ins Blut geleitet. Der Dickdarm ist nur 1,5 m lang. Hier wird den Reststoffen aus dem Krummdarm das Wasser entzogen. Der entstehende Kot wird im Enddarm gespeichert.

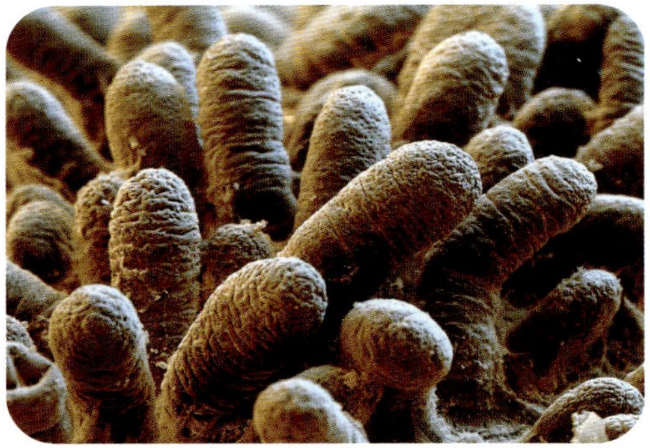

Darmschleimhaut

Enzyme auf den Darmzotten im Dünndarm (oben) helfen dabei, die Nahrung in ihre kleinsten Bestandteile zu zerlegen: Glukose (Zucker), Aminosäuren und Fettsäuren. Diese Nährstoffe werden durch die Darmzotten aufgenommen und über die Kapillaren und das Lymphsystem weitertransportiert.

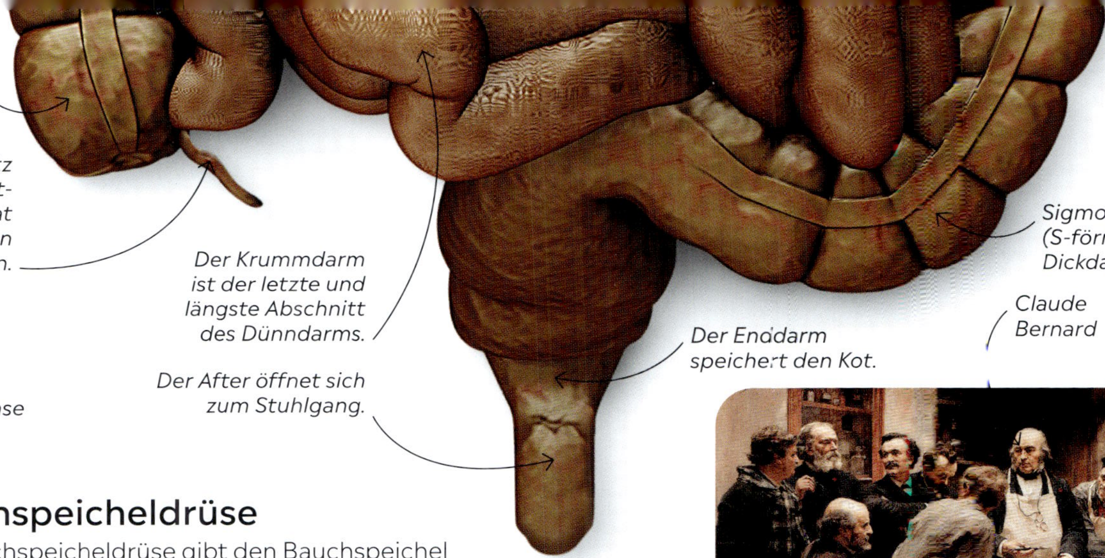

Bauchspeicheldrüse

Die Bauchspeicheldrüse gibt den Bauchspeichel in den Zwölffingerdarm ab. Er enthält Enzyme, die Kohlenhydrate, Eiweiße und Fette in der Nahrung, die aus dem Magen kommt, zerlegen.

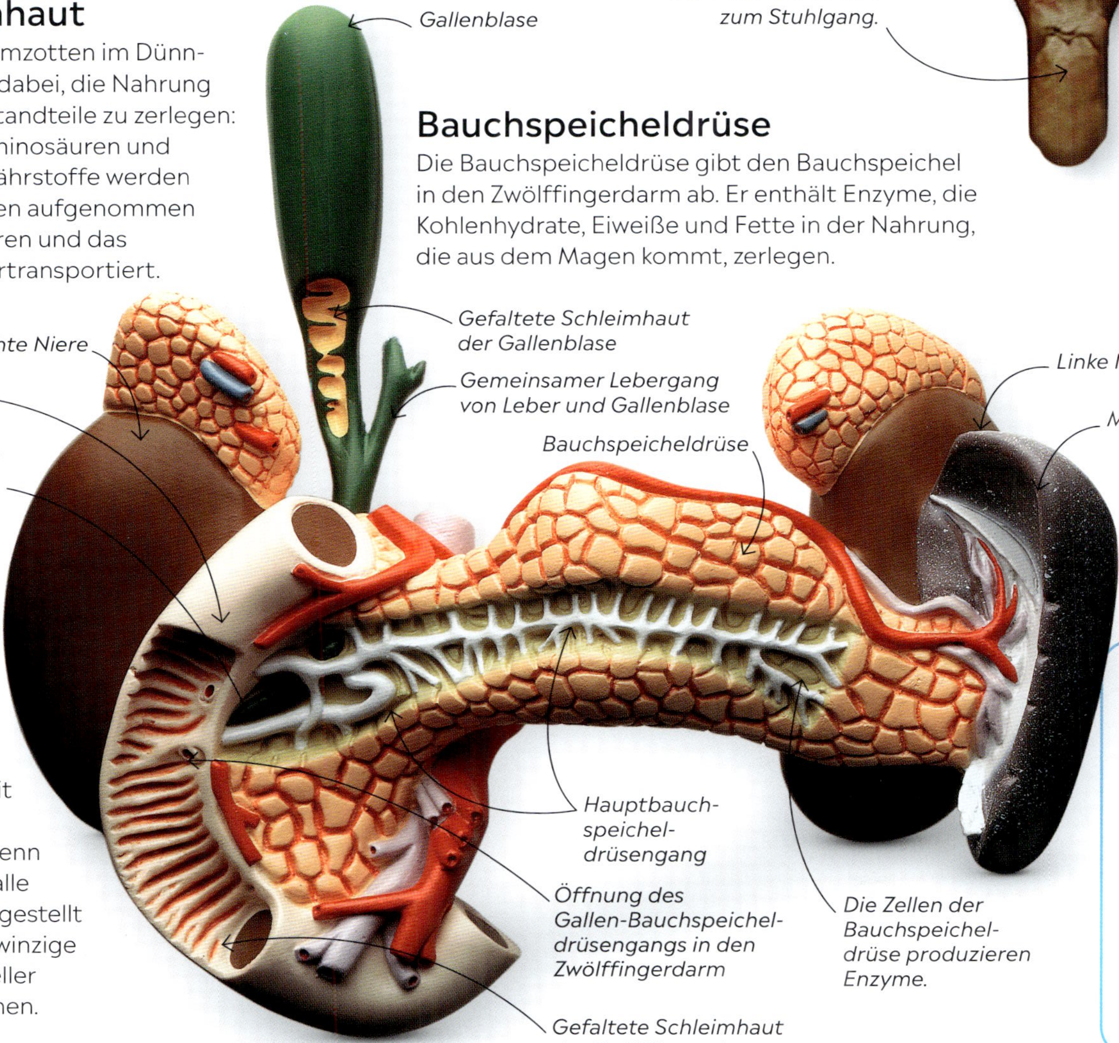

Gallenblase und Galle

Die Gallenblase ist ein elastischer Beutel, der die grünliche Gallenflüssigkeit speichert und in den Dünndarm abgibt, wenn Nahrung eintrifft. Galle wird in der Leber hergestellt und zerlegt Fette in winzige Tröpfchen, die schneller verdaut werden können.

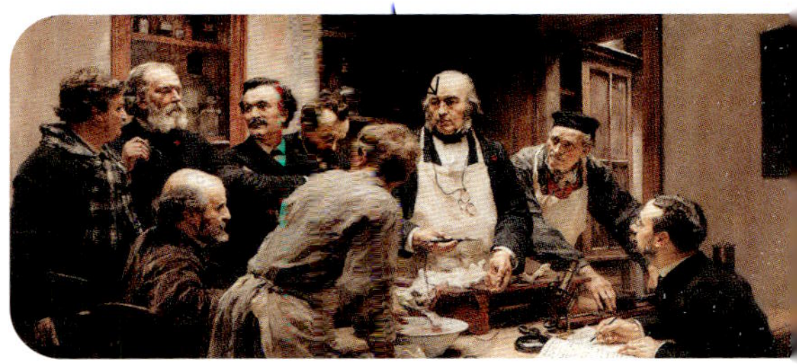
Claude Bernard

Claude Bernard

Der französische Wissenschaftler Claude Bernard (1813–1878) bewies, dass Substanzen aus der Bauchspeicheldrüse bei der Fettverdauung helfen und dass der Großteil der Verdauung im Dünndarm stattfindet. Er entwickelte das Konzept der Homöostase. Es besagt, dass der Körper gleichbleibende Bedingungen aufrechterhält, etwa Temperatur oder Wasserhaushalt.

RÜCKBLICK

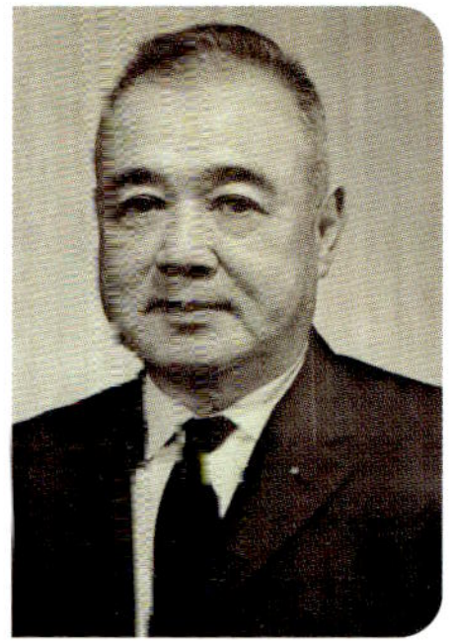

Minoru Shirota
Der japanische Mikrobiologe Minoru Shirota (1899–1982) entdeckte, dass die nützliche Darmbakterie *Lactobacillus* die Darmgesundheit verbessert. Er warb für den Einsatz von Getränken, die diese Bakterien enthalten (Probiotika).

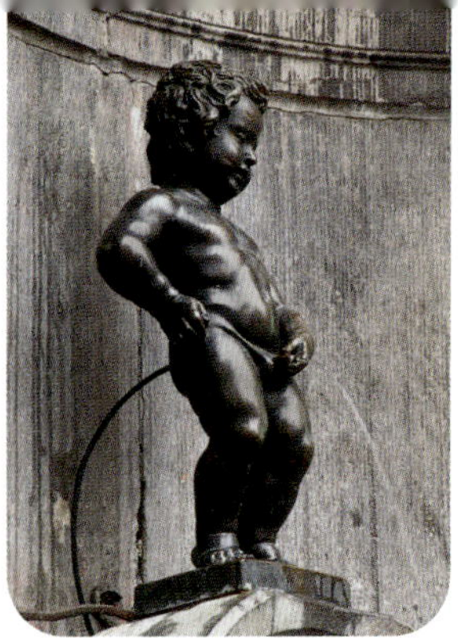

Blasenkontrolle

Wenn die Blase eines Babys voll ist, befehlen die Dehnungsrezeptoren in der Muskelwand der Blase automatisch, sie zu leeren. Kleinkinder lernen allmählich, diesen Reflex zu steuern.

Abfall-entsorgung

Die Körperzellen geben ständig Abfallstoffe ins Blut ab, die den Körper vergiften, wenn sie nicht hinausbefördert werden. Das Harnsystem reinigt das Blut auf seinem Weg durch die beiden Nieren. Es entzieht ihm auch überschüssiges Wasser, damit der Wassergehalt des Körpers gleich bleibt.

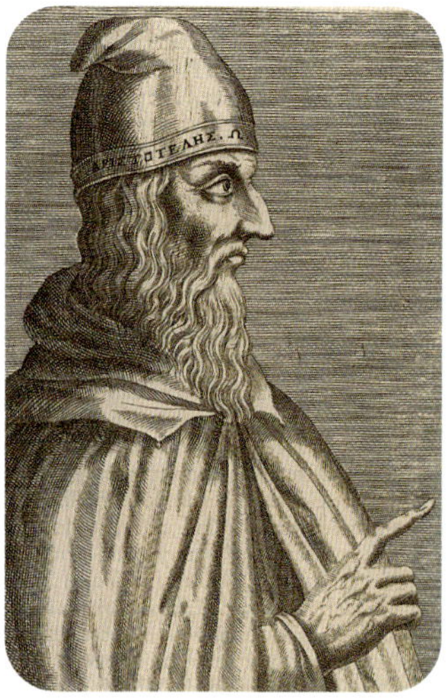

Aristoteles

Der griechische Philosoph Aristoteles (384–322 v. Chr.) stellte das bisherige Wissen über Anatomie infrage, indem er tote Tiere und Menschen aufschnitt und niederschrieb, was er sah. Er lieferte die ersten Beschreibungen des Harnsystems und seiner Funktionsweise.

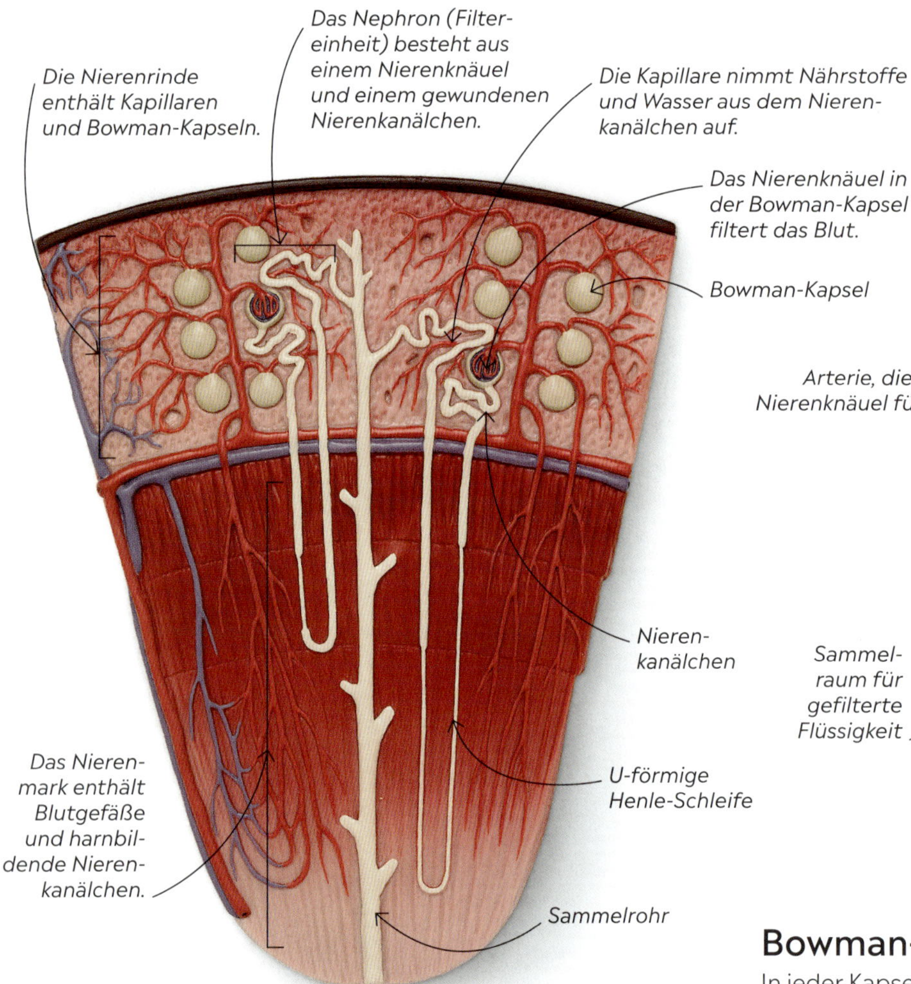

Filtereinheit

Jede Filtereinheit (Nephron) in einer Niere ist mit einem langen Nierenkanälchen verbunden. Es führt von der Nierenrinde ins Mark und zurück und mündet dann in ein Sammelrohr. Aus dem Blut gefilterte Flüssigkeit fließt durch das Nephron. Nützliche Substanzen werden dabei wieder ins Blut abgegeben, der Rest fließt als Harn ins Sammelrohr.

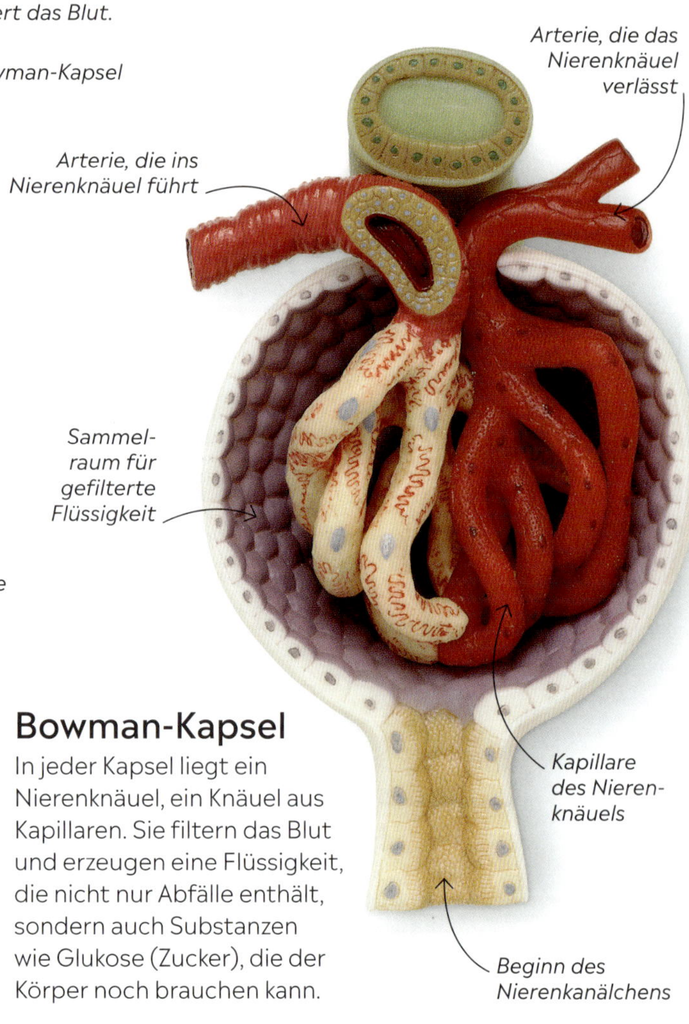

Bowman-Kapsel

In jeder Kapsel liegt ein Nierenknäuel, ein Knäuel aus Kapillaren. Sie filtern das Blut und erzeugen eine Flüssigkeit, die nicht nur Abfälle enthält, sondern auch Substanzen wie Glukose (Zucker), die der Körper noch brauchen kann.

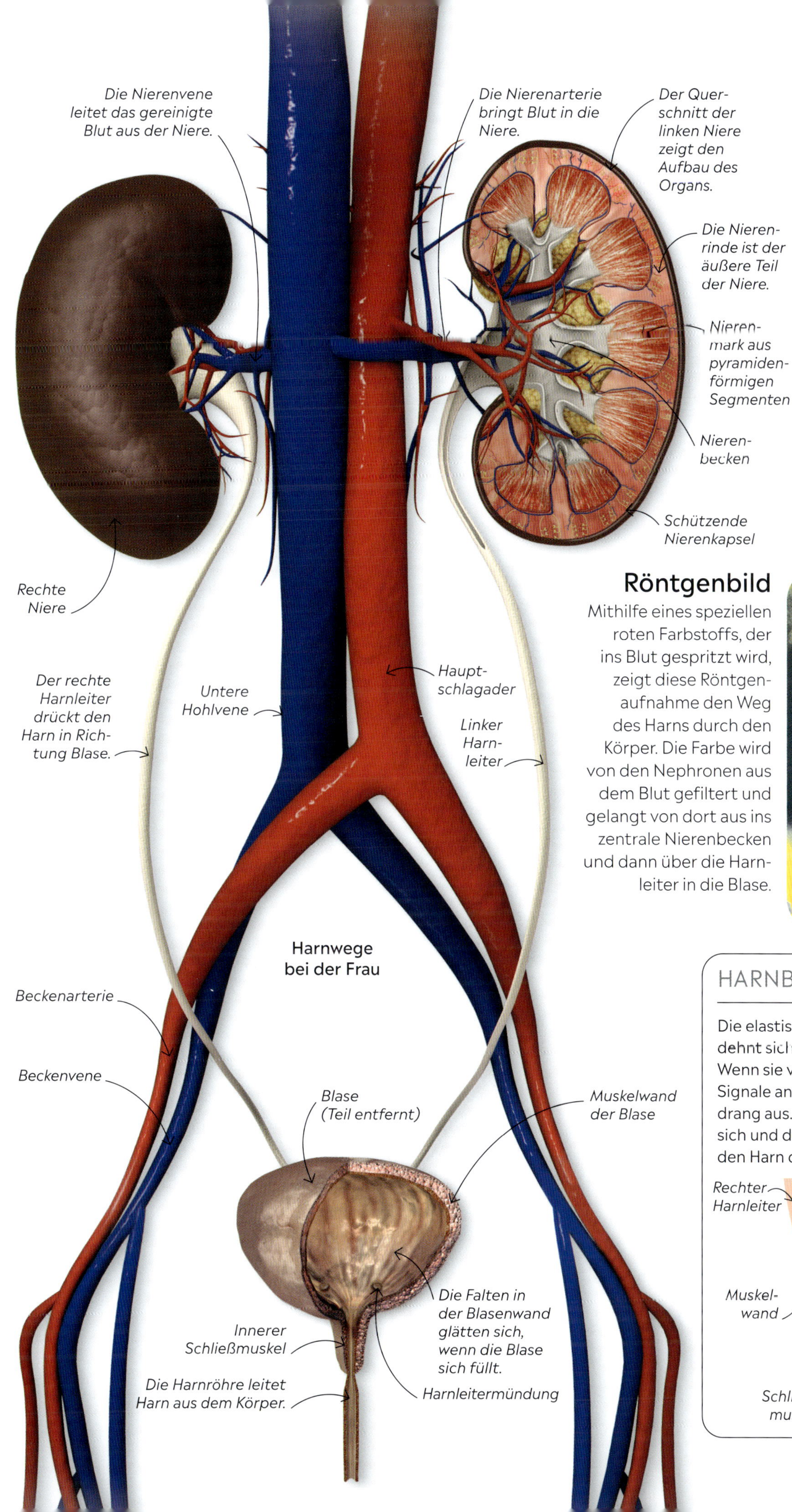

Harnsystem

Die beiden Nieren enthalten 2 Mio. Nephronen, die pro Tag 1750 Liter Blut filtern und 1,5 Liter Harn herstellen. Der Harn fließt aus der Niere in einen Harnleiter. Die Muskelwände dieser Röhre drücken ihn in die beutelartige Harnblase, wo er bis zum Wasserlassen gespeichert wird. Ein ring-förmiger Schließmuskel hält den Ausgang der Blase verschlossen. Wird er entspannt, verlässt der Harn den Körper durch die Harnröhre. Außerhalb des Körpers heißt der Harn übrigens Urin.

Röntgenbild

Mithilfe eines speziellen roten Farbstoffs, der ins Blut gespritzt wird, zeigt diese Röntgenaufnahme den Weg des Harns durch den Körper. Die Farbe wird von den Nephronen aus dem Blut gefiltert und gelangt von dort aus ins zentrale Nierenbecken und dann über die Harnleiter in die Blase.

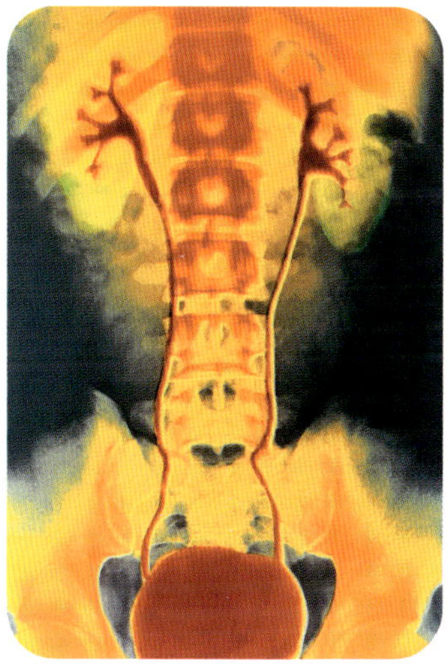

HARNBLASE

Die elastische Muskelwand der Blase dehnt sich aus, wenn Harn hineinläuft. Wenn sie voll ist, schicken Rezeptoren Signale ans Gehirn und lösen den Harndrang aus. Der Ringmuskel entspannt sich und die Blasenmuskeln drücken den Harn durch die Harnröhre hinaus.

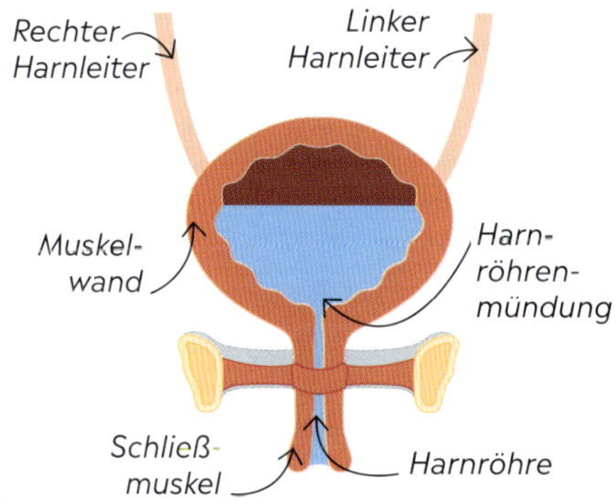

Fortpflanzungs-**system**

Die meisten Menschen besitzen eines der beiden Fortpflanzungssysteme, die üblicherweise als weiblich und männlich bezeichnet werden. Haben zwei Menschen mit unterschiedlichen Fortpflanzungssystemen Geschlechtsverkehr (Sex), dann kommen Eizellen und Samenzellen zusammen. Diese Keimzellen enthalten jeweils die Hälfte der DNA (genetische Anweisungen) eines Menschen. Bei der Befruchtung vereinigen sie sich zu einem neuen Lebewesen.

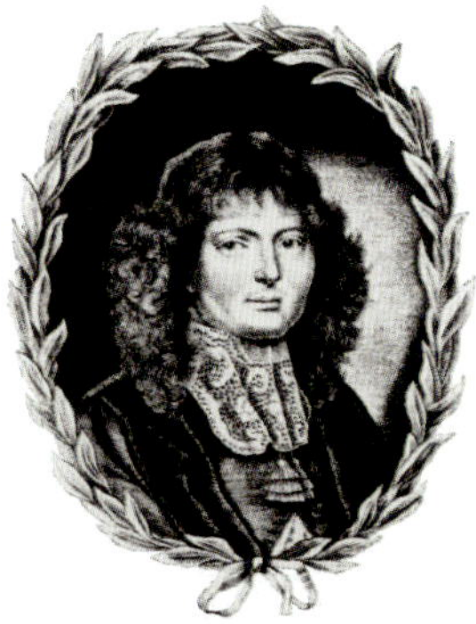

Regnier de Graaf

Der niederländische Arzt Regnier de Graaf (1641–1673) erforschte das Fortpflanzungssystem und entdeckte die Eierstöcke. Er beschrieb die winzigen Blasen an ihrer Oberfläche, die jeden Monat erscheinen. Später wurde klar, dass jedes Bläschen ein reifer Follikel ist, der die viel kleinere Eizelle enthält.

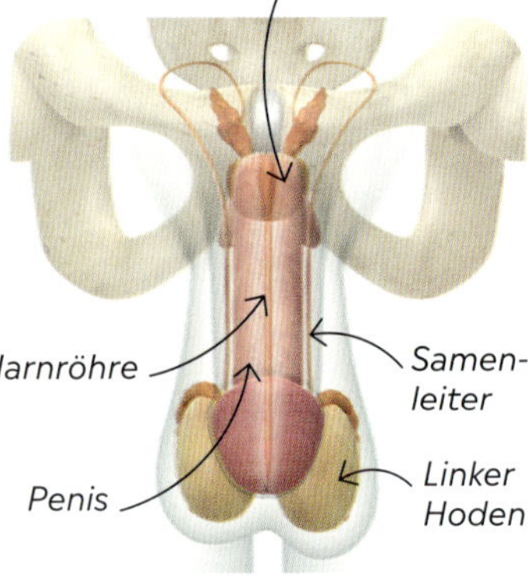

Männliche Fortpflanzungsorgane von vorn

Penis und Hoden

In dieser Seitenansicht siehst du einen der beiden Hoden, die in einem Hautbeutel, dem Hodensack, außerhalb des Körpers hängen. In jedem Hoden regt ein Hormon im Erwachsenenalter die Produktion von Spermien an. Beim Sex drücken Muskelkontraktionen das Sperma über zwei Samenleiter in die Harnröhre und aus dem Penis hinaus.

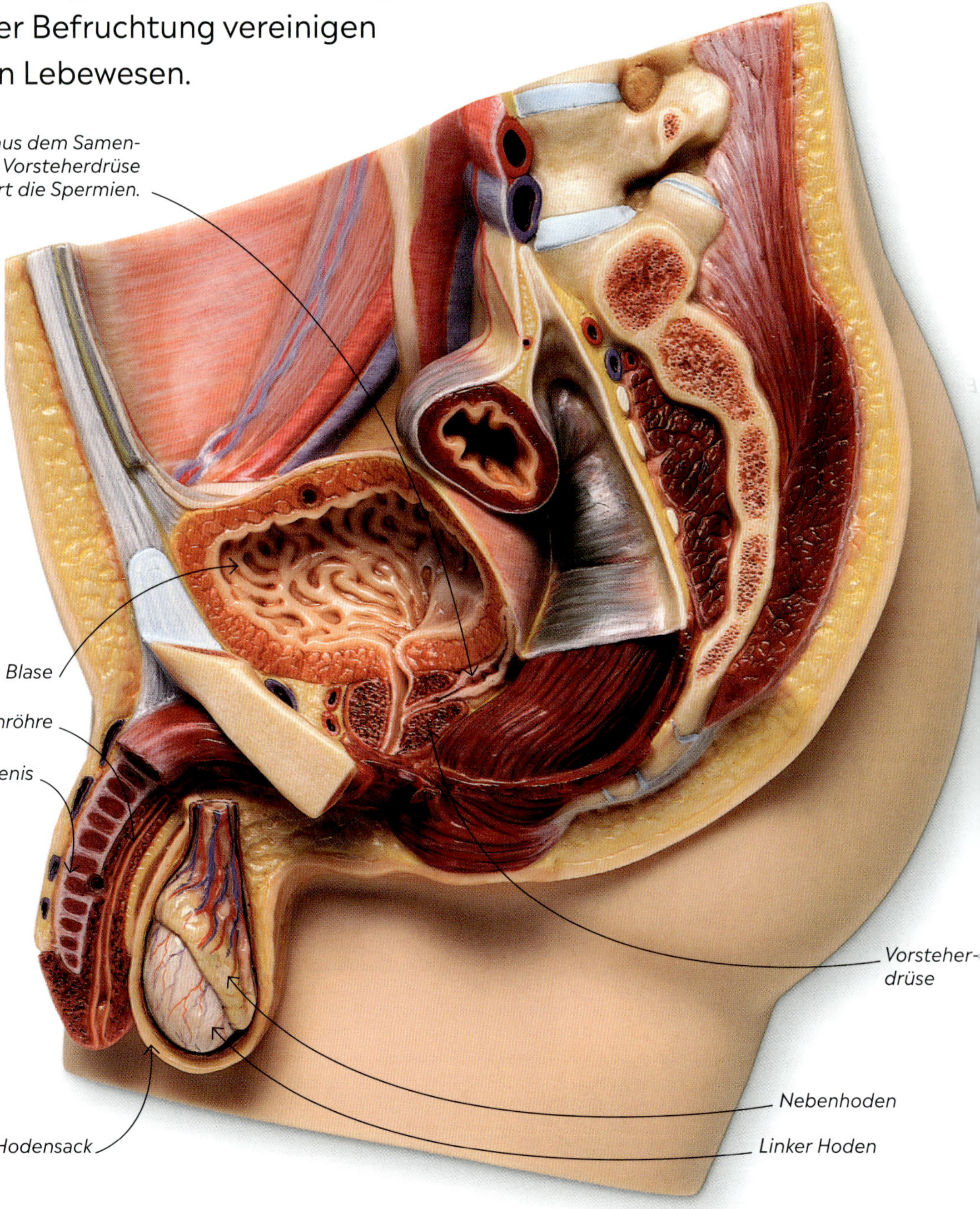

DER MENSTRUATIONSZYKLUS

Alle 28 Tage setzt ein Eierstock eine Eizelle frei und die Gebärmutterschleimhaut wird dicker, um sie aufzunehmen, falls sie von einem Spermium befruchtet wird. Dieser wiederkehrende Zyklus wird von Hormonen aus der Hirnanhangsdrüse (Hypophyse) und den Eierstöcken gesteuert und heißt Menstruationszyklus. Er beginnt mit einer Blutung, der Periode oder Regelblutung.

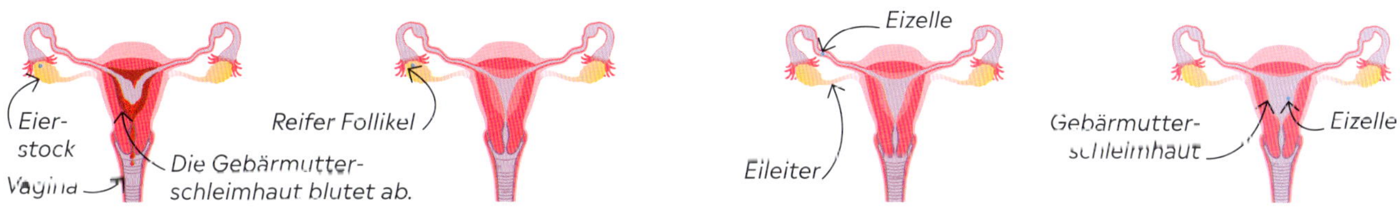

1 Erste Woche

Die Gebärmutterschleimhaut, die in der letzten Periode dicker wurde, löst sich und wird in einem Blutfluss durch die Vagina abgestoßen.

2 Zweite Woche

Ein Follikel mit einer Eizelle an der Oberfläche des Eierstocks reift und schwillt an. Die Gebärmutterschleimhaut wird wieder dicker.

3 Dritte Woche

Wenn der reife Follikel die Eizelle freigibt, kommt es zum Eisprung. Die Eizelle wird durch den Eileiter in Richtung Gebärmutter bewegt.

4 Vierte Woche

Wenn das Ei befruchtet wurde, nistet es sich in die dicke, gut durchblutete Gebärmutterschleimhaut ein. Wenn nicht, blutet sie wieder ab und der Zyklus beginnt von vorn.

Die größte Zelle im Körper ist die Eizelle.

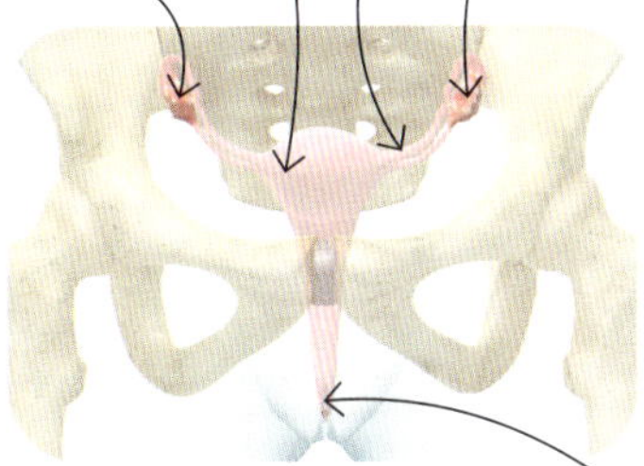

Weibliche Fortpflanzungsorgane von vorn

Eierstöcke und Gebärmutter

Die Eierstöcke geben jeden Monat eine Eizelle ab. Sie wird von kleinen Fransen (Fimbrien) in den Eileiter gelenkt, der in die Gebärmutter führt. Trifft die Eizelle kurz nach ihrer Freisetzung auf eine Samenzelle, verschmelzen beide und es kommt zur Befruchtung. Es entsteht ein Baby, das in der Gebärmutter heranwächst und schließlich durch die Vagina zur Welt kommt.

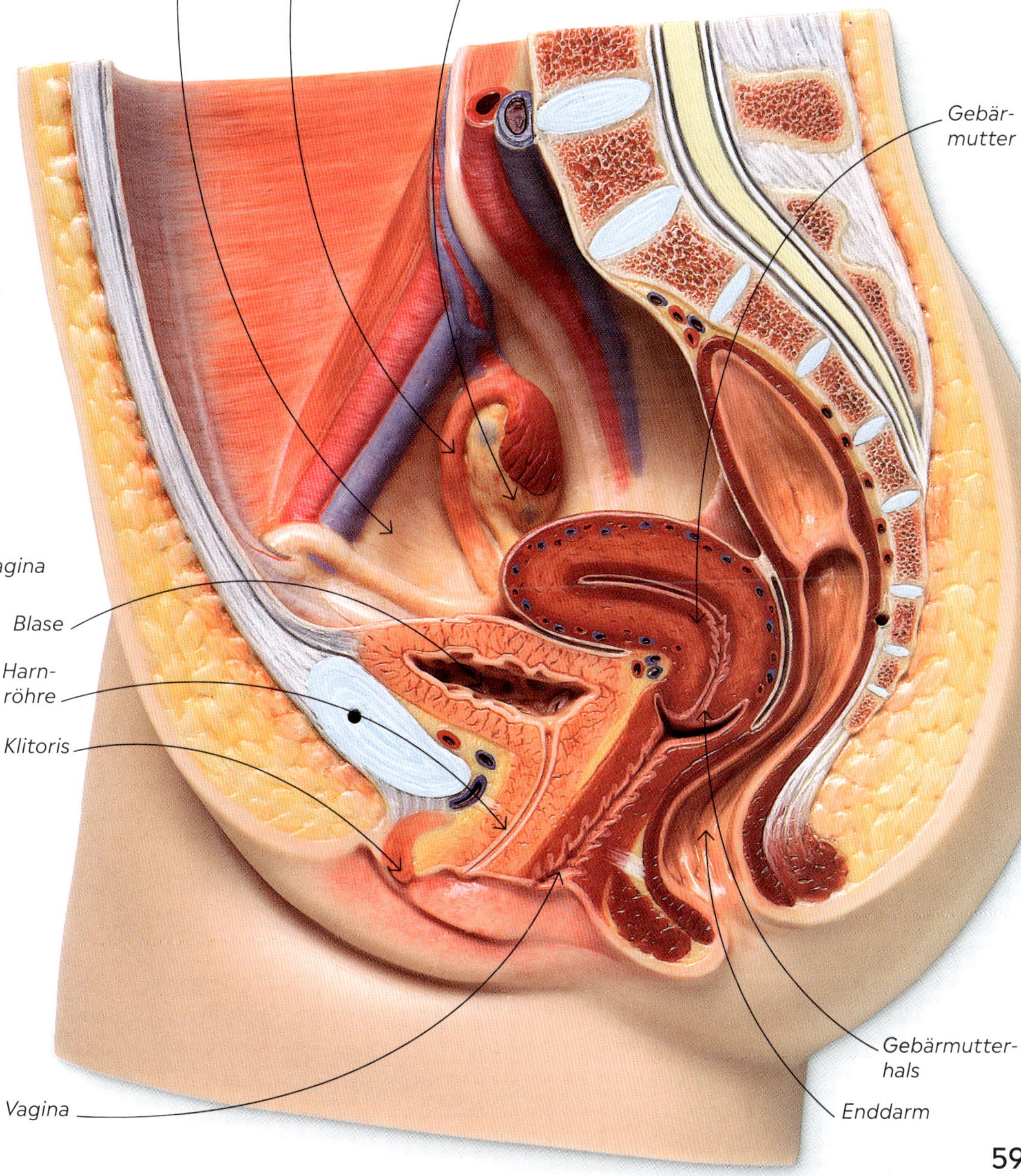

Ein neues **Leben**

Bei der Befruchtung verschmelzen die DNA (die genetischen Anweisungen) einer Samen- und einer Eizelle miteinander. Wenn die befruchtete Eizelle, die nicht größer als der Punkt hinter diesem Satz ist, sich in die Gebärmutterschleimhaut eingenistet hat, wächst daraus ein Embryo und dann ein Fötus heran. Etwa 38 Wochen nach der Befruchtung ist er bereit für die Geburt. Die Muskelwand der Gebärmutter zieht sich immer wieder zusammen und schiebt das Baby durch die Vagina nach draußen.

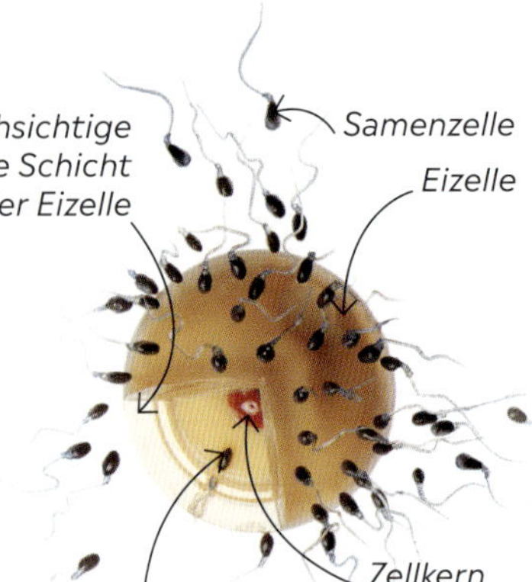

Befruchtung

Eine der Samenzellen ist durch die Außenschicht der Eizelle gedrungen. Ihr Schwanz ist abgefallen und ihr Kopf (Zellkern) wird nun mit dem Zellkern der Eizelle verschmelzen und sie damit befruchten. Jetzt kommt keine andere Samenzelle mehr durch.

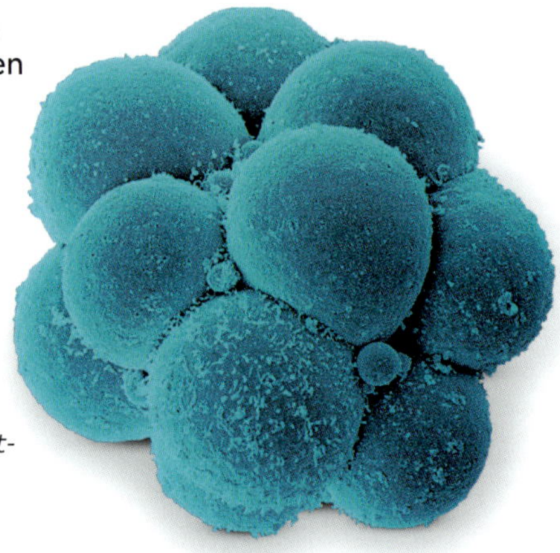

Klumpen aus 16 Zellen

Der Embryo

Die befruchtete Eizelle teilt sich in zwei Zellen, dann in vier, in acht usw. Eine Woche nach der Befruchtung nistet sie sich in der Gebärmutterschleimhaut ein und wird damit zum Embryo. Die Zellen teilen sich immer weiter und bilden Muskeln, Nerven und andere Gewebe. Nach fünf Wochen ist der Embryo so groß wie eine Erbse.

Der Fötus in der Gebärmutter ist in feine Flaumhaare gehüllt.

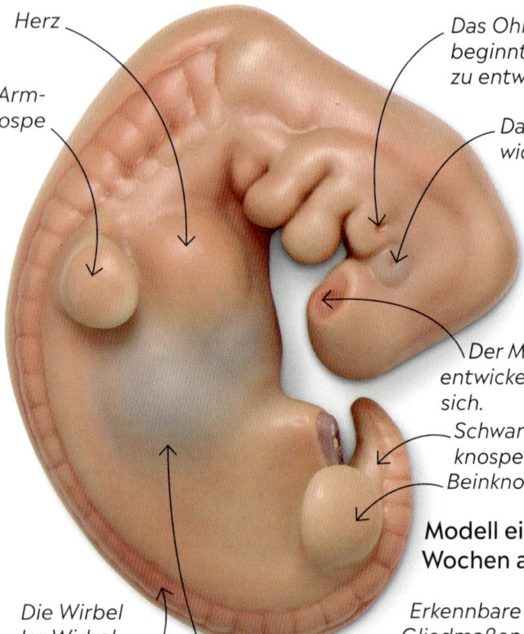

Modell eines fünf Wochen alten Embryos

Der Fötus

Ab dem dritten Monat nach der Befruchtung heißt der Embryo Fötus. Er ist nicht größer als eine Erdbeere, aber seine wichtigsten Organe sind angelegt, und sein Herz schlägt. Mit neun Monaten wiegt der Fötus rund 3–4 kg.

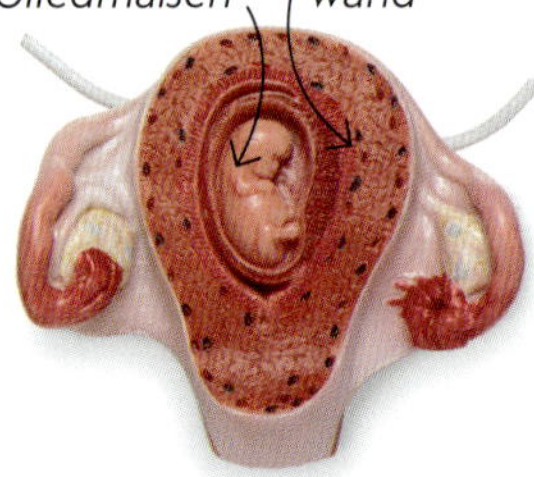

1 Zweiter Monat Der 2,5 cm lange Fötus hat Arme und Beine. Sein Gehirn entwickelt sich rasant.

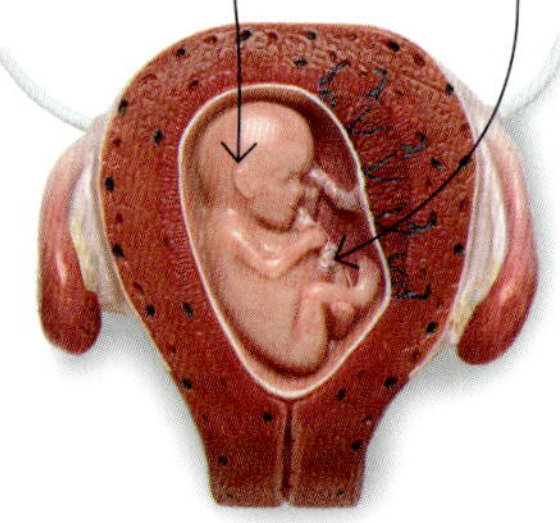

2 Dritter Monat Der Fötus ist nun 8 cm lang, sieht aus wie ein Mensch und hat schon Augen.

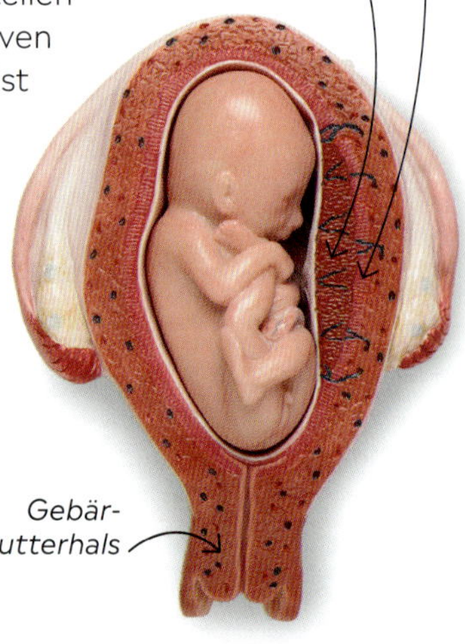

3 Fünfter Monat Der Fötus ist 20 cm lang und reagiert auf Geräusche durch Tritte und Purzelbäume.

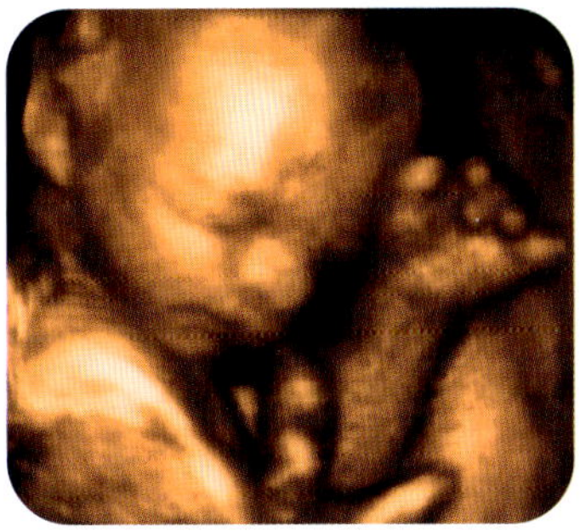

Hallo, Baby!

Nach etwa elf Wochen wird oft eine 3-D-Ultraschall-Untersuchung durchgeführt, um zu sehen, ob sich der Fötus gut entwickelt. Dabei werden hochfrequente Schallwellen in den Körper gesendet und ihr Echo sichtbar gemacht.

Die Plazenta

In der Plazenta führen Blutgefäße der Gebärmutter und des Fötus nahe aneinander vorbei. So können durch die Nabelschnur Sauerstoff und Nährstoffe ins Blut des Fötus gelangen und Abfallstoffe in umgekehrter Richtung abtransportiert werden. Nach der Geburt wird die Nabelschnur abgeklemmt und durchgeschnitten. Die Plazenta löst sich und wird nach dem Baby „geboren".

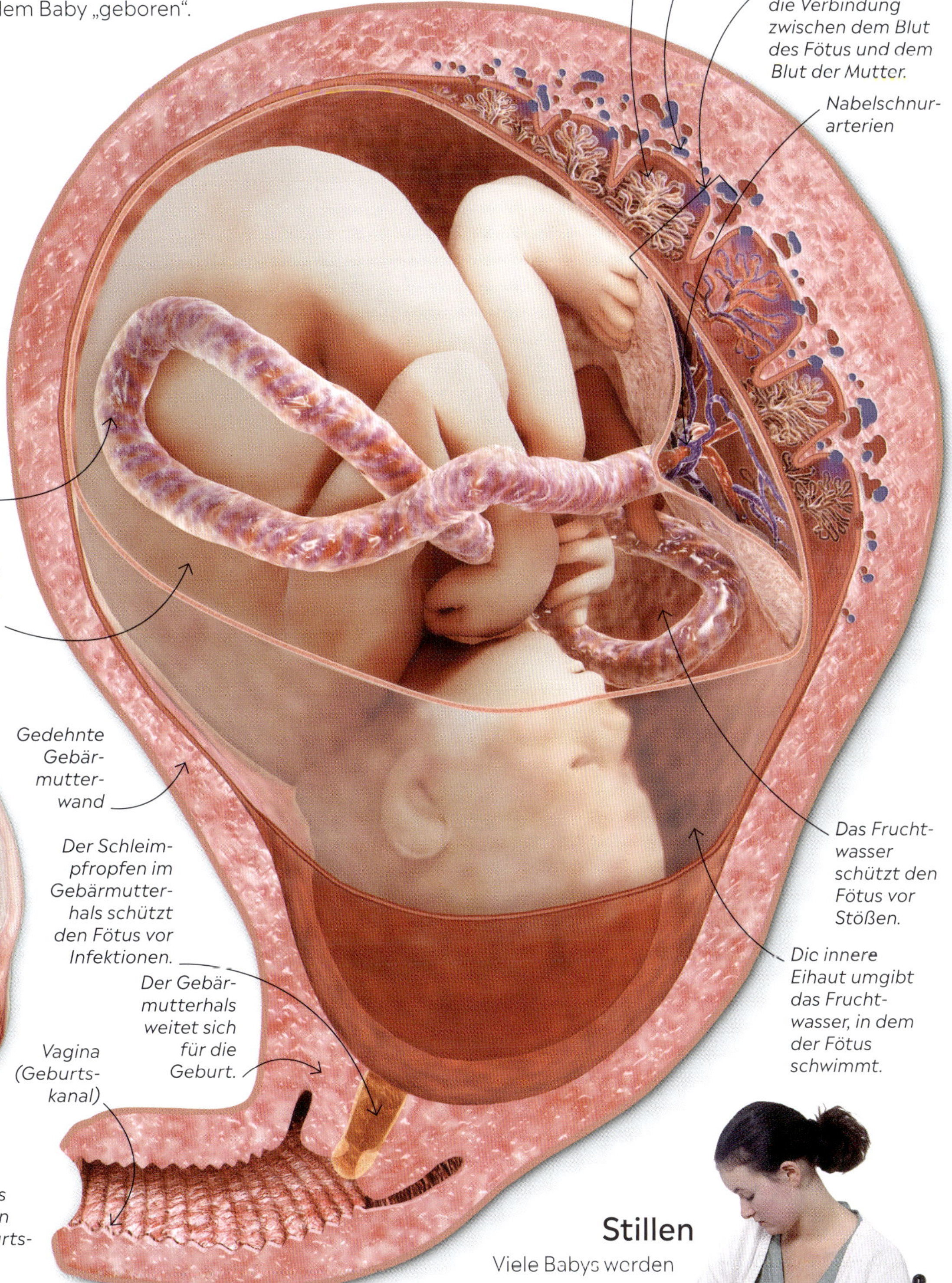

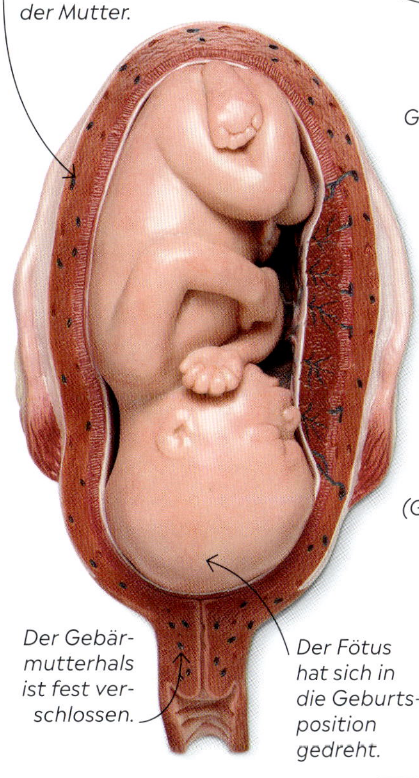

4 Siebter Monat

Der Fötus ist jetzt 48 cm lang. Er hat Finger- und Zehennägel. Seine Augen sind offen.

5 Neunter Monat

Mit etwa 36 cm ist der Fötus ausgewachsen. Die Lunge ist voll entwickelt und das Baby ist bereit für die Geburt.

Stillen

Viele Babys werden gestillt. Die Muttermilch versorgt das Baby mit allen Nährstoffen für Wachstum und Entwicklung, bis es feste Nahrung verträgt.

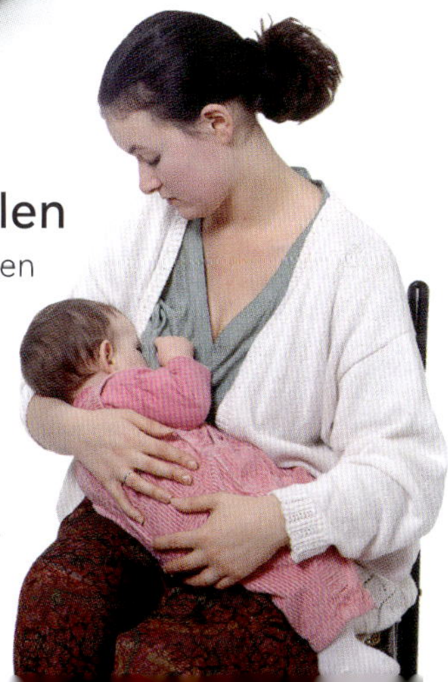

Wachstum und **Entwicklung**

Von der Geburt bis ins Alter folgen wir alle demselben Entwicklungsmuster. Unser Körper hört mit ungefähr 20 Jahren auf zu wachsen, reift heran und baut allmählich in späteren Jahren wieder ab. Dieses Muster wird von 23 Chromosomenpaaren im Kern jeder Körperzelle gesteuert. Jedes Chromosom besteht aus dem Molekül Desoxyribonukleinsäure (DNA). Die Gene, bestimmte DNA-Abschnitte, enthalten verschlüsselte Anweisungen für den Aufbau und die Erhaltung des Körpers.

RÜCKBLICK

Rosalind Franklin

Die britische Chemikerin Rosalind Franklin (1920–1958) erzeugte 1952 mithilfe der Röntgenkristallografie ein klares Bild der DNA und erkannte, dass sie aussieht wie eine verdrehte Strickleiter (Doppelhelix). Diese Entdeckung half dem US-Biologen James Watson und dem britischen Physiker Francis Crick, ein DNA-Modell zu entwickeln.

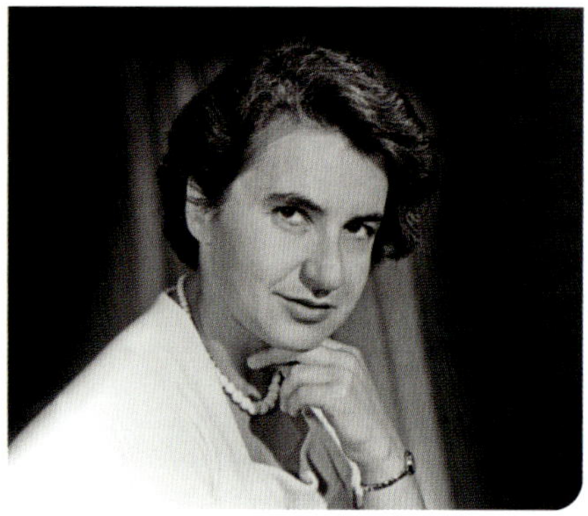

Zellteilung

Der Körper wächst, indem sich seine Zellen teilen. Bei den meisten Zellen geschieht das durch Mitose: Jedes Chromosom in einer Mutterzelle stellt eine identische Kopie von sich her. Die Kopien bewegen sich auseinander und die Zelle teilt sich in zwei identische Tochterzellen.

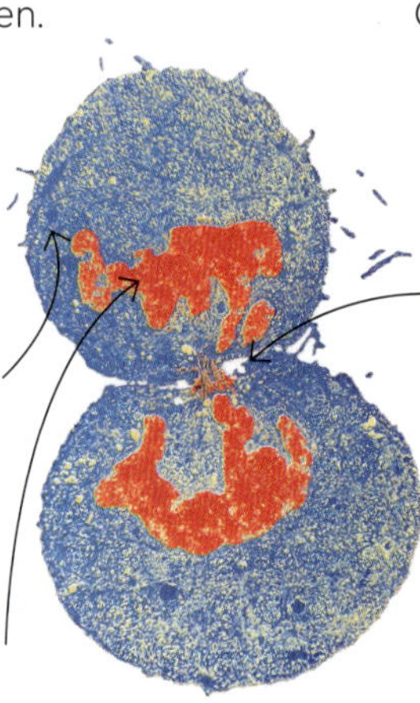

Die Tochterzelle wächst nach der Teilung.

Das Zytoplasma der Mutterzelle verteilt sich auf die Tochterzellen.

Der Kern der Tochterzelle enthält 46 Chromosomen.

Menschliches Genom

Das Genom des Menschen besteht aus den 23 Chromosomen, die jede Zelle enthält. Jedes Chromosom gibt es doppelt, eines von jedem Elternteil. Sie enthalten jeweils dieselben Gene, allerdings nicht immer in derselben Version. 22 der Chromosomenpaare sind identisch, das 23. Paar nur bei Frauen. Es bestimmt das biologische Geschlecht eines Menschen.

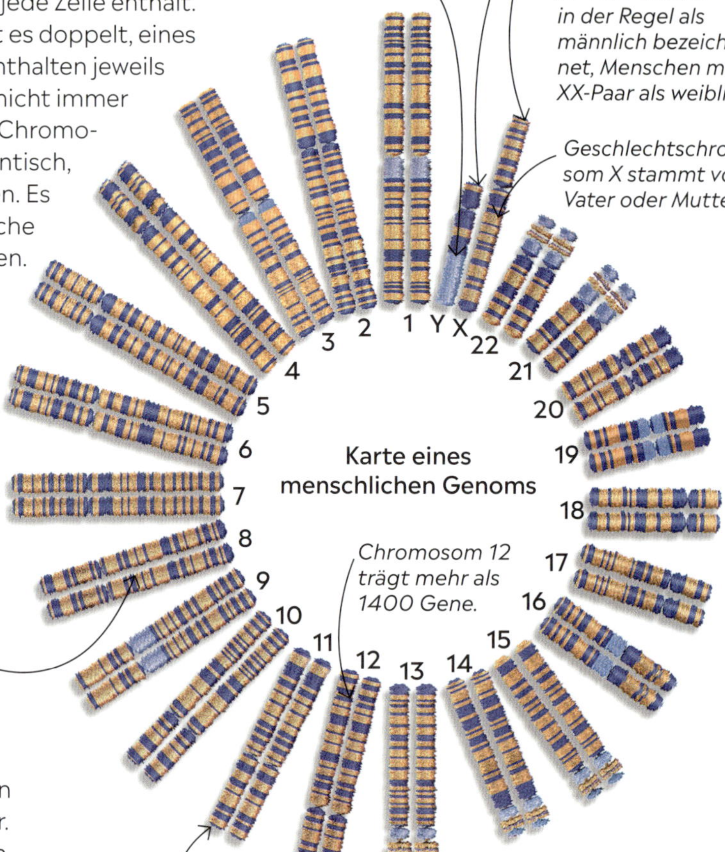

Geschlechtschromosom Y stammt vom Vater.

Die meisten Menschen haben ein XY- oder ein XX-Paar. Menschen mit XY-Paar werden in der Regel als männlich bezeichnet, Menschen mit XX-Paar als weiblich.

Geschlechtschromosom X stammt von Vater oder Mutter.

Lage des Gens, das zu der erblichen Stoffwechselerkrankung Mukoviszidose führt, wenn es defekt ist

Chromosom 12 trägt mehr als 1400 Gene.

Das Bandenmuster auf jedem Chromosom entsteht durch chemische Stoffe und wird zur Kartierung benutzt.

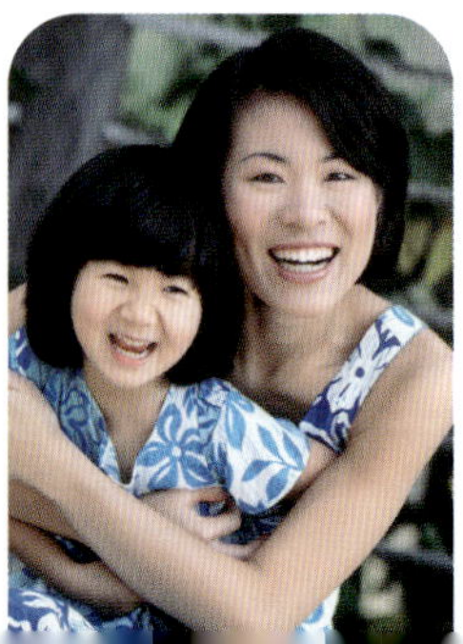

Gene und Vererbung

Bei der Fortpflanzung geben die Eltern die Hälfte ihrer Gene an ihr Kind weiter. Die meisten Gene, die dieses Mädchen geerbt hat, sind identisch, einige aber nicht. So trägt sie eine einzigartige Kombination von Genen in sich.

Skelettwachstum

Vor der Geburt besteht das Skelett aus elastischem Knorpel oder, wie im Schädel, aus faserverstärkten Membranen. Beim Heranwachsen des Fötus werden diese Gewebe durch harte Knochen ersetzt. Nur die Schädelknochen sind bei der Geburt noch nicht vollständig verknöchert und durch Membranen, die Fontanellen, verbunden, damit das Gehirn noch wachsen kann. Im Kleinkindalter verknöchern auch sie und die Schädelknochen verschmelzen.

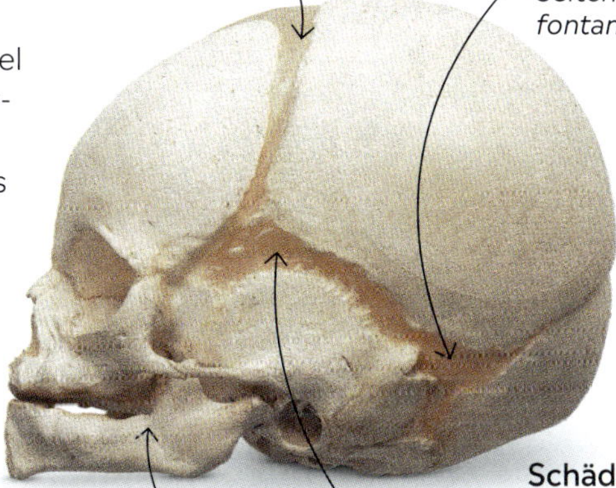

Schädel eines Fötus

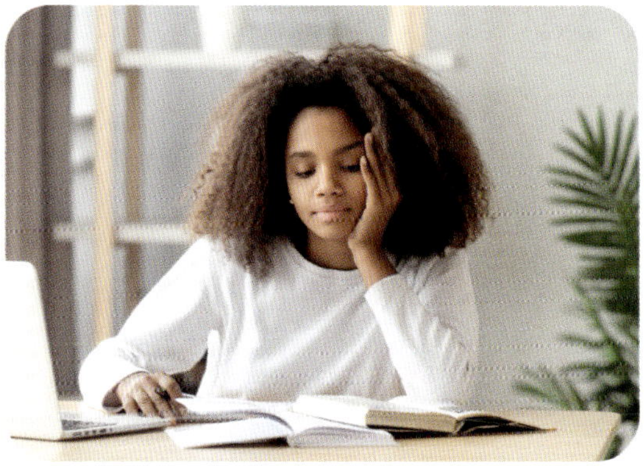

Pubertät und Jugend

Wenn aus Kindern Jugendliche werden, machen sie eine Reihe von körperlichen Veränderungen durch. Hormone lösen Wachstumsschübe aus und die Fortpflanzungsorgane nehmen ihre Funktion auf. Zusätzlich kommt es auch zu seelischen Veränderungen, bis das Erwachsenenalter erreicht ist.

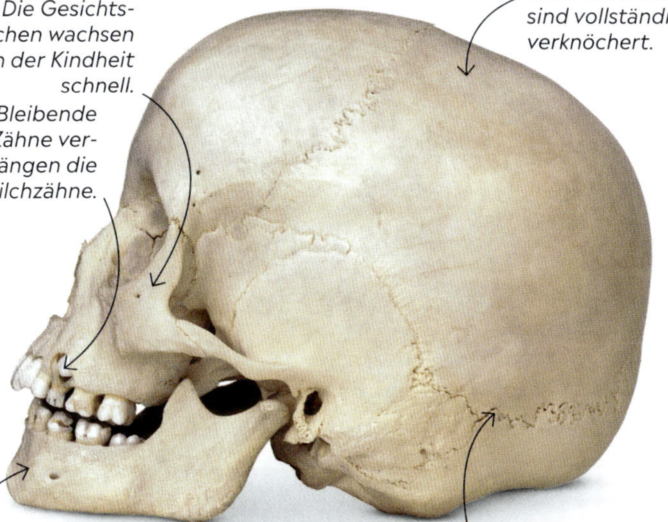

Schädel eines 6-jährigen Kindes

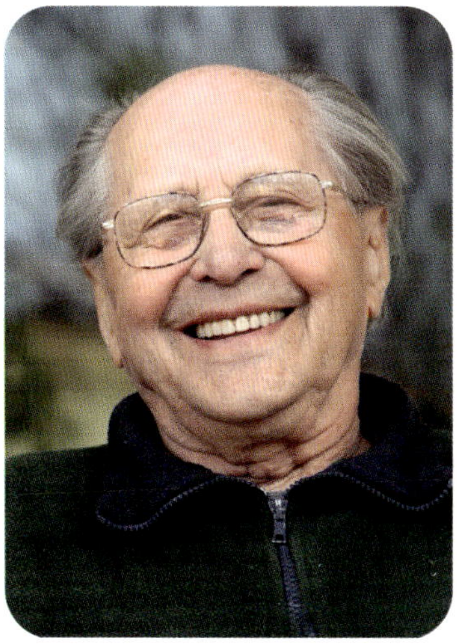

Späte Jahre

Wenn wir älter werden, verliert die Haut ihre Elastizität und wird faltig. Herz und Lunge arbeiten schlechter, Gelenke werden steif, Knochen werden zerbrechlicher, die Sehkraft lässt nach und die Gehirnfunktion nimmt ab. Gesunde Ernährung und viel Bewegung können diese Veränderungen verlangsamen, damit wir auch im Alter gesund bleiben.

Schädel eines Erwachsenen

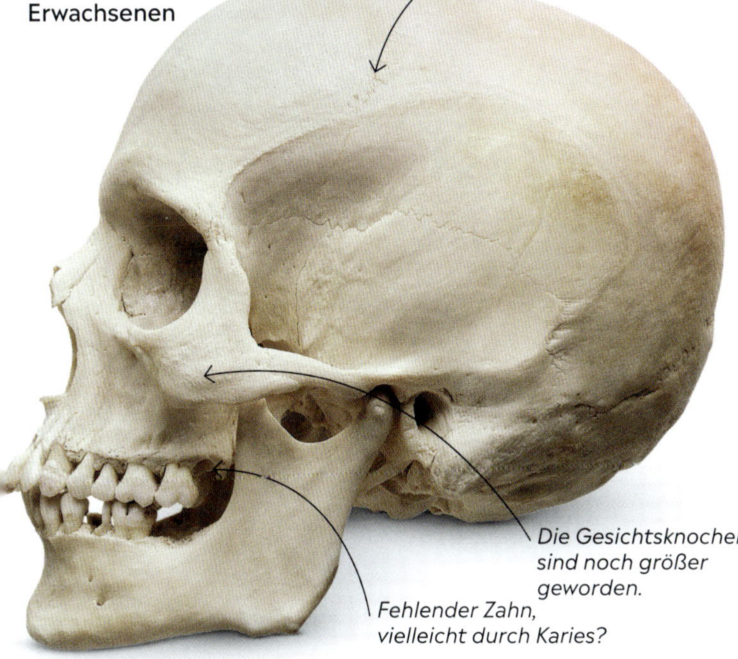

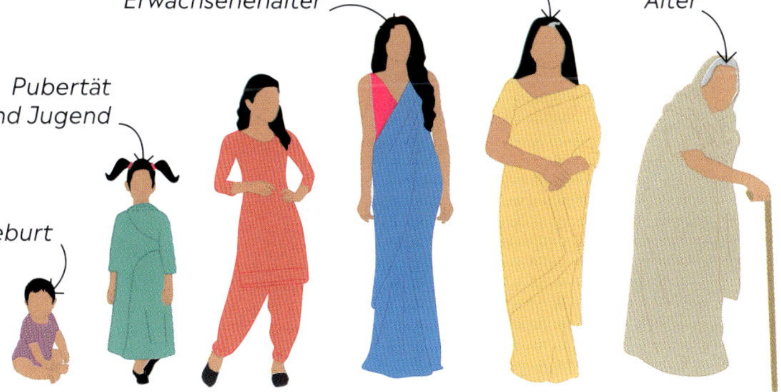

Lebensstationen

Auf Geburt und Kindheit folgt das frühe Erwachsenenalter, in dem der Mensch körperlich am kräftigsten ist. Im mittleren Alter tauchen die ersten Alterserscheinungen auf und der Körper beginnt langsam abzubauen, bis wir schließlich sterben. Dank besserer Ernährung, Gesundheitsversorgung und Hygiene liegt die Lebenserwartung in Europa heute bei knapp 80 Jahren.

Zukunft

Fortschritte in Biologie, Medizin und Technologie haben es möglich gemacht, den menschlichen Körper auf neue Arten zu reparieren oder zu verbessern, etwa durch bionische Gliedmaßen und künstliche Organe. Einige Veränderungen wecken Bedenken, andere wie Nanobots, Cyborgs und Mikrochips im Gehirn sind noch Zukunftsmusik.

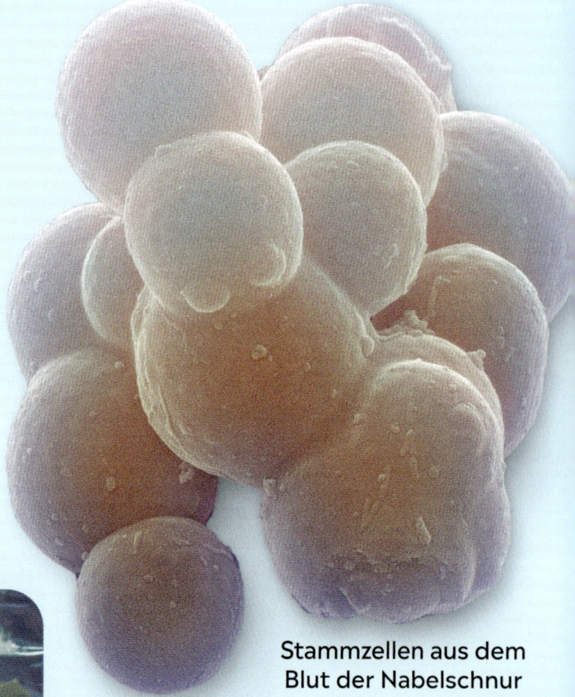

Stammzellen aus dem Blut der Nabelschnur

Stammzellen

Mit unspezialisierten Zellen, den Stammzellen, lassen sich vielleicht kranke oder beschädigte Gewebe reparieren. Stammzellen können sich zu allen Arten von Körpergeweben weiterentwickeln.

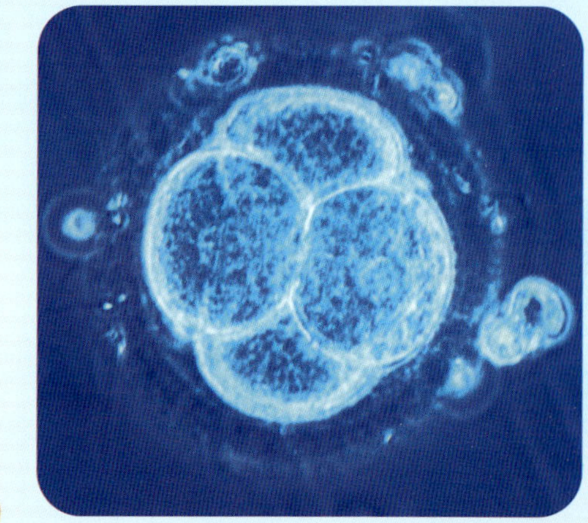

Gentherapie

Jede Körperzelle enthält mehr als 20 000 Gene, die Aufbau und Funktion des Körpers steuern. Ein fehlerhaftes Gen kann krank machen. Inzwischen wird geforscht, wie man Gene verändern kann, indem man Genmaterial hinzufügt oder entfernt, um fehlerhafte Gene zu reparieren.

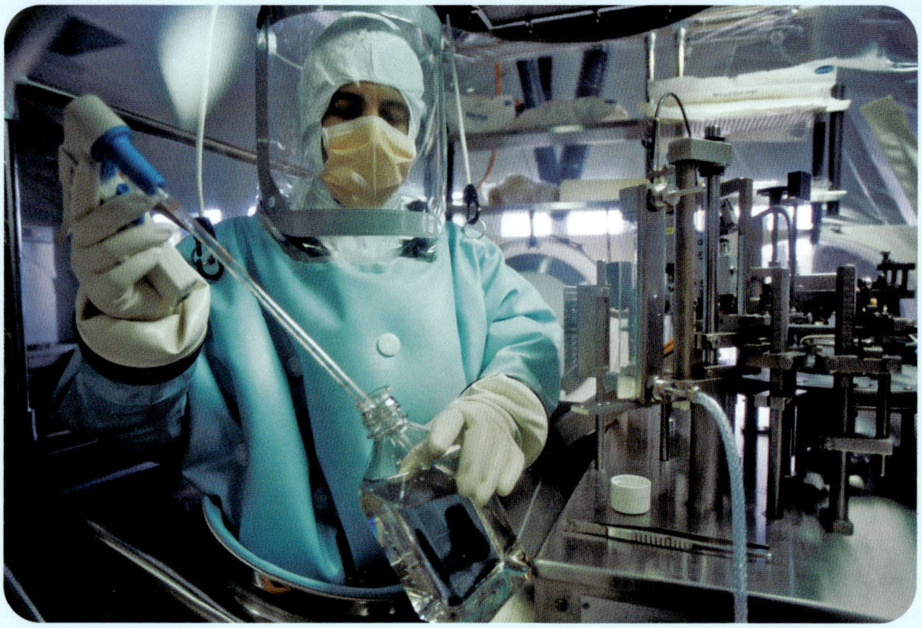

Zellen neu programmieren

Weil Stammzellen aus menschlichen Embryos umstritten sind, wird derzeit erforscht, wie man normale erwachsene Zellen aus dem Blut oder der Haut zu Stammzellen „umprogrammieren" kann.

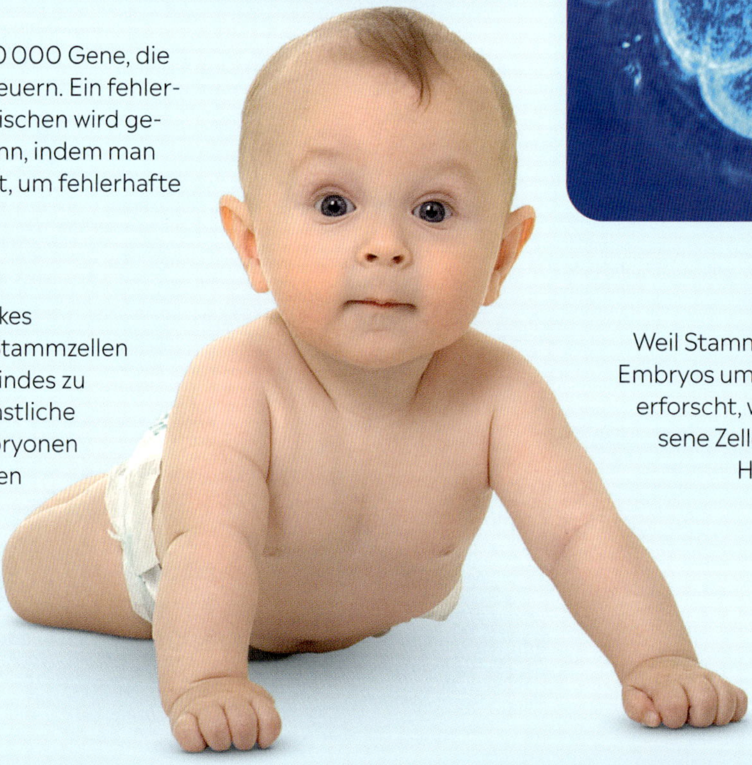

Rettende Nabelschnur

Umstritten ist die Methode, ein krankes Kind mit einem Gendefekt mit den Stammzellen eines extra gezeugten Geschwisterkindes zu behandeln. Zuerst werden durch künstliche Befruchtung im Labor mehrere Embryonen erzeugt. Dann sucht man daraus einen Embryo ohne fehlerhaftes Gen aus und pflanzt ihn in die Gebärmutter der Mutter ein. Nach der Geburt wird das kranke Geschwisterkind mit Stammzellen aus der Nabelschnur behandelt.

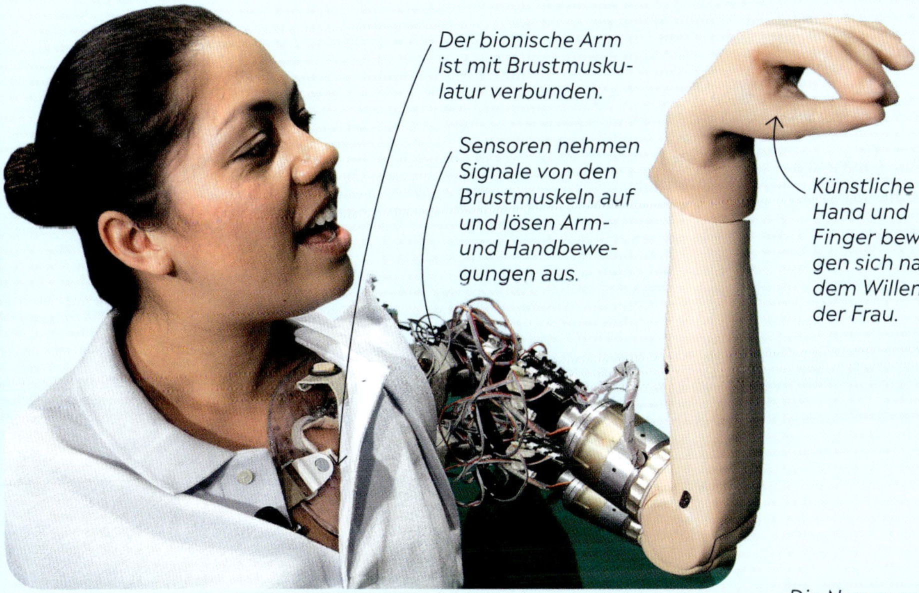

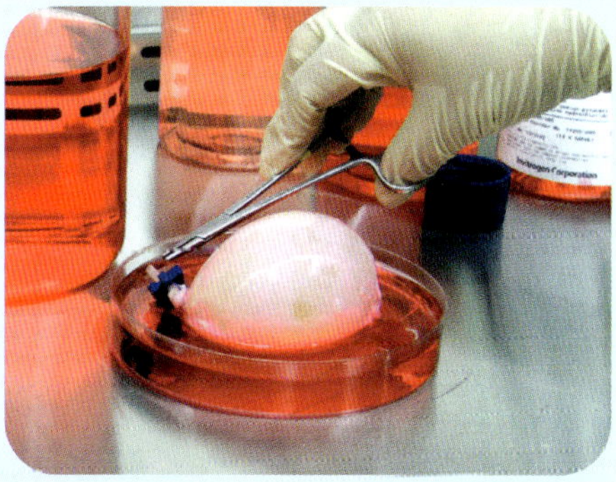

Organe aus dem Labor

Aktuell werden kranke Organe noch durch Spenderorgane eines anderen Menschen ersetzt. Hier hat man aus den Zellen eines Patienten eine künstliche Harnblase gezüchtet und ihm später erfolgreich eingesetzt.

Bionische Gliedmaßen

Bei dieser Frau wurde ein bionischer Arm mit den Brustmuskeln verbunden. Wenn sie sich vorstellt, den Arm zu bewegen, schickt ihr Gehirn Botschaften an die Muskeln, die ihrerseits elektrische Signale abgeben. Über Sensoren gelangen die Signale in einen winzigen Computer, der den Arm steuert.

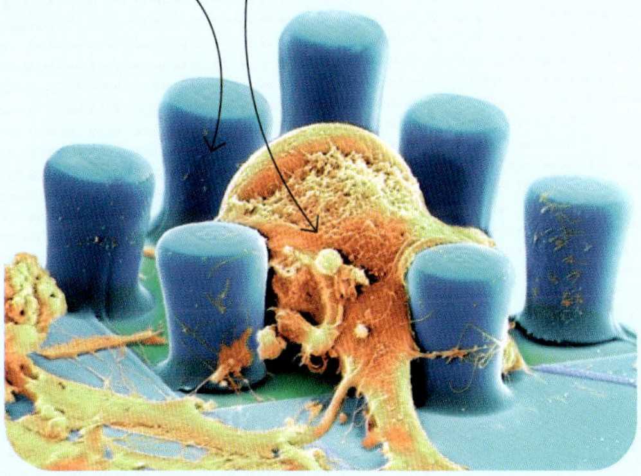

Gehirn-Mikrochips

Dieser Mikrochip bildet einen elektronischen Schaltkreis mit den Neuronen und kann sie anregen, Signale untereinander und mit dem Mikrochip auszutauschen. Solche Mikrochips könnten einmal dabei helfen, Gehirnschäden zu reparieren und Gedächtnis oder Gehirnleistung zu verbessern.

Cyborgs

Der technologische Fortschritt macht inzwischen Cyborgs möglich, die halb Mensch und halb Maschine sind. 2004 wurde der britische Künstler Neil Harbisson (unten) zum ersten „offiziellen Cyborg" weltweit. Er hatte sich eine Antenne in den Schädel einpflanzen lassen, mit der er Farben wahrnehmen kann.

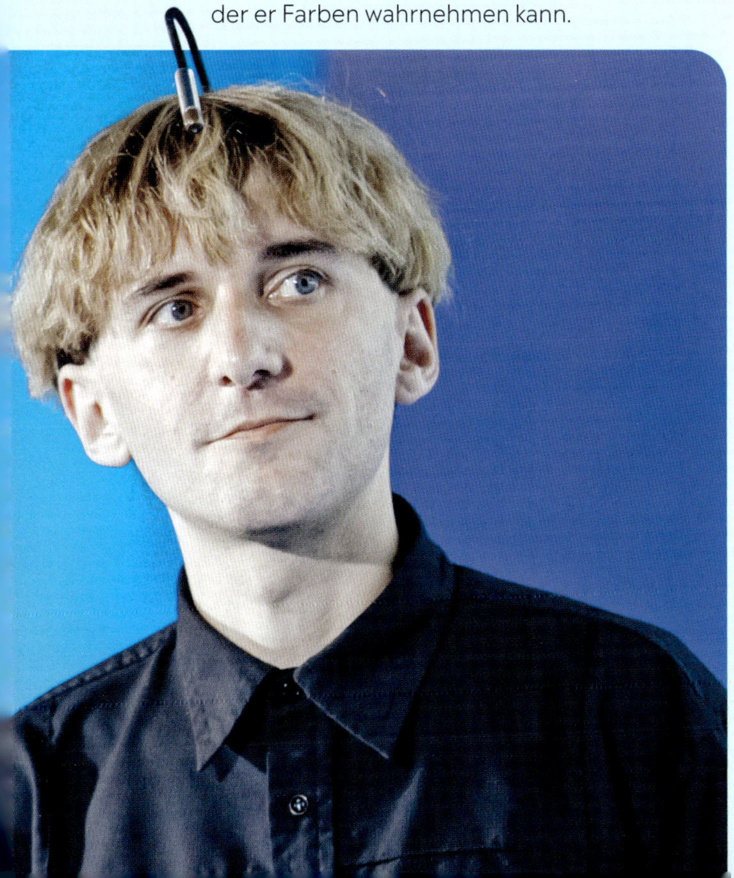

Medizinische Nanobots

Nanoroboter sind winzige Maschinen aus Atomen und Molekülen. Sie bewegen sich selbstständig fort, reagieren auf ihre Umgebung und können eigenständig Aufgaben erledigen. Eines Tages können diese medizinischen Nanoroboter vielleicht beschädigte Körperzellen aufspüren und reparieren.

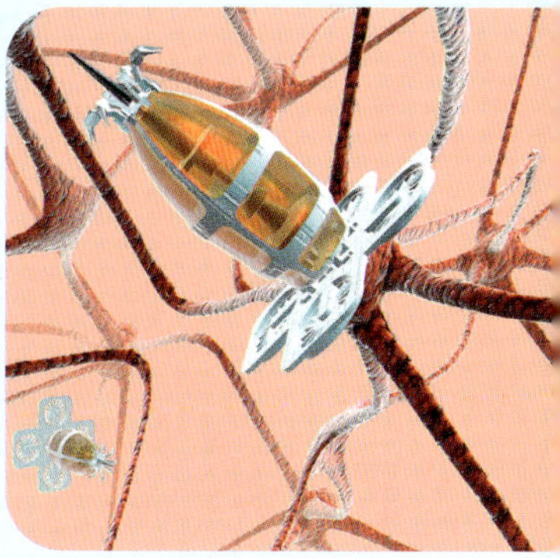

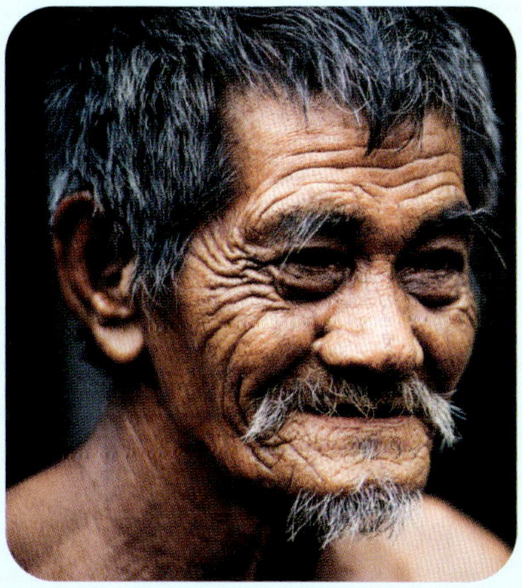

Ewiges Leben?

Fortschritte in der Medizin wie Organersatz und eine bessere Lebensweise könnten dafür sorgen, dass wir alle länger leben. Aber wäre das Leben mit 150 Jahren wohl wirklich noch schön? Und gibt es auf der Erde überhaupt Platz für so viele Menschen?

Chronik

Mit immer neuen Entdeckungen in der Medizin und Technik bekamen wir ein deutlicheres Bild vom Körper und seinen Systemen. Trotzdem wissen wir längst noch nicht alles darüber, wie unser Körper funktioniert.

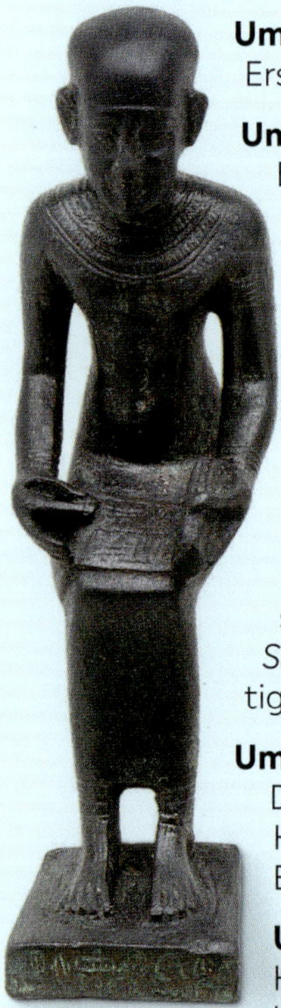

Statue des Imhotep (um 2650 v. Chr.)

Um 300 000 v. Chr.
Erste moderne Menschen.

Um 2650 v. Chr.
Der Ägypter Imhotep ist der erste bekannte Arzt.

Um 1500 v. Chr.
In Ägypten entsteht der erste bekannte medizinische Text, der *Papyrus Ebers*.

Um 500 v. Chr.
Der indische Arzt und Chirurg Sushruta schreibt die *Sushruta Samhita*, einen der wichtigsten Texte des Ayurveda.

Um 420 v. Chr.
Der griechische Arzt Hippokrates erkennt die Bedeutung der Diagnose.

Um 280 v. Chr.
Herophilos von Alexandria beschreibt erstmals Großhirn und Kleinhirn.

Um 200 n. Chr.
Der römische Arzt Claudius Galen erklärt (oft falsch), wie der menschliche Körper funktioniert.

Um 1025
Der persische Arzt Ibn Sina (Avicenna) veröffentlicht sein Lehrbuch *Al-Qanun fi al-Tibb* (*Kanon der Medizin*).

Um 1280
Der syrische Arzt Ibn an-Nafis zeigt, dass das Blut im Körper kreist.

Um 1316
Der italienische Anatom Mondino dei Liucci beschreibt in seinem Lehrbuch *Anatomia*, wie man einen Körper seziert.

Um 1500
Der Universalkünstler Leonardo da Vinci fertigt anatomische Zeichnungen nach eigenen Sektionen an.

1543
In seinem Buch *Über den Aufbau des menschlichen Körpers* beschreibt der flämische Arzt Andreas Vesalius die menschliche Anatomie korrekt.

1562
Der italienische Anatom Bartolomeo Eustachio beschreibt das Ohr in seinem Buch *Die Untersuchung der Hörorgane*.

Um 1590
Der holländische Brillenmacher Zacharias Janssen erfindet das Mikroskop.

1603
Hieronymus Fabricius beschreibt in seinem Buch *Über die Venenklappen* den Aufbau einer Vene.

1628
In seiner Arbeit *Die Bewegung des Herzens und des Blutes* erklärt William Harvey den Blutkreislauf.

1661
Der italienische Biologe Marcello Malpighi entdeckt die Kapillaren, die Arterien und Venen verbinden.

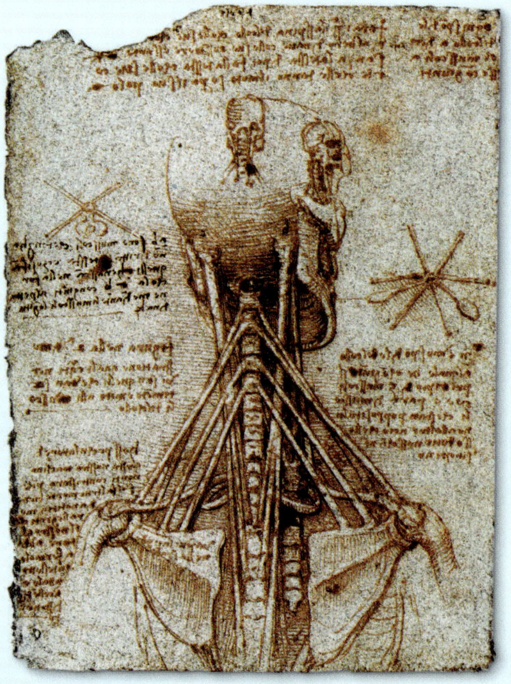

Anatomische Zeichnung von Leonardo da Vinci

1662
Der französische Philosoph René Descartes beschreibt in seinem Buch *Über den Menschen* den menschlichen Körper als Maschine.

1664
Der Engländer Thomas Willis beschreibt die Blutversorgung des Gehirns.

1665
Der englische Physiker Robert Hooke prägt den Begriff „Zelle" für die kleinste Einheit des Lebens.

1672
Regnier de Graaf, ein Anatom aus den Niederlanden, erklärt das Fortpflanzungssystem der Frau.

1674–1677
Antoni van Leeuwenhoek beschreibt menschliche Blut- und Samenzellen.

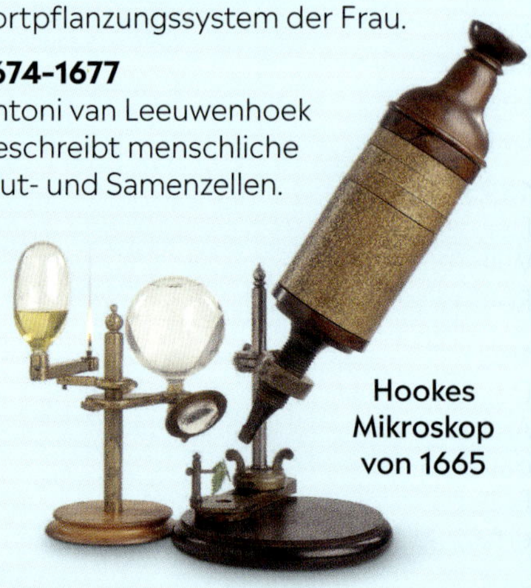

Hookes Mikroskop von 1665

1691
Clopton Havers erklärt den mikroskopischen Aufbau von Knochen.

1800
Der französische Arzt Marie-François Bichat zeigt, dass Organe aus Zellgruppen bestehen, den Geweben.

1811
Der Schotte Charles Bell beweist, dass Nerven Bündel von Nervenzellen sind.

1816
Der französische Arzt René Laënnec erfindet das Stethoskop.

1833
Der US-Militärchirurg William Beaumont veröffentlicht Ergebnisse seiner Versuche über den Ablauf der Verdauung.

1837
Der tschechische Biologe Johannes Purkinje beobachtet Nervenzellen im Kleinhirn.

1842
Der britische Chirurg William Bowman beschreibt den mikroskopischen Aufbau und die Funktionsweise der Niere.

1848
Der Franzose Claude Bernard beschreibt die Funktion der Leber.

1851
Der deutsche Physiker Hermann von Helmholtz erfindet den Augenspiegel, mit dem man das Innere des Auges untersuchen kann.

1861
Der französische Arzt Paul Pierre Broca entdeckt den Bereich des Gehirns, der die Sprache steuert.

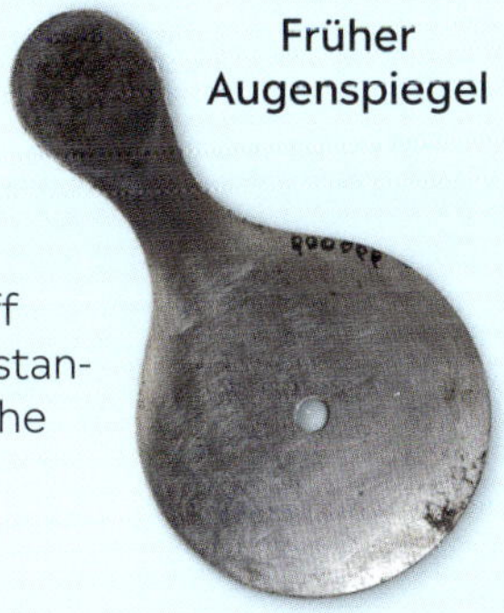

Früher Augenspiegel

1878
Der deutsche Wissenschaftler Wilhelm Kühne prägt den Begriff „Enzym" für Substanzen, die chemische Reaktionen in Lebewesen beschleunigen.

1895
Der deutsche Physiker Wilhelm Röntgen entdeckt die Röntgenstrahlung.

1901
Der österreichisch-amerikanische Arzt Karl Landsteiner findet heraus, dass es verschiedene Blutgruppen gibt. Er liefert wichtige Erkenntnisse für erfolgreichere Bluttransfusionen.

1905
Der britische Wissenschaftler Ernest Starling prägt den Begriff „Hormon".

1926
Der US-Physiologe Walter Cannon prägt den Begriff „Homöostase" für Mechanismen, die einen stabilen Zustand im Körper aufrechterhalten.

1933
Der deutsche Elektroingenieur Ernst Ruska erfindet das Elektronenmikroskop.

1952
Paul Zoll entwickelt in den USA den ersten Herzschrittmacher.

1953
Der Biologe James Watson und der Physiker Francis Crick entdecken die Doppelhelixstruktur der DNA.

1954
Der US-amerikanische Chirurg Joseph E. Murray nimmt die erste Nierentransplantation bei eineiigen Zwillingen vor.

1958
Der britische Arzt Ian Donald untersucht erstmals mit Ultraschall einen Fötus.

1961
Marshall Nirenberg entschlüsselt den genetischen Code der DNA.

1967
Die Weichgewebe des Körpers werden erstmals mithilfe der Magnetresonanztomografie (MRT) sichtbar gemacht.

1971
Mithilfe der Computertomografie (CT) entstehen die ersten Bilder des Gehirns.

1980
Einführung der „Schlüssellochchirurgie": Durch kleine Einschnitte wird mithilfe eines Endoskops operiert.

1980er-Jahre
Die Positronenemissionstomografie (PET) macht es möglich, Bilder der Gehirnaktivität zu erzeugen.

1982
Zum ersten Mal wird einem Patienten ein künstliches Herz eingesetzt, das der US-amerikanische Wissenschaftler Robert Jarvik entwickelt hat.

1984
Der Franzose Luc Montagnier entdeckt das Humane Immundefizienzvirus (HIV), das Aids auslöst.

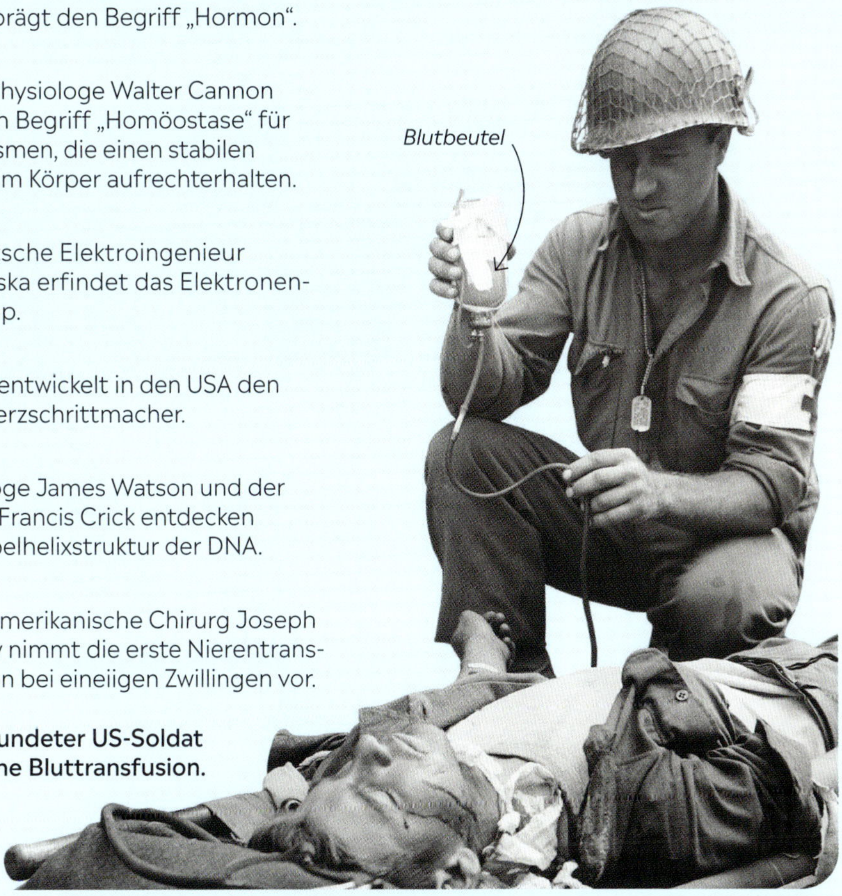

Ein verwundeter US-Soldat erhält eine Bluttransfusion.

2001
Erstmals wird bei Tieren ein Keimbahngentransfer durchgeführt, um zu verhindern, dass fehlerhafte Gene weitergegeben werden.

2002
Gentherapie wird zur Behandlung einer erblichen Immunschwäche eingesetzt, die den Körper schutzlos gegen Infektionen macht.

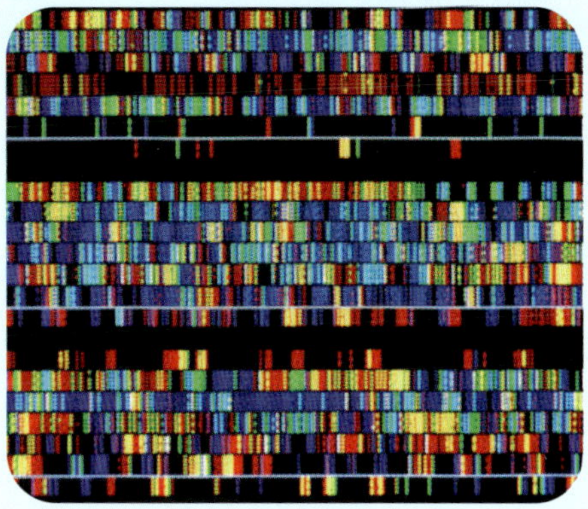

Computerdarstellung der DNA-Sequenzierung

2003
Veröffentlichung der Ergebnisse des Humangenomprojekts, bei dem die DNA-Sequenz im menschlichen Chromosomensatz ermittelt wurde.

2006
Aus den Zellen eines Patienten wird im Labor eine Harnblase gezüchtet, die seine kranke Blase ersetzt.

2007
Es zeigt sich, dass der Wurmfortsatz am Blinddarm einen Notvorrat an Bakterien enthält, die für die Funktion des Dickdarms unverzichtbar sind.

2008
Die niederländische Genetikerin Marjolein Kreik lässt als erste Frau ihr Genom sequenzieren.

2010
Das Da-Vinci-Operationssystem führt in Montreal (Kanada) die erste roboterassistierte Operation durch.

2013
Forschende in Japan erzeugen aus Stammzellen aus Haut und Blut eine funktionsfähige Leber.

2019
Ein Forschungsteam der Universität Tel Aviv in Israel stellt im 3-D-Drucker mit körpereigenen Zellen erstmals ein menschliches Herz her.

2021
Gegen Covid-19 wird erstmals weltweit ein mRNA-Impfstoff eingesetzt.

Mehr **erfahren**

Von neuen Erkenntnissen in der Medizin hört man manchmal in den Nachrichten und es gibt auch Dokumentationen über den menschlichen Körper und seine Funktionsweise. Museen zeigen hin und wieder Sonderausstellungen zu Anatomie und Physiologie. Außerdem kannst du in Büchern und online nach mehr Information suchen – und deinen eigenen Körper beobachten! Pass gut auf ihn auf, iss gesund und mache Sport.

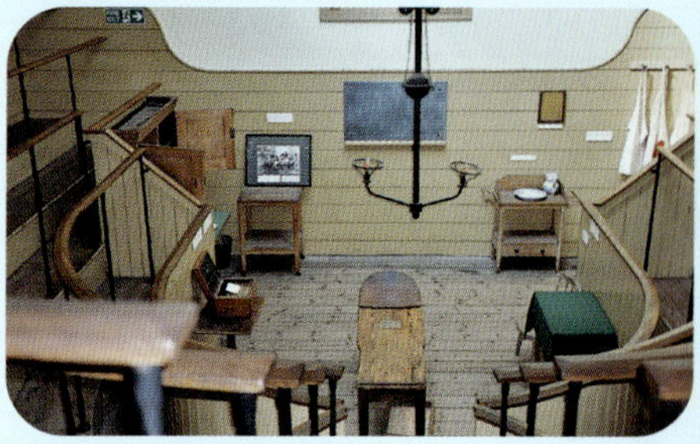

Der erste Operationssaal

Dieser Operationssaal aus dem 19. Jahrhundert befindet sich heute noch an der ursprünglichen Stelle im St. Thomas Hospital in London. Damals gab es keine Narkose und die Chirurgen mussten die Operationen möglichst zügig durchführen. Medizinstudenten sahen von den Rängen rings um den Operationstisch dabei zu.

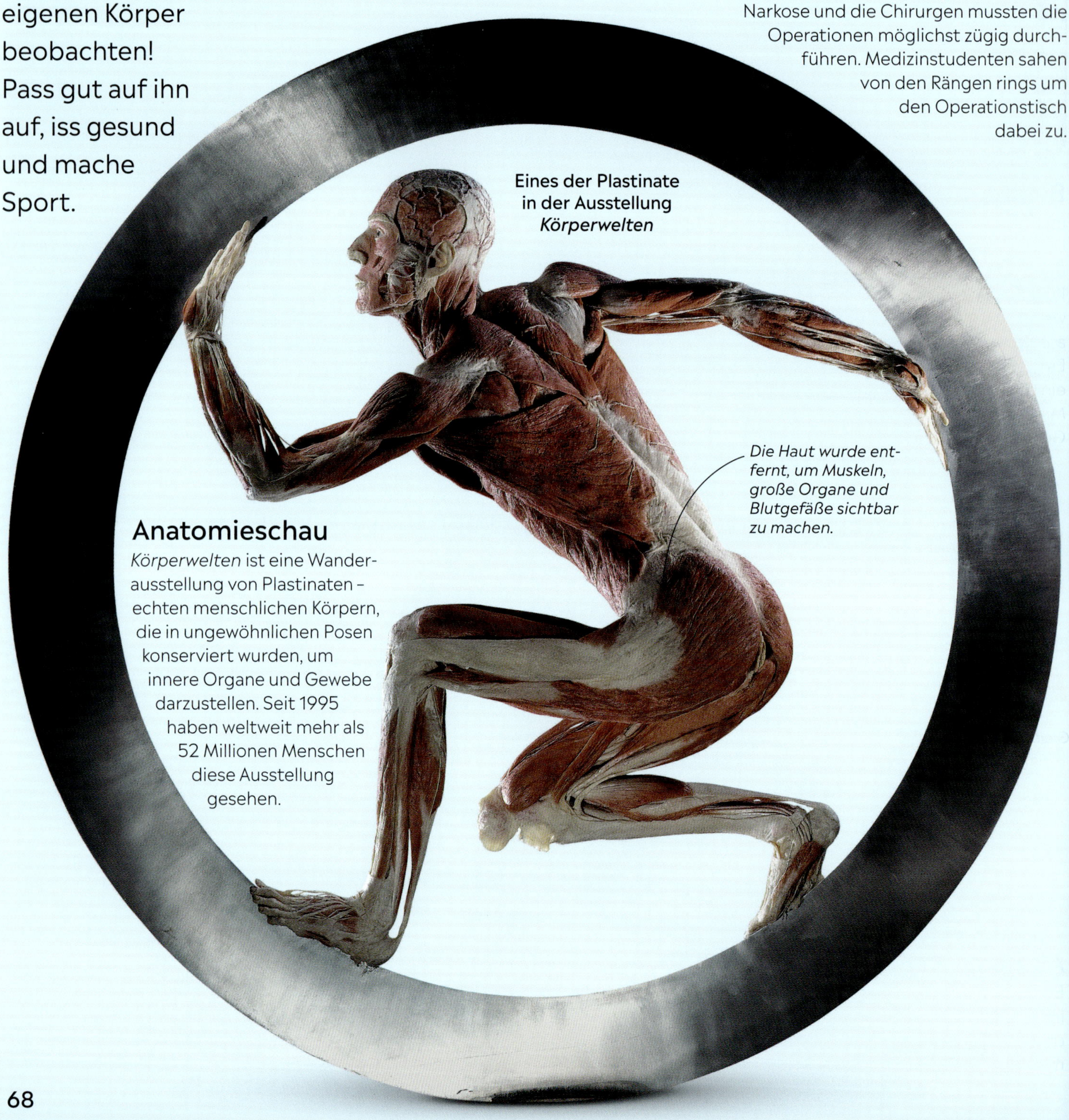

Eines der Plastinate in der Ausstellung *Körperwelten*

Die Haut wurde entfernt, um Muskeln, große Organe und Blutgefäße sichtbar zu machen.

Anatomieschau

Körperwelten ist eine Wanderausstellung von Plastinaten – echten menschlichen Körpern, die in ungewöhnlichen Posen konserviert wurden, um innere Organe und Gewebe darzustellen. Seit 1995 haben weltweit mehr als 52 Millionen Menschen diese Ausstellung gesehen.

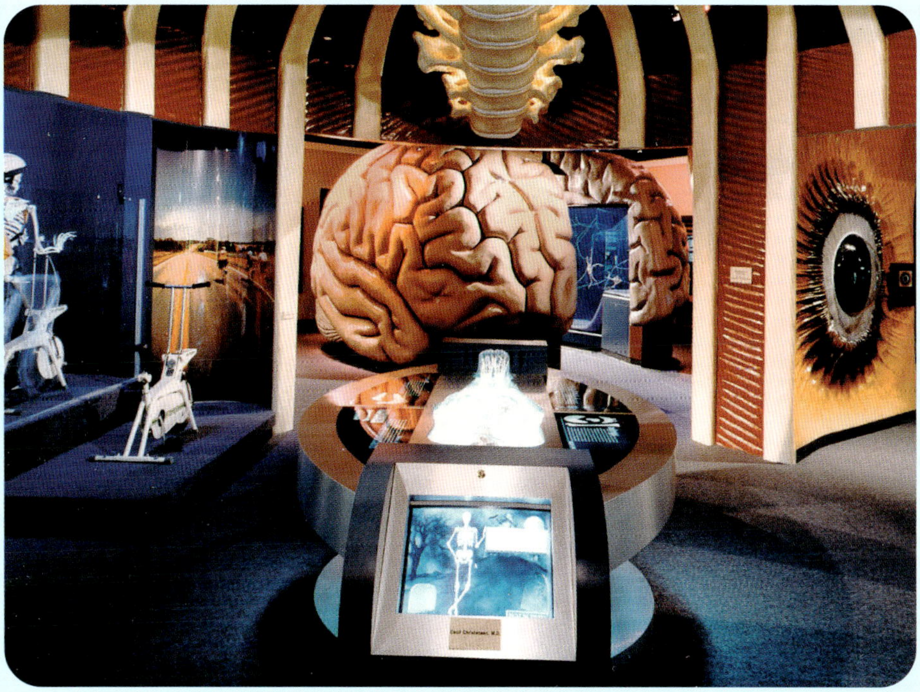

Begehbarer Körper

Im Health Museum in Houston (Texas, USA) kann man eine Tour durch einen überdimensionierten menschlichen Körper machen und dabei beispielsweise durch diesen riesigen Bogen aus Wirbeln und Rippen wandern. Es gibt auch einen riesigen Augapfel, ein begehbares Gehirn und eine Mitmach-Ausstellung zum Thema Gesundheit und Wohlbefinden.

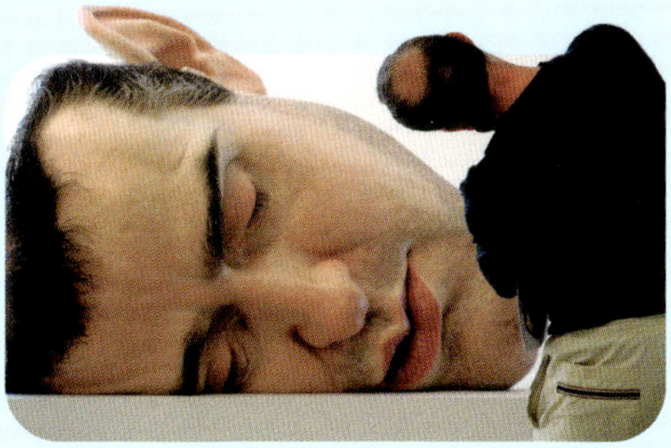

Riesige Körperplastik

Mask II ist ein gigantisch großes Selbstporträt des australischen Künstlers Ron Mueck beim Schlafen. Die Figur besteht aus Kunstharz und Glasfaser. In Museen und in Kunstgalerien erfährst du Interessantes über die Vielfalt menschlicher Körperformen.

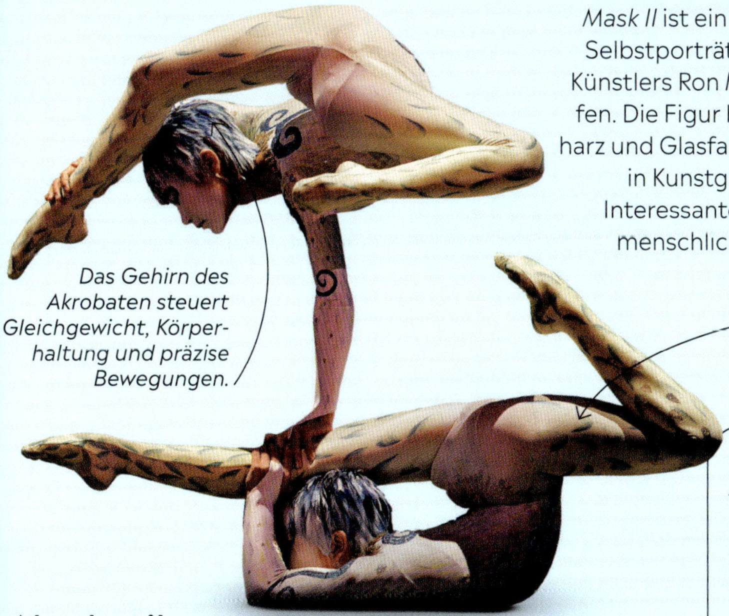

Das Gehirn des Akrobaten steuert Gleichgewicht, Körperhaltung und präzise Bewegungen.

Langes Training macht Muskeln und Gelenke der Akrobaten beweglich.

Akrobatik

Bei Ballett- und Zirkusvorstellungen wie im *Cirque du Soleil* (Bild oben) kannst du Kraft, Beweglichkeit und Anmut des menschlichen Körpers bewundern.

BESUCHE DOCH MAL …

MEDIZINHISTORISCHES MUSEUM DER CHARITÉ (BERLIN)
Das Museum gewährt faszinierende Einblicke in die Entwicklung der Medizin der letzten 300 Jahre.
- Anatomisches Theater aus dem 18. Jh.
- In Gläsern aufbewahrte Präparate von Rudolf Virchow

DEUTSCHES HYGIENE-MUSEUM (DRESDEN)
Ein großer Erlebnisbereich informiert über die Sinne. Erlebe optische Täuschungen im Spiegelkabinett und teste dein Gehör in der Ohr-Abteilung.

DEUTSCHES MUSEUM (MÜNCHEN)
In der Ausstellung Gesundheit kann man Kopf, Brustkorb, Ohr und viele andere Körperteile in Groß bestaunen. Es gibt auch einen OP-Tisch und eine historische Apotheke.

UNIVERSUM BREMEN
Hier gibt es viel zum Ausprobieren, u. a. einen Lügendetektor, eine Hautkamera oder eine dunkle Tastgalerie, in der man erfahren kann, wie es sich anfühlt, blind zu sein.

KINDERAKADEMIE FULDA (HESSEN)
Ein riesiges begehbares Herz lädt zum Erkunden ein. Dazu gibt es viele weitere Mitmach-Objekte.

ANATOMISCHES MUSEUM DER UNIVERSITÄT BASEL (SCHWEIZ)
Neben der umfangreichen Sammlung anatomischer Präparate lassen sich Muskelmodelle zusammenpuzzeln und man kann Prothesen und Implantate bestaunen.

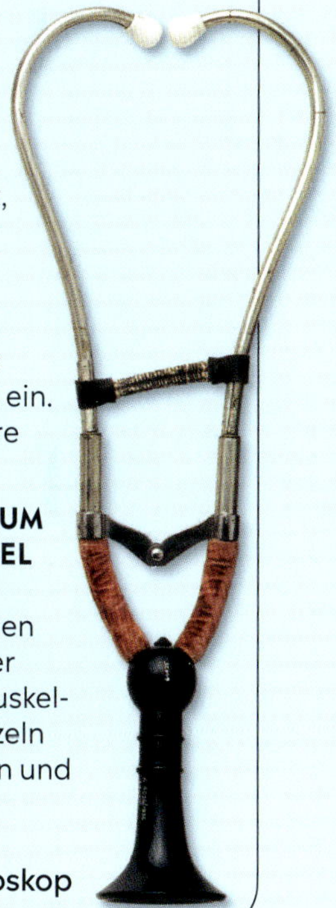

Frühes Stethoskop

INTERNETADRESSEN

- Hier erfährst du mehr über den menschlichen Körper.
  www.unserkoerper.de
- Was passiert bei einer Allergie im Körper?
  https://www.planet-schule.de/mm/tatort_mensch/allergie/
- Hier findest du heraus, wie du dich gesund ernähren kannst.
  https://www.planet-wissen.de/gesellschaft/lebensmittel/vitamine/pwiegesundernaehrenwasheisstdas100.html

Glossar

Anatomie Die Lehre vom Aufbau des menschlichen Körpers.

Antikörper Werden von bestimmten Zellen (Lymphozyten) abgegeben und kennzeichnen einen eindringenden Erreger, damit er zerstört werden kann.

Arterie Blutgefäß, das Blut vom Herzen in die Körpergewebe bringt.

Atom Kleinster Bestandteil eines Elements wie Kohlenstoff oder Wasserstoff.

Bakterie Mikroorganismus. Manche Bakterien sind Krankheitserreger (Keime), die Menschen krank machen.

Bauch Unterer Teil des Oberkörpers zwischen Brust und Becken.

Befruchtung Vereinigung von Samenzelle und Eizelle zu einem neuen Menschen.

Blutgefäß Schlauch, durch den das Blut im Körper fließt, zum Beispiel eine Arterie, Vene oder Kapillare.

Chromosom Eines von 46 DNA-Paketen, die im Zellkern liegen.

DNA (Desoxyribonukleinsäure) Molekül, das die Gene (Anweisungen) für den Bau und den Betrieb des Körpers enthält.

Drüse Gruppe von Zellen, die chemische Stoffe wie Hormone oder Schweiß in den oder aus dem Körper abgeben.

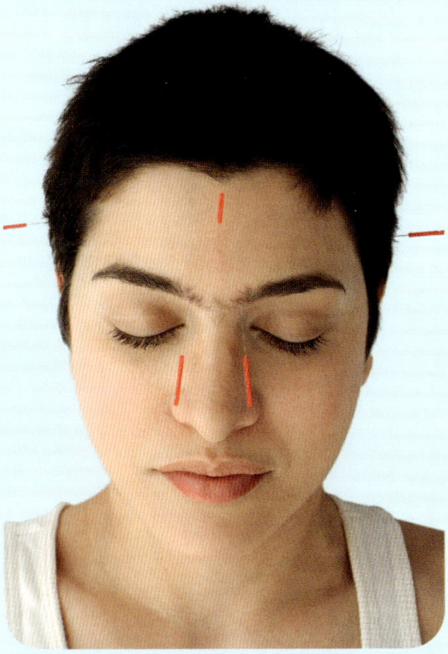

Zur Schmerzlinderung setzt man Akupunkturnadeln in die Haut.

Embryo Ein ungeborenes Baby in den ersten acht Wochen nach der Befruchtung.

Endokrine Drüse Ansammlung von Zellen, die Hormone ins Blut abgeben, wie zum Beispiel die Schilddrüse.

Enzym Eiweiß, das die chemischen Reaktionen innerhalb und außerhalb der Zellen beschleunigt.

Erreger Ein Mikroorganismus, zum Beispiel Bakterie oder Virus, der beim Menschen Krankheiten auslöst. Wird auch Keim genannt.

Follikel Zellgruppe in einem Eierstock der Frau, die eine Eizelle umgibt und ernährt. Auch die Hautgrube, in der ein Haar wächst, wird als Follikel bezeichnet.

Fötus Kind in der Gebärmutter von der neunten Woche bis zur Geburt im neunten Monat.

Fruchtwasser Flüssigkeit, die den Fötus in der Gebärmutter umgibt. Schützt den Fötus vor Erschütterungen und Stößen.

Galle Flüssigkeit aus der Leber, die im Dünndarm bei der Verdauung hilft.

Gasaustausch Der Übergang von Sauerstoff aus der Lunge ins Blut und von Kohlendioxid aus dem Blut in die Lunge.

Gen Eine von 20 000 bis 25 000 Anweisungen in den Chromosomen einer Zelle, die ihren Aufbau und Betrieb steuern.

Gewebe Organisierte Ansammlung eines Zelltyps oder ähnlicher Zelltypen, die zusammenarbeiten, um eine bestimmte Funktion auszuführen.

Glukose Zuckerart, die im Blut durch den Körper kreist und die Zellen mit Energie versorgt.

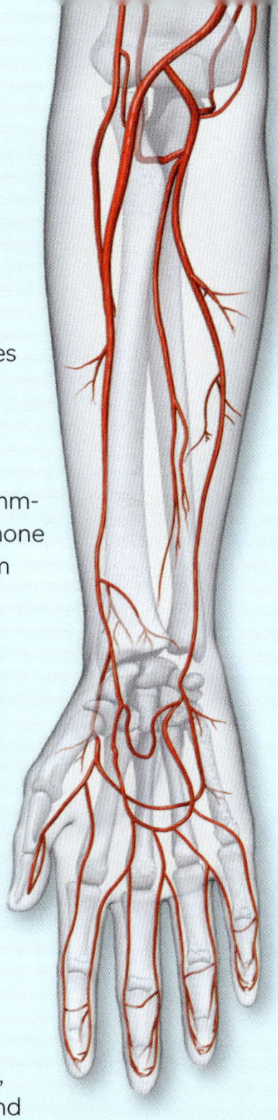

Blutgefäße des Unterarms und der Hand

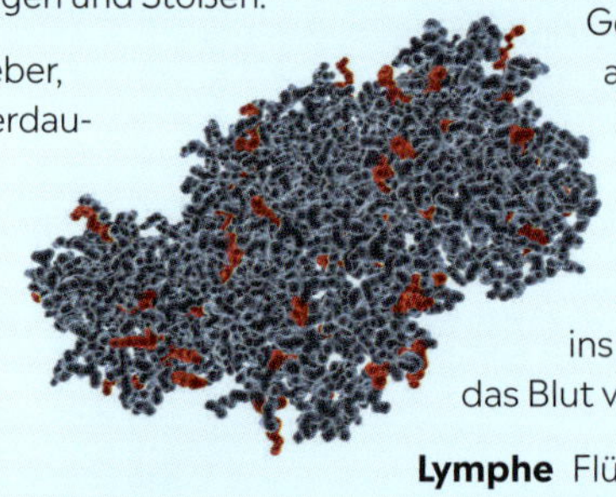

Modell eines Verdauungsenzyms

Harn Von den Nieren hergestellte Flüssigkeit, die Abfallstoffe, überschüssiges Wasser und Salze aus dem Blut enthält. Sobald er den Körper verlässt, wird er Urin genannt.

Hirnhäute Schützende Membranen, die Gehirn und Rückenmark bedecken.

Homöostase Aufrechterhaltung gleichförmiger Bedingungen im Körper wie Temperatur, Wasser- oder Glukosegehalt, damit die Zellen normal funktionieren.

Hormon Chemischer Botenstoff aus einer endokrinen Drüse, der vom Blut zu seinem Zielgewebe oder Zielorgan gebracht wird.

Immunsystem Verschiedene Zellen im Kreislauf- und Lymphsystem, die Erreger (Keime) aufspüren und zerstören.

Jugend Phase körperlicher und seelischer Veränderungen in den Teenagerjahren, Übergang von Kindheit zum Erwachsenenalter. *Siehe auch* Pubertät

Kapillare Mikroskopisch kleines Blutgefäß, das Arterien und Venen verbindet.

Keratin Hartes, wasserfestes Eiweiß in den Zellen der Haare, Nägel und obersten Hautschicht.

Knochennaht Unbewegliches Gelenk, etwa zwischen zwei Schädelknochen.

Knorpel Zähes, elastisches Gewebe. Stützt Nase, Ohren und andere Körperteile und bedeckt Knochenenden in Gelenken.

Lungenbläschen Winzige Luftsäckchen in der Lunge, durch die Sauerstoff ins Blut gelangt und Kohlendioxid das Blut verlässt.

Lymphe Flüssigkeit, die über das Lymphsystem aus den Geweben ins Blut fließt.

Membran Dünne Gewebeschicht über einer äußeren oder inneren Körperoberfläche. Außerdem die Außenschicht einer Zelle.

Menstruationszyklus Abfolge körperlicher Veränderungen, die sich etwa alle 28 Tage wiederholt und das Fortpflanzungssystem auf die Empfängnis einer befruchteten Eizelle vorbereitet.

Molekül Winziges Teilchen aus zwei oder mehr verbundenen Atomen.

Nabelschnur Seilähnliches Gebilde, das den Fötus mit der Plazenta verbindet.

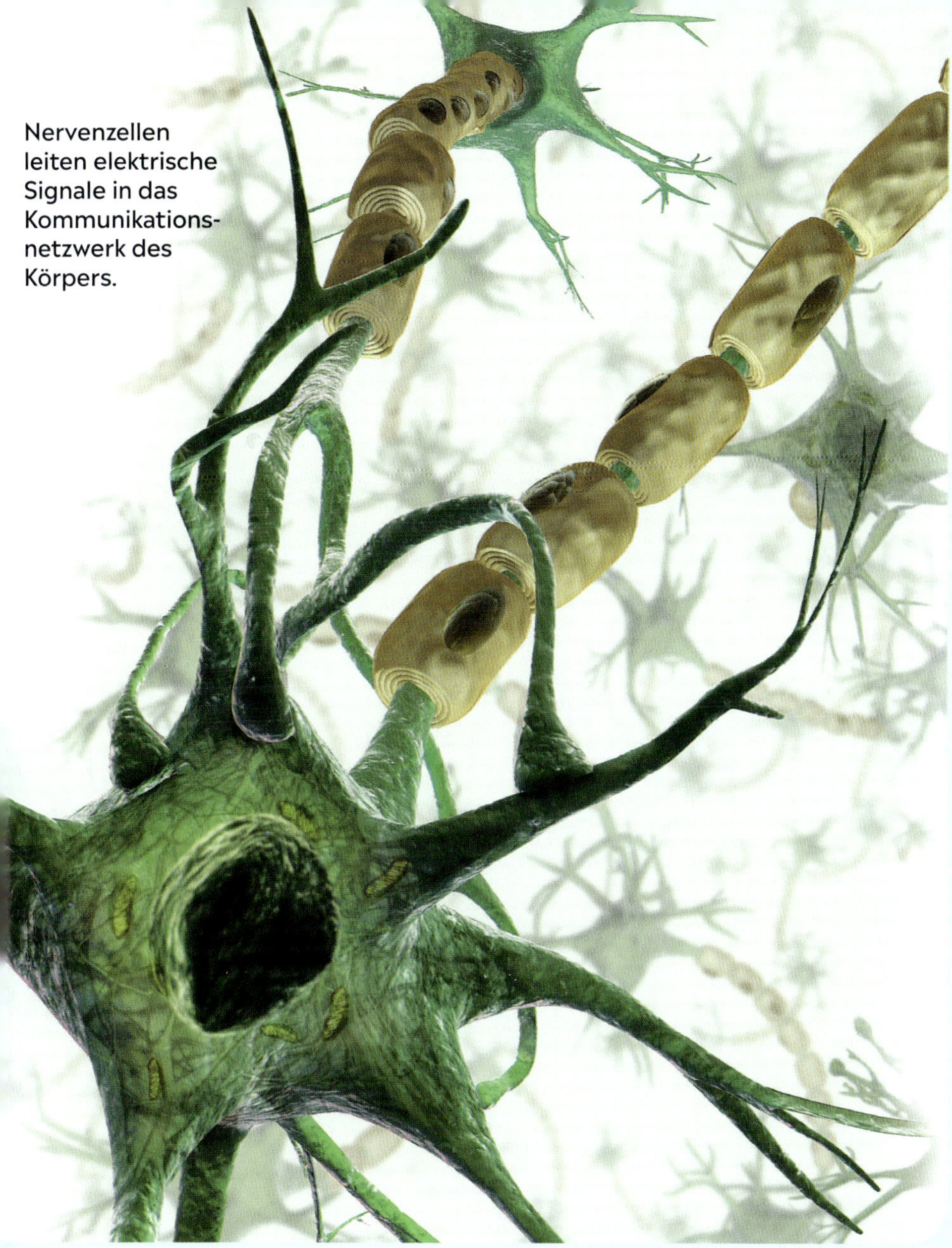

Nervenzellen leiten elektrische Signale in das Kommunikationsnetzwerk des Körpers.

Speisebrei Suppenartige Flüssigkeit aus teilverdauter Nahrung, die der Magen an den Dünndarm weitergibt.

Stoffwechsel Chemische Prozesse im Inneren einer Körperzelle, die zum Beispiel Energie freisetzen und Wachstum auslösen.

Synapse Verbindung zwischen zwei Nervenzellen, über die ein Nervensignal weitergegeben wird. Die Nervenzellen kommen sich an der Synapse sehr nahe, berühren sich aber nicht.

System Mehrere verbundene Organe, die zusammenarbeiten, um eine oder mehrere bestimmte Aufgaben zu erfüllen. Beispiel: Verdauungssystem.

Vene Blutgefäß, das Blut aus den Geweben zum Herzen führt.

Verdauung Zerlegung der komplexen Nahrungsmoleküle in einfache Nährstoffe wie Zucker, die ins Blut aufgenommen und von den Zellen verbraucht werden.

Verknöcherung Bildung von Knochengewebe, das vorhandenes Knorpelgewebe ersetzt.

Virus Nicht lebender Erreger, der beim Menschen Krankheiten wie Erkältungen und Masern hervorruft.

Zelle Eine der Billionen mikroskopisch kleiner lebendiger Einheiten, aus denen unser Körper besteht.

Zwerchfell Kuppelförmiger Muskel zwischen Brustraum und Bauchraum.

Nährstoff Substanz in der Nahrung, wie zum Beispiel Glukose (Traubenzucker), die für eine normale Körperfunktion und die Gesundheit erforderlich ist.

Neuron Eine der Milliarden von Nervenzellen im Nervensystem.

Organ Körperteil aus zwei oder mehr Arten von Gewebe, das eine bestimmte Funktion erfüllt, zum Beispiel das Herz.

Physiologie Lehre von den Funktionen und Abläufen im Körper.

Plazenta Organ, das den Fötus mit Nahrung und Sauerstoff von der Mutter versorgt.

Pubertät Der Teil der Jugend, in dem der Körper eines Kindes zu einem erwachsenen Körper wird und das Fortpflanzungssystem seine Arbeit aufnimmt.

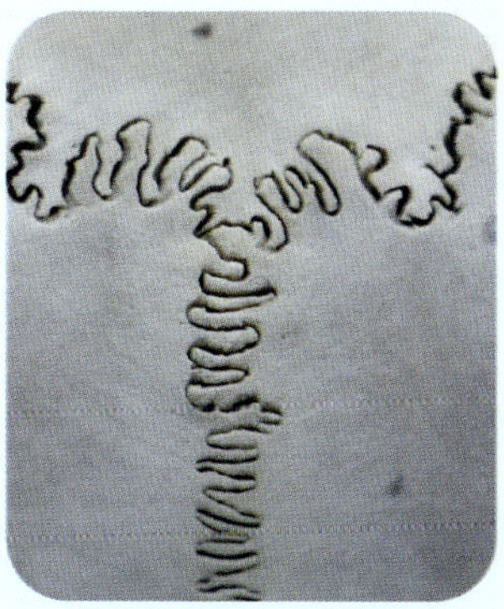

Sägezahnartige Schädelnähte

Röntgenstrahlen Strahlenart, die Knochen abbildet, wenn sie durch den Körper auf eine Fotoplatte gerichtet wird.

Rückenmark Säule aus Nervengewebe in der Wirbelsäule. Das Rückenmark leitet Nervensignale zwischen Gehirn und Körper weiter.

Rumpf Mittelteil des Körpers, besteht aus Brust und Bauch. Auch Torso genannt.

Samenzelle Männliche Keimzelle, auch Spermium genannt.

Schwangerschaft Zeitraum zwischen der Einnistung eines Embryos in die Gebärmutter und der Geburt des Babys. Dauert normalerweise 38 bis 40 Wochen.

Sektion Das Aufschneiden (Sezieren) eines toten Menschen, um den inneren Aufbau des Körpers und der Organe zu untersuchen.

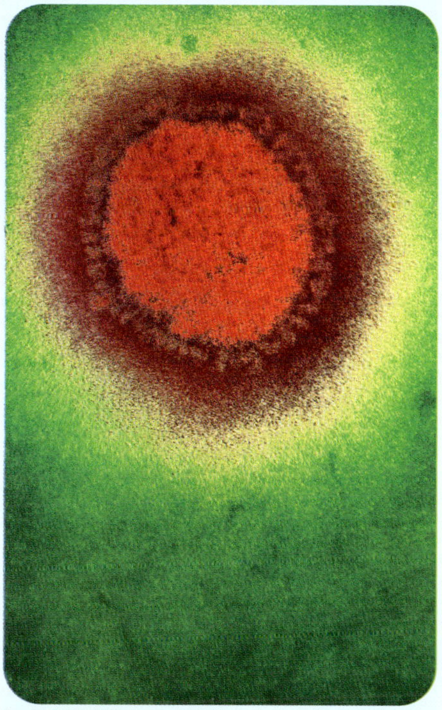

Virus unter dem Transmissionselektronenmikroskop, 135 000-fach vergrößert

Register

Dank/Bildnachweis

Der Verlag dankt folgenden Personen für ihre Hilfe bei der Herstellung dieses Buchs: Camilla Hallinan, Upamanyu Das und Deeksha Micek für die redaktionelle Unterstützung; Aparajita Sen für die Unterstützung beim Design; Rajeev Doshi bei Medimation (S. 26-27, 40-41 und 50-51) und Arran Lewis (S. 38-39) für die Illustrationen; dem Team Diversity, Equity & Inclusion bei DK für die Authentizitätsprüfung; Hazel Beynon für das Lektorat und Elizabeth Wise für das Register.

Der Verlag dankt folgenden Personen und Organisationen für die freundliche Genehmigung zum Abdruck von Fotos:

(Abkürzungen: o = oben, u = unten, m = Mitte, l = links, r = rechts, g = ganz)

123RF.com: mehaniq 28mlu; dexteris 34ur; olegdudko 48mu; **akg-images:** 9ml, 11ol; **Alamy Images:** Art Directors & TRIP 44um; Chronicle 32um; Mauritius images GmbH / Rene Mattes 8ol; Mary Evans Picture Library 9ol, 10ml, 12or, 18mlo, 30ur, 33mo, 34um, 46mu, 56or; Dennis Hallinan 66um; The London Art Archive 55or; PHOTOTAKE Inc. 7m, 26ul, 29mro, 60m; The Print Collector 12m, 16ol, 50or; Science History Images 42ur; **The Art Archive:** Bodleian Library, Oxford / Ashmole 399 folio 34r, 10ol; **BIU Santé Médecine:** 11mru; **The Bridgeman Art Library:** Bibliothèque de la Faculté de Médecine, Paris / Archives Charmet 46m; Bibliothèque Nationale, Paris 8mr; **Corbis:** Bettmann 24ml, 41m, 50ml, 67um; Christophe Boisvieux 31mro; EPA / Geoff Caddick 69ul; Frank Lane Picture Agency / Ron Boardman 13mru; The Gallery Collection 44mru; Hulton-Deutsch Collection 22or, 26ml; Reuters / David Gray 69m; Ariel Skelley 62ul; Visuals Unlimited 7mr, 18mlu, 19or; Zefa / Flynn Larsen 33ur; **DK Images:** The British Museum, London 42ol; The British Museum, London / Peter Hayman 8-9u, 66ml; Combustion 46-47m, 71ol; Courtesy of Denoyer - Geppert Intl / Geoff Brightling 55um; Donks Models / Geoff Dann 13mro; Arran Lewis 38-39; Medi-Mation 40-41m, 50-51um; mit freundlicher Genehmigung des Naturkundemuseums der Universität Florenz, Abteilung Zoologie 'La Specola' / Liberto Perugi 37m, 44or; Old Operating Theatre Museum, London / Steve Gorton 2mu, 4or, 10-11u, 11ml; Courtesy of The Science Museum, London/ Adrian Whicher 8ml; Courtesy of The Science Museum, London / Dave King 3ol, 12ml, 12mr, 66mr, 69mr; Courtesy of The Science Museum, London / John Lepine 67ol; Dreamstime.com Okea 4mr, 53m; **Depositphotos Inc:** Ypsg2008 9or; **Dreamstime.com:** Galina Barskaya 63m; Fizkes 63or; Witoon Buttre 6ol; Albund (r/Hintergrund) 24; Yevgeniy Repiashenko (r/Mädchen) 24; Mamahoohooba 35or; **Getty Images:** AFP / Andre Durand 14um; AFP / Damien Meyer 21ur; Ander Gillenea / AFP 17or; ER Productions Limited / DigitalVision 15ol; Henry Guttmann 11or; The Image Bank / Johannes Kroemer 70ul; Nick Laham 53or; Win McNamee 65ol; Rosdiana Ciaravolo / Getty Images Entertainment 65ul; Science Faction / David Scharf 33mr; Science Faction / Rawlins - CMSP 64mru; Stone / Ron Boardman 13ul; Taxi / Emmanuel Faure 15mul; Skynesher / E+ 42ul; Time Life Pictures / Mansell 37ur; Topical Press Agency 41mr; Universal History Archive 62mro; Visuals Unlimited / Michael Gabridge 71ul; **Getty Images / iStock:** Deepak Sethi / E+ 20ol; **Gunther von Hagens' BODY WORLDS, Institute for Plastination, Heidelberg, Germany, www.bodyworlds.com:** 68u; **mit freundlicher Genehmigung des Health Museum, Houston:** 69ol; **iStockphoto.com:** Roberto A. Sanchez 16ul; Jaroslaw Wojcik 64um; **Johns Hopkins University:** Muyinatu Lediju Bell um; **Minoru Shirota:** Minoru Shirota aus Korinshoin Shokuhin Kogyo, Vol. 10, No. 17 (1967) / Public Domain 55or; **mit freundlicher Genehmigung des Old Operating Theatre, Museum & Herb Garret, London:** 68or; **PA Photos:** AP Photo / Brian Walker 65or; **Photolibrary:** Imagestate / David South 65um; **Photo Scala, Florenz:** The Museum of Modern Art, New York 30mro; **Science Photo Library:** 23m, 36or, 58or; Juergen Berger 64or; Biology Media 25mr; Scott Camazine, Sue Trainor 18ol; Chemical Design 47m; CNRI 39or, 41um, 49mul, 49mgl; Christian Darkin 65mru; Equinox Graphics 70mu; Eye of Science 55ol; Simon Fraser 15r; GCa 17ur; Steve Gschmeissner 19ur, 32or, 51ol; Innerspace Imaging 50ul; ISM / Alain Pol 57mr; Christian Jegou Publiphoto Diffusion 6ol; Nancy Kedersha 30-31o; James King-Holmes 67mr; Patrick Landmann 64ml; RIJKS-Museum 12um; Dr Najeeb Layyous 61ol; Astrid & Hanns-Frieder Michler 41ml; Prof. P. Motta / Fak. für Anatomie / Universität 'La Sapienza', Rom 37go, 39ur, 54ml; MPI Biochemistry/ Volker Steger 65m; Dr Gopal Murti 62mlu; NIBSC 71ur; Omikron 35ul; US National Library of Medicine 28or; Wellcome Department of Cognitive Neurology 15ml; Zephyr 14or; **Shutterstock.com:** Dragon Images 13mu; **Still Pictures:** The Medical File / Charles Brooks 14ml; Ed Reschke 21mu; **Wellcome Library, London:** 6ul, 16mlo, 22ol, 23um, 23om, 36m.

Cover: *Vorn:* **Geoff Dann:** Somso (www.somso.de) mlu (Gelenk); **Dorling Kindersley:** Somso (www.somso.de) / Geoff Dann mro (Haut), **iStock:** DieterMeyrl mlo (CT Scan), **Dreamstime.com:** Luk Cox / Somersault1824 mlo; **Dreamstime.com:** Witoon Buttre ul (Schädel), Cgtoolbox mr; **Getty Images / iStock:** Cosmin4000 mr (Wirbelsäule), Pixologicstudio m; *Hinten:* **Dorling Kindersley:** 123RF.com: Jovannig mro (Ultraschall); **Dreamstime.com:** Sebastian Kaulitzki ml (Nervenzelle); *Rücken:* **Getty Images / iStock:** Pixologicstudio go.

© 2008, by SOMSO models, www.somso.com: 2or, 3or, 4mlo, 4mro, 18mr, 19mo, 24m, 27ur, 30ul, 31umr, 32ur, 46ml, 53um, 53ul, 56ul, 56ur, 58ur, 59ur, 60u, 61ul.

SOMSO
MODELLE
SINCE 1876

SCAN MICH

Kahoot!

Im Training

Profi-Runde

Pics Challenge